疫病と人文学

あらがい、書きとめ、待ちうける

疫病と人文学

あらがい、書きとめ、待ちうける

藤原辰史
香西豊子
〈編〉

〈執筆〉
新井 卓
石井美保
岩島 史
粂田昌宏
香西豊子
小堀 聡
酒井朋子
瀬戸口明久
直野章子
東 昇
藤本大士
藤原辰史
リュウシュ マルクス

岩波書店

目次

II　過去から現在を投影する

III 他者との遭遇と変貌

序章　暗中模索の人文学
――つぎの疫病に向けて

藤原辰史

1　はざまの人文学

つぎの準備はできているだろうか。疫病の人類史は、当然ながら、新型コロナウイルス感染症(COVID-19)によって終止符を打たれたわけではないのだ。

フランスの映画監督マリー＝モニク・ロバンは、感染症学、ウイルス学、保全生物学、進化生物学、生態学などの六二名の専門家にインタビューをした。その結果、ロバンは、森林生態系と生物多様性の破壊が続くかぎり破局的な新型ウイルスが再び襲うことを読者に警告した(ロバン 二〇二二)。これは、元フランス国民教育大臣リュック・フェリが著したエコロジーの歴史についての書籍(フェリ 一九九四)への反論であった――「大気汚染や生物多様性と、新型コロナウイルスとのあいだに関係があると考えるのは、科学ではなく、シュルレアリスムの分野に属することである」。フェリは、フーコーやラカンら五月革命の思想家たちを反人間主義だと批判するばかりではなく、ナチスにみられるエコロジーを検討し、エコロジーに存在する反人間主義を批判した人物であった。それゆえに、コロナ禍をエコロジーの問題として扱うことへの警戒心が強かったのだろう。

こんなフェリに環境破壊と新型コロナウイルス(SARS-CoV-2)のあいだに関係があるのは科学の分野に属する問題だと宣言したロバンの書物は、二〇二一年、コロナ禍二年目に書かれたものだった。ロバンのほかにも多数の人物によって、鳥インフルエンザ(足に水かきのある鳥や渡り鳥などが媒介動物)やエボラ出血熱(果実を餌にする大型のコウモリやサルなどが媒介動物)などと同様に、新型コロナウイルスが、生態系の破壊によって人間社会との接触領域を広げた病原体が原因の感染症であることは、すでに繰り返し指摘されてきた(Ⅲ石井論文)。たとえば、アメリカの科学ジャーナリスト、ソニア・シャーは、雑誌『ザ・ネイション』に寄稿した二〇二〇年二月一八日の記事「エキゾチックアニマルはコロナウイルスの責めを負うべきなのか? もう一度考えよう」で、すでに次のように述べていた(Shah 2020)。新型コロナウイルスのそもそもの発生源は、センザンコウやコウモリやヘビなど色々な動物が挙げられているが、動物のせいにすべきではない。そもそも、ライム病にせよ、エボラ出血熱にせよ、SARSにせよ、近年の感染症は野生動物が媒介することが多いが、その多くが、野生動物の生活世界と人間の生活世界が、資源開発による自然破壊で近づきすぎたためだという。鉱物や森林の大量採取にともない、動物の居住世界が縮減され、たとえば西アフリカで大規模な森林伐採が行われたあと、生存環境を追われた大型のコウモリが果樹園の果実を食べにやってきて唾液をつけ、それがエボラウイルス蔓延の原因になった、という事例も挙げられている。さらに、ウェットマーケットと呼ばれるような場で生体のまま動物の取引がなされたり、希少種の闇取引も依然として続けられたりしていることも無視できない、という。

それが事実だとすれば、まず私たちは大破局を避けるために、転げ落ちるように進むばかりの自然破壊の速度を鈍らせなければならない。ただそれだけでは十分ではない。不本意ながら、つぎの疫病の大流行の準備に着手しなければならないのである。それはエコロジーの分野だけではない。社会的分野もまた課題が山積みである。

たくさんの問いが頭をよぎる。コスト削減のために減らされていた地域の保健所の人員をきちんと増やせただろうか。病院に、必要なベッドと医療器具と薬剤が備わり、そして、特定の医師と看護師に負担をかけない仕組み作りはできているだろうか。医療機関に負担をかけるのでコロナ禍にはオリンピックのような巨大なイベントは開催しない、という合意は国民のなかで取れているだろうか。感染を防ぐのに十分な仕様のマスクの在庫は確保されているだろうか。PCR検査を迅速にかつ広範囲で実施できるシステムはすでに整っているだろうか。もしもその準備ができていないならば、誰がそれを妨げてきたのか、歴史の検証は十分に済んだだろうか。

いや、そういった問いばかりではない。「エッセンシャルワーク」と呼ばれた仕事、すなわち、感染症が深刻になったなかでも止められなかった、社会的に止めることができなかった仕事に従事する人たちへの身体的・精神的・金銭的ケアは、今度こそ十分だろうか。つまり、看護師や保育士や介護士のように女性の従事者が多い仕事に、誇りと尊厳をもって働けるだけの賃金をこの社会が払うことに合意できているだろうか。ある特定の人間集団に対して感染症の原因を押し付けるような差別意識が噴出しないための教育と意識改革は、十分になされているだろうか。治療薬もワクチンもない疫病の蔓延のもとで「不要不急」といわれた文化・芸術の担い手たちの生活を守る覚悟はできているだろうか。そもそも、財政をカットし民営化を促進してきた諸国の、感染症の蔓延とともに赤字を恐れずに財政を緩和したことによる財政的負荷は、どれほどまでに解消されているだろうか。そこに何か無理が発生してはいないだろうか。

いまは、猛威の時代から徐々に「流行性感冒」の一種へとおさまりつつある新型コロナウイルスと、つぎに起こる疫病大流行の「はざま」の時期である。地震や洪水と同様に、感染症から人類史が解放される見込みは現在ではゼロに等しい。たしかに、人類は、牛痘の接種などを通じて天然痘から自由になることはできた。だが、大規模集約型畜産およびワクチン投与(さらに病原体との「いたちごっこ」)と密接に関連している鳥インフルエンザの流行からは、そのあり方を見直さないままで、自由になることはできるのだろうか。

本書は、そんな膨大な問いをまえに頭を抱え、暗闇を手探りで歩くように模索をつづけた研究の痕跡だが、結果的に、つぎの疫病大流行を迎える心構えを作るための人文書となった。人文学的常備薬と言ってもよい。二〇二〇年の秋から始まった合計三年半の共同研究[1]は、医学史や医療社会学を専門とし『種痘という〈衛生〉』(香西 二〇一九)という本を著したことがある香西と、たまたま二〇二〇年四月二日にウェッブに「パンデミックを生きる指針」(藤原 二〇二〇)を発表した藤原が共同班長となり、すでにコロナ禍以前から疫病の研究をしてきた歴史学者や自然科学者との対話も組み込みながら、月一回のペースで議論を重ね、それらが本書に結実した。一人の生命科学者が執筆陣に加わっているが(Ⅲ粂田論文)、それは彼にとって初めての人文社会科学の論文であるにもかかわらず本書の議論のベースをかたちづくっており、ひとつの学際融合的人文知の好例といえる。

2　終わりきらないコロナ禍

ただし、仮に「つぎ」に対する「構え」ができたとしても、コロナ禍自体がまだ「明けて」いないことを忘れてはならない。終わったことにして「つぎ」を考えることは危険きわまりないし、そもそも建設的ではない。本書は、「つぎ」のために、歴史学的、社会学的、人類学的、宗教学的に感染症をとらえておく内省の書でもある。

もちろん「コロナ禍が明けていない」というのは、二〇一九年冬、中華人民共和国の武漢市から始まった世界的感染拡大以来、五年が経過してもいまだに「波」が押し寄せているからである。執筆中の二〇二四年七月現在、すでに第一一波が押し寄せており、強い感染力をもって日本中に広まっているが、このように新型コロナウイルスには繰り返し変異が起きている。人間とウイルスの「いたちごっこ」がつづいている(Ⅲ粂田論文)、ということは、私たちはまだ「渦中」にいることを意味するのだが、だからといって、こうした事実だけが、コロナ禍の終焉を告げるにはまだ早い、ということをあらわすのではない。

少し別の視点から考えてみよう。歴史上には、甚大な事件の後始末をその責任者が無理やり終わらせようとして急ぐあまり、事件の被害者が置き去りにされることがたびたびある。(2) 戦争も公害もその例外ではない。原爆投下後の黒い雨によって被曝した人たちや水俣病事件やイタイイタイ病事件の被害者たちにとって、国家や学界や原因企業によって置き去りにされるという感覚は、むしろ常態であった。

たとえば、コロナ禍が「明けた」という雰囲気がメディアを通じてゆっくりと作られてきたことによって、多くの「後遺症」をもつ患者が取り残されている。それに抗するかのように日本の厚生労働省のホームページには、「疲労感・倦怠感、関節痛、筋肉痛、咳、喀痰、息切れ、胸痛、脱毛、記憶障害、集中力低下、頭痛、抑うつ、嗅覚障害、味覚障害、動悸、下痢、腹痛、睡眠障害、筋力低下」などの「罹患後症状」の事例が記されている(厚生労働省 二〇二三)。これらの症状は通常の体調不良とあまり変わらないから「後遺症」として意識していない人がいることも、その症例が今後増えていく可能性も否定できない。いうまでもないが、ワクチン害で苦しむ人びとも少なからず存在しており、その人たちもまた、コロナ禍が「明けた」という集団的幻想から弾かれていく(I香西論文)。

だが、それだけでもない。コロナ禍で噴出した諸問題は、コロナ禍以前からずっと特定の人間集団に大きな影響を与えつづけてきたのであるが、そのほとんどが解決していない。つぎに未知なる疫病が押し寄せたとき、これらの問題はさらに大きな影響をこの社会に与えるだろう。

コロナ禍の特徴は、まるで発生した害虫を数えるような数理モデルによって感染経路を緻密に計測し、予測して、被害を先回りして防ぐために(Ⅲ瀬戸口論文)、経済活動を「シャットダウン」し、移動の自由や集会の自由を制限して、「ステイホーム」を呼びかけ、ほとんどの人びとを家に軟禁したことにある。日本では、国境を越えて住む家族や恋人の移動制限が厳格に敷かれ、多くの人たちが、たとえ介護の必要があっても、離れ離れに住まざるをえない事態が出来した(I新井論文)。人間が大規模に先回りをして予防しようとした初めての疫病だった。人間にとって自由とは何なのか、という近代社会総体を問う問題が各地で語られたのも、コロナ禍の特徴である。

他方で、「ステイホーム」は、外で働かなければならない人たちや、安心して「ステイ」できる家を持たぬ人びとに対しては、この政策はあなたたちを感染症の防衛対象から除外している、という取り返しのつかないメッセージを残した。感染症は無菌室で起こるわけではない。人間関係が複雑にからまりあったなかで感染は広がっていく。この意味で、コロナ禍は、感染症の専門家だけで扱えるような小さな問題ではなく、はじめから、人間の死生観を揺るがすような人間学的災いであるとともに、社会構造に深く関わる社会的な災いであった。つまり、コロナ禍とは、人文学の担い手がもっと大胆に探究し発言すべき課題だったのかもしれない。

防護服に身を固め、顔の皮膚に跡が食い込むような高性能マスクをつけて、目の下にたくさんの隈をつくって、生命をかけてなされたあの仕事に見合うほど、看護師の報酬は相対的に(つまり物価の上昇率を上回るかたちで)上昇しただろうか。介護士の報酬は、生命をかけて感染のリスクの高い排泄物や体液を処理し、被介護者の生命を守った過酷な仕事に見合うほど相対的に上昇しただろうか。感染リスクの高い環境で子どもたちを守り抜いた保育士たち以上の仕事を、自分たちはやっていると胸の張れる人間がどれほどいるだろうか。

コロナ禍が始まったばかりの日本で、ある男性が訪問看護師に「なぜ看護師が外を歩いている」「お前のせいで感染が拡がるだろう」と問い詰め、訪問介護について説明しても「そんなことは知らない。看護師が外を歩くなんて言語道断だ」「お前の患者にもコロナはいるだろう。そいつの家を教えろ」と絡み、「とにかく迷惑だから外を歩くな」と言ったニュースを覚えている人も多いだろう。こうした経験を看護師がツイッター(現X)で公表し、話題になった。ツイッターへのコメントには「同じようなことを言われた」というものもあった、と看護師はインタビューで答えている(青木 二〇二〇)。はたして、彼は、いま看護師に詫びたいと思っているだろうか。いや、そもそもこの男性はいまもこの発言を覚えているだろうか。

「不要不急」といわれた文化の担い手たちにぶつけられた、芸術活動への軽視の空気は、社会からきちんと消えてくれただろうか。文化が私たちの生きる糧であったことをあれほど強く感じた日々を、どれほどの人がまだ覚えているだろうか。

「ロックダウン」が世界中を覆ったとき、北京も東京もニューヨークもデリーも綺麗に排気ガスが消えたのだが、その後、正常な空気の貴重さを理解したはずの私たちは、空気の清浄化に向けて努力を重ねているだろうか。

アメリカやドイツの食肉工場で劣悪な環境の住居に住まわされていた移民労働者たちの待遇は改善されただろうか。亡くなった家族の遺体に触れることができなかった家族たちの傷は癒えただろうか。不当解雇された人は、そのあと新しい仕事を見つけられただろうか。自宅での仕事が増えたおかげで家庭内暴力に苦しんだ人間たちは、その恐怖から逃れることができただろうか。

コロナ禍が私たちの心に繰り返し教えているのは、人間の可能性ではなくて、あれだけの深刻な世界的危機を体験したところで、人間は容易に変わらない、という人間の不可変性についての残酷な結論ではないだろうか。このような人間にとって答えのない、過酷な問題と取り組むことができるのも人文学の特徴のひとつである。

3　歴史に学ぶ

いうまでもないが、コロナ禍は、世界で初めての地域横断的な感染症ではなかった。ある歴史家の統計によると、インフルエンザでさえ、一一七五年から一八七五年のあいだに九四件のエピデミック（地域内感染）が起こっており、そのうち少なくとも一五件はパンデミック（世界的規模の流行）であったという（Smith 2010: 18）。また、コロナ禍を世界共通の災厄とさえ言うことはできなかった。地域によっては新型コロナウイルスよりもっと大きな災害や疫病で苦しむところもあった。エボラ出血熱やエイズは、コロナ禍が始まるよりもまえから人類に脅威を与える感染症として繰り返し報道、議論、研究がなされており、新型コロナウイルスの恐怖がそれらの恐怖に勝《まさ》ったとはかならずしも言うことができない。もっと遡れば、ペストも、コレラも、チフスも、あるいは本書で江戸時代の人びとの体験を詳しく論じることになる天然痘も(Ⅱ東論文)、つい一〇〇年前に四〇〇〇万人を殺したスパニッシュ・インフルエンザ(スペイン風邪)も(Ⅱ小堀論文)、人類史に刻まれてきた感染症であった。感染症とは、都市が形成され、人間の集住が始まって以来、人類史の例外的な事件ではなかったし、コロナ禍も例外的事件ではない。近代都市が「公衆衛生」という文化を築き、うがいから手洗いにいたるまで汚染を忌避する清潔な身体を理想化し(Ⅱ岩島論文、Ⅲ酒井論文)、日本ではそれが合意形成のなかではなく、上意下達で進んで行ったことも(Ⅱ香西論文)、コロナ禍にいたるまで貫徹している。

それゆえ、コロナ禍をあたかも「人類史を根源的に変えた」とか「自然の人間に対するしっぺ返し」とか「人類文明への挑戦」とか、その悲劇性を大味な枠組みで強調するような態度には警戒しなければならない。コロナ禍の経済的、政治的、文化的衝撃が大きかったがゆえに、その渦中にある人間にとってはあまりにも大きな事件であったと感じられること自体はもちろん当然である。ましてや、大切な人間を感染で失ったばかりか、満足に弔いもできなかった人びとにとってみれば、人生で最大の悲しい出来事にさえなりうる。

だが、繰り返すが、歴史を眺めてみると、新型コロナウイルスのもたらした災禍はこれまでの戦争や核災害や公害などの世界史的事件と似ている点も多い。たとえば、社会的に周縁部に置かれ、生きる環境が破壊されつづけてきた人間たちにとって、その災厄の強度は増すこと。にもかかわらず、被害者はその災害に早く終止符を打ちたい政府によって置き去りにされていくこと。人間は一人の人間だけで存在しているのではなく、さまざまな生きものや他者の連関のなかでようやく存在しており、そのダイナミズムのなかに「災い」が生ずること(Ⅲ石井論文)。女性たちに負担がいっそう降りかかり、とりわけ一人で子どもを育てる女性にはその負担は大きいこと（Ｉ直野論文）。巨大すぎる災いに整理のつかなくなった内面を宗教世界が整えようとすること（Ｉリュウシュ論文）。人びとの心に害毒を調査する巨大な装置が構築され、害毒の状況がモニターによって監視され、そのデータが蓄積されていくこと。あるいは、さまざまなメディアを利用してたくみに啓蒙することも（Ⅱ藤本論文）。にもかかわらず、かならずしもすべての情報が市民に公開されるわけではないこと。

つまり、疫病は、ただ疫病だけで完結する災厄ではない。手垢のまみれた言葉だが、以上のように「歴史に学ぶ」意義は大きい。なぜなら、歴史上の疫病は、あきらかに単なる医学的事件にとどまるのではなく、政治禍であり社会禍でもあるからだ。医療社会学者であり医師である美馬達哉は、二〇〇三年のＳＡＲＳ発生のときにすでに「〈感染症〉とは何よりも政治学の対象であって、医学と生物学の対象ではなく」、「次々に出没しては人々の脳髄を恐怖によって押さえつけて支配するスペクタクルの歴史」と喝破しており、それをコロナ禍が始まった直後に刊行された書籍に再録している（美馬 二〇二〇：二三頁）。つまり、感染症をその専門家の問題だと思い込まずに、人文社会科学の問題としてコロナ禍をとらえなければ本質をとらえそこねる、という医師からの警告である。

ここで時代を遡ってみたい。コロナ禍が始まるより約六八〇年前の地中海沿岸でもペストは政治問題に連動した。宮崎揚弘は、『ペストの歴史』で、スケープゴートにされたユダヤ人の虐殺の様子を以下のように描いている。「一三三八年、黒死病の流行が始まると、ユダヤ人の虐殺が地中海沿岸から起こった。皮切りは三月二二日、スペインのバルセローナで二〇人のユダヤ人が殺害され、家屋が破壊された事件。四月、フランスのトゥーロンで四〇人のユダヤ人が虐殺され、五月には全プロヴァンス地方へ拡大した」。さらに、「フランスのストラスブールでは、一三四九年二月一四日に、市民たちは決起し、市内のユダヤ人一八八四人を捕らえ、改宗を迫った。改宗を拒否したユダヤ人九〇〇人は、なんと共同墓地に掘った大穴に放り込み、焼き殺したという」（宮崎 二〇一五：七四頁）。

また、『ロビンソン・クルーソー』の作家ダニエル・デフォーは『ペストの記憶』という本を一七二二年に出版し、一七世紀ロンドンでのペスト禍について非常に詳細に綴っている。そこには、ヤブ医者や詐欺師、そして、ペストに効く怪しい薬も登場する。「効果抜群！　空気感染を防ぐ栄養ドリンク」「ドンピシャの対策！　感染しても元気を保つ――抗ペスト丸薬」「本物はウチだけ！　ペスト酒」（デフォー　二〇一七：三八頁）。ロンドン市長は、一六六五年の条例で、ペストであると認められたら隔離すること、遺体を教会に運ぶとき誰も付き添いをしてはいけないこと、感染者の物品を転売しないことなどを定めた。感染者が出た家には印をつける、という項目もある。三五〇年前のイングランドの事例でさえ、感染症への恐怖につけこむ人びと、感染を封じ込めるための統治、感染状況の可視化など、コロナ禍のピーク時に起こったさまざまな「スペクタクル」と似ていることが多い。

さらに、一〇〇年前に起こったスパニッシュ・インフルエンザは政治や社会と感染症の被害が深く関わった事例である。というのも、以下に見るように、戦争、つまり政治の延長としての戦争とそれによる社会の統制の災禍としての側面が大きかったからである。

4　第一次世界大戦と疫病

コロナ禍では、いわゆる「経済活動」を「シャットダウン」（後述のアダム・トゥーズ）したが、四年近く交戦国の若者たちの命を大量に飲み込んできた第一次世界大戦は、感染症の蔓延でシャットダウンするわけにはいかなかった。それがかえって世界規模の疫病流行に拍車をかけたのである。つぎの疫病流行のさい、戦争がこの世界で起こっていない、という保証はどこにもない以上、ここでスパニッシュ・インフルエンザについて論じて触れておくことは無駄ではないだろう。(3)

スパニッシュ・インフルエンザがいつどこから始まったのかは定かではない。スペインはたまたま中立国で感染の報道が早かったから名前に「スパニッシュ」という形容詞がついたことは知られているが、実のところ、スペインから始まったという説を捨てきれるほど解明が進んでいるわけではない。中国の下層労働者である苦力《クーリー》が世界各地に運んだ、という説も依然として有力である。

ただ、戦争が世界規模の感染症にすることに貢献したこと、しかも、よりによって戦争の最終年、とくにピークは一九一八年一〇月から一一月だったため(Rasmussen 2013: 337)、出征兵だけではなく、戦争を生き抜いた帰還兵も犠牲になったこと、最大の震源地のひとつがアメリカの兵舎だったということは、誰も否定できない。アメリカでは、原因不明の感染症によって若い兵士がバタバタと倒れる異常事態に、軍医たちは頭を抱えた。インフルニンザで亡くなった米軍兵士の数は、第一次大戦で死亡した兵士の数とほぼ同じであった(クロスビー 二〇〇四:三三頁)。アメリカの環境史家のクロスビーによれば、軍隊の規律が感染症対策を遅らせた。「インフルエンザの流行にかかわりなく、軍の仕組みは機械的に働いていた。訓練を終えた兵士たちは、インフルエンザに感染していた可能性が高かったが、ほかの軍キャンプに向けて続々と送り出されていた」(クロスビー 二〇〇四:三一―三二頁)。

戦争は急に止められない。軍キャンプは、シャットダウンできなかった。密集して生活を営む場所であり、兵士たちはお互いに行き来を繰り返していたため、ウイルスにとって絶好の場所であった。あるフランス兵は、司令部に対して、軍隊のなかで一〇人に一人のレベルで感染し銃を撃つことなく入院してしまったことなどを報告したが、司令部は全く兵士を助けようとしなかったことを一九一八年一〇月一〇日の代母への手紙のなかで激怒している(Rasmussen 2013: 335)。

さらに、戦争遂行のためにヨーロッパにわたった米軍兵士は、合計一五〇万人にものぼった。軍艦の中で兵士たちが感染し、死んだ場合は海葬に付された。ブリトン号に乗船していた衛生兵のロバート・ジェームズ・ウォーレスの回想を、クロスビーは引用している。朝起きてみると体が辛くなって、軍医の診察に行った。すでに長蛇の列になっていた。熱が三九・四度あり、上甲板で寝床を作り、毛布にくるまって寝るように命じられた。「下の船室に戻ってそこで仲間のみんなに病気をうつしたいならそうしろ」(クロスビー 二〇〇四：一六五頁)。強風と潮水を浴びながら、高熱で錯乱し、縛り首のロープが降りてくる幻覚が繰り返されたという。朝になると、食事道具一式も彼の革ゲートルも帽子もどこかに流されていた。衛生兵は夜のうちに死者を運び出し、防腐処理を施されるか、海葬に付された。ウォーレスは、看護師の献身を書き留めている。一二日間、同じ靴下を履いていた彼は、看護師にそれを剝ぎとってもらい、石鹼で洗ってもらった。「人のかたちをした奇跡」だとのちに記している(クロスビー 二〇〇四：一六六頁)。

船のなかの感染は、帰還兵にも起こった。一九一六年三月に参戦を決めたポルトガルは、植民地のモザンビークにポルトガル軍遠征隊を派遣したが、遠征隊を乗せた蒸気船「モザンビーク」がケープタウンをへてリスボンに帰る途中で感染爆発が発生し、死亡率は二二％に昇った。これも、戦争を生き延びた兵士たちを襲った悲劇である(Rasmussen 2013: 334)。

軍隊という、文民の外に設置される軍法に支配された階級社会では、当然ながら、狭い部屋で過ごさなくてはならない兵士、衛生状態の悪い前線や清掃要員に駆り出される兵士、つまり、階級の低い兵士に、感染の危険が集中したことは容易に想像できるだろう。また、噂を抑制し、軍隊のなかで疫病への恐れが広がるのを避けるために、あるいは、敵に弱みを見せないために、実際よりも疫病の状況を低く見積もろうとした(Rasmussen 2013: 344)。情報管理は軍隊の基本であるが、疫病もまた当然ながらそのなかでも最もセンシティヴなものとして扱われたのである。

ちなみに、連合国と同盟国でも感染率の高さは異なっていた。ドイツ現代史家のローベルト・ゲルヴァルトの研究によると、ドイツ軍兵士の方が連合国軍兵士よりも感染率が高かったという。彼はこう述べている。「[一九一八年]七月の前半に、アルザスのドイツ第六軍だけで一日あたり一万件の罹患が報告されているが、総計で一〇〇万人を超すドイツ兵が一九一八年の五月から七月にかけて罹患した」(ゲルヴァルト 二〇二〇：八八頁)。イギリス軍では、同年六月から七月までで五万件であった。

さらにドイツ軍の戦いのなかでもアフリカ戦線では、地元の戦士の方が死亡数と死亡率は高かったというデータもある。「レット＝フォアベックと生き残りの部下たちは、ドイツ領東アフリカに連れ戻され、一二月八日にダルエスサラームに到着した。ところが移動の途中で一行は、一九一八年八月末にアフリカにまで到来していたスペイン風邪の第二波に罹患してしまった。アバコーンで降伏した一一六二名のアスカリ[ドイツ軍に雇われた先住民兵士]のうち一六二名[約一四％]、一五五名のドイツ人兵のうち一一名[約七％]がこの疫病で死亡した」(ゲルヴァルト 二〇二〇：二〇六頁)。もちろん、一四％と七％では決定的な差というほどでもなく、またどれほどこの差が全体の差を代表しているかは定かではないが、植民地ではどうしてもドイツ軍よりも先住民兵士の方が多くなり、負担も危険も大きくなるという背景からすれば、この数値の開きは無視できない。さらにいえば、スパニッシュ・インフルエンザの感染拡大がちょうど大戦終結時に顕著になったニュージーランドでは、それは「停戦エピデミック」と呼ばれたのだが、感染率は、アングロサクソンの白人たちよりもマオリ族の方が高かった、という(Rasmussen 2013: 348)。

植民地的、軍隊的権力関係が、無菌状態の実験室のなかでインフルエンザウイルスを放った場合に起こる感染の「平等性」を崩すのである。たとえ、その場で、瀕死のウォーレスを看病し、彼に生きる力を与えた看護師のような倫理的人間が多数いたとしても、そのような善意を簡単に飲み込むほど、政治禍は猛威を奮った。

5　政治災害としてのコロナ禍

もちろん、政治禍としての疫病の様態は、戦争だけにあらわれるのではない。経済史家のアダム・トゥーズは、すでにコロナ禍以前に、グローバルな基軸であった新自由主義的な政治の遺産である「組織化された無責任」についてこのように述べている。

一九八〇年代以降、病院は経済に組み込まれただけではない。すでに経済の一部だったが、新たに市場にも組み込まれたのだ。病院は現代経営手法の実験場になったのである。経営はスリム化され、ジャストインタイム方式の運営を行うか、少なくともその方向を目指し、効率性の基準に従って〝普通の〟企業のように運営された。アメリカの多くの病院が、ジャンク債〔信用は低いが利回りが高い債券のこと〕を発行して資金を調達する営利企業だった。患者処理の最大化を図り、余剰病床を最小限に削った。必要不可欠な医療設備や器具の在庫を、最低限にまで減らした。医療用のマスクや手袋といった必需品は、地球の裏側から調達した。

世に蔓延する経営ドクトリンに照らし合わせて、生産余力は責任ある予防措置ではなく、効率性の残念な足枷とみなされた。〔略〕猛威を振るうパンデミックの患者数を受け入れられた病院システムは、世界中のどこを探してもなかった。「組織化された無責任」が支配していた。（トゥーズ 二〇二二：五八—五九頁）

病院のように原理的には市場原理とは相入れないものまで含めて市場原理に組み込む動きを新自由主義というが、ちょうどトヨタ生産方式が世界の工場を「ジャストインタイム」という発注者中心に生産ラインを組み立てる方向に転換して、在庫数を減らす「革命」をおこしたように、グローバルに無駄削減運動が病院を襲った。隅から隅まで無駄が探され、人材をはじめとして、たとえ生命に関わるものでも削減されていたことがコロナ禍をさらに深刻化した。これは、政治が経済政策から撤退するという考えがもたらした災厄であった。同じようなことは、新型コロナウイルスの感染が世界でも早い段階で広まったイタリアで起こっていた。イタリア初の感染症患者に対応した医師、サン・

マッテオ総合病院の感染症科部長のラッファエーレ・ブルーノは自著でこう述べている。

ギンベ財団の報告によれば、イタリアでは二〇一〇年から二〇一九年の一〇年間で公的資金からの医療費拠出が三七〇億ユーロ以上も削減しており、そのうち約二五〇億ユーロは二〇一〇年から二〇一五年のさまざまな金融操作による削減だ。〔略〕スペインを除くほかの西欧諸国よりも看護師が少なく、その数はEU平均を著しく下回る。医療に割り当てられる財源の削減により、公立病院において、医師や看護師の数が減少した。国家会計監査庁の計算によると、二〇〇九年から二〇一七年のあいだに、公立医療機関は八〇〇〇人の医師と一万三〇〇〇人の看護師を失っている。（ブルーノ・ヴィターレ 二〇二一：一六一―一六二頁）

新型コロナウイルスが蔓延し始めた時期のイタリアの一〇〇万人あたりの集中治療室のベッド数は八・五八床だったが、八年前は一二・五床もあった（ブルーノ・ヴィターレ 二〇二一：一六一頁）。日本でも一九九二年の保健所の数は全国で八五二だったが、コロナ禍が始まった二〇二〇年には四六九まで激減していた（全国保健所長会 二〇二四）。減少した保健所が、次から次にかけられてくる電話に対応しきれず、感染対策に支障が出たことは記憶に新しいだろう。このように、戦争でなくとも、疫病は医療制度の悪化や削減、金融操作による過剰な合理化によって、その威力が増す。せめて人の生命に関わることだけでも市場から切り離す、という政治的合意に向けて努力するのではなく、その逆を選んできた欧米の経済政策は、コロナ禍の猛威に貢献した。

また、二〇二〇年五月二五日に、アメリカのミネソタ州ミネアポリスでジョージ・フロイドを警官が圧死させた事件はただちに「ブラック・ライヴズ・マター」の運動に火を点けた。これはコロナ禍以前に三人の女性たちによって設立された運動だったが、コロナ禍で一気に欧米を席巻した。数千万人が参加したといわれる人種差別に反対する運動は、必然的に性的マイノリティや女性に対する差別への抗議運動へと連動した。あなたの生活が誰のおかげで成り立っているのか、あなたが自宅でできる「テレワーク」と呼ばれる仕事形態が、どういう人びとの生命をリスクにさらすことで成り立っているか。この問いへの答えが、あまりにもはっきりと可視化されたからである。

さらに、この運動は、二〇二〇年六月七日、イギリスのブリストルでエドワード・コルストンという奴隷商人の銅像を倒し、赤と青のペンキが塗られ、一人の活動家によって像の首が膝で抑えられ、そして、ブリストルの市中を転がし、海に投げ捨てる、というアクションにまで発展した。コルストンは王立アフリカ会社の社員で、晩年には財産を慈善事業に寄付したこともあって、ブリストルには彼の名前のついた道や広場が存在する。そこまで普段の生活に染み込んだ奴隷制の歴史を読み替える、というこの動きがほかならぬコロナ禍に起こったことの意味は大きい。なぜなら、食卓の砂糖が奴隷の労働力によって生産されてきた歴史は、そのまま、食卓の肉が低賃金労働によって支えられている現在とパラレルだからである。

日本でも根本的な問いが噴出した。環境問題、ジェンダー問題、貧困問題のすべてがトップニュースでとりあげられ、賃金格差や女性への皺寄せや森林破壊などがさまざまな新聞と雑誌のテーマになった。『帝国型生活様式(*Imperiale Lebensweise*)』というドイツ語の本が日本語に訳され、自分たちの生活の仕方そのものが、社会的かつ生態的な負荷を与え続けるシステムによって作られ、それを支えていることを訴えたのも(ブラント・ヴィッセン 二〇二一)、そして、『ブルシット・ジョブ』(＝クソどうでもいい仕事)という英語の本が日本語に訳され、自分でも不当だと思うほどの高い給料でほとんど社会の役に立つような(やりがいを感じるような)仕事をしていない人がいかに多いか、それに引き換え、社会にとって不可欠な仕事に払われる報酬がいかに少ないかを世に問うたのも(グレーバー 二〇二〇)、どちらもコロナ禍であった。日本という特殊な文脈ではあるが、コロナ禍に書かれたのではない批判の書物がコロナ禍に響いたのは、疫病がどれだけ政治的かつ社会的な災害として私たちに押し寄せてきたかのひとつの証しといってもいいかもしれない。

6　人文学の課題としての疫病

つぎに、ほぼ間違いなくやってくる疫病に対して、本書がどんな貢献ができたのかは読後に読者の判断に委ねるとして、最後に、本書に共通する構えについて簡単にまとめておきたい。

第一の課題は、すべての筆者が当事者である(あった)ことを意識すること。感情が激しく渦巻く研究テーマであるとはいえ、一時的な感情に流されることなく、過去を学び、現在を知ることはもちろん重要である。そして、過去の入念な検証に基づき現在を知ることができれば、それは、未来に対して、すくなくとも自己の願望の投影以外の示唆を与えてくれるだろう。それを原則としたうえで、自分が当事者として感じたことや行動したことを執筆時に抑制せず、同時代の史料としても読めるように心がけた。

第二の課題は、疫病が、政治や社会制度の問題の急所をついたとき、それを明らかにすることである。疫病自体が政治的・社会的文脈から切り離せないことはすでに述べてきたとおりだが、それだけでなく、多くの犠牲をともなってではあるが、ブラック・ライヴズ・マターのように、疫病をきっかけにやっと目の前にあらわれる事実が存在することは否めない。それから目を背けるのではなく、直視することは、人文学の態度として欠かすことができない。

第三の課題は、人間を数値化して分析することの重要性を自覚し、データ忌避の姿勢に甘んじるのではなく、数値ときちんと向き合うこと。しかしそれで終わりにするのではなく、数値化からもれでてくる人間のありさまを記述することである。それができれば、統計では分析できない新型コロナウイルスの社会的・精神的・文化的影響を知ることができ、来るべきパンデミックに対し、社会・精神・文化の分野での準備に貢献することができるだろう。

注

（1）　京都大学人文科学研究所パンデミック研究プロジェクトは二つのプロジェクトの複合体である。第一に、「パンデミックの歴史研究に基づいたポストパンデミックの社会・環境理論の構築」（日本学術振興会「課題設定による先導的人文学・社会科学研究推進事業」代表・藤原辰史）、第二に、「ポスト・パンデミック世界の新しい社会・環境理論に向けて」（京都大学人文科学研究所課題公募班　代表・香西豊子）。なお、このプロジェクトでデジタル化した史料の一部はホームページから閲覧可能である（https://pandemic-humanities-rp.net/document/）。

（2）　たとえば、学校でのプール事故で、「置き去り」にされる遺族と、それに抗する遺族とその仲間たちの行動を描いた石井（二〇二二）を参照。

（3）　以下については、すでに発表済みの私の論文（藤原　二〇二二）の一部を土台にし、新たに情報を加えて執筆した。Rasmussen (2013)、クロスビー（二〇〇四）、バリー（二〇二一）なども参考にした。

参考文献

青木正典「お前のせいで感染が拡がる――「コロナ差別」に遭った訪問看護師が、あえて体験をツイートした理由」J-CASTニュース(https://www.j-cast.com/2020/04/03383695.html?p=all)更新日二〇二〇年四月三日、最終閲覧日二〇二四年九月一一日。

石井美保『遠い声をさがして――学校事故をめぐる〈同行者〉たちの記録』岩波書店、二〇二二年。

グレーバー、デヴィッド『ブルシット・ジョブ――クソどうでもいい仕事の理論』酒井隆史・芳賀達彦・森田和樹訳、岩波書店、二〇二〇年。

クロスビー、アルフレッド・W『史上最悪のインフルエンザ――忘れられたパンデミック』西村秀一訳、みすず書房、二〇〇四年。

ゲルヴァルト、ローベルト『史上最大の革命――一九一八年一一月、ヴァイマル民主政の幕開け』大久保里香・小原淳・紀愛子・前川陽祐訳、みすず書房、二〇二〇年。

香西豊子『種痘という〈衛生〉――近世日本における予防接種の歴史』東京大学出版会、二〇一九年。

厚生労働省「新型コロナウイルス感染症の罹患後症状（いわゆる後遺症）に関するQ＆A」(https://www.mhlw.go.jp/stf/seisakunit

suite/bunya/kenkou_iryou/kouisyou_qa.html）更新日二〇二三年一〇月二三日、最終閲覧日二〇二四年七月一八日。

全国保健所長会「保健所設置数・推移」（https://www.phcd.jp/03/HCsuii/pdf/suii_file02.pdf?2024）更新日二〇二四年四月一一日、最終閲覧日二〇二四年一〇月八日。

デフォー、ダニエル『ペストの記憶』武田将明訳、研究社、二〇一七年。

トゥーズ、アダム『世界はコロナとどう闘ったのか？――パンデミック経済危機』江口泰子訳、東洋経済新報社、二〇二二年。

バリー、ジョン『グレート・インフルエンザ――ウイルスに立ち向かった科学者たち』平澤正夫訳、ちくま文庫、二〇二一年。

フェリ、リュック『エコロジーの新秩序――樹木、動物、人間』加藤宏幸訳、法政大学出版局、一九九四年。

藤原辰史「パンデミックを生きる指針――歴史研究のアプローチ」岩波新書編集部『B面の岩波新書』（https://www.iwanamishinsho80.com/post/pandemic）更新日二〇二〇年一一月一八日、最終閲覧日二〇二四年一〇月九日。

藤原辰史「政治禍としてのコロナ禍――現場政治の生成」『社会思想史研究』第四六号、二〇二二年。

ブラント、ウルリッヒ、マークス・ヴィッセン『地球を壊す暮らし方――帝国型生活様式と新たな搾取』中村健吾・斎藤幸平監訳、岩波書店、二〇二一年。

ブルーノ、ラッファエーレ、ファビオ・ヴィターレ『イタリアからの手紙――コロナと闘う医療従事者たちの声』田澤優子訳、笠原敬監修、ハーパーコリンズ・ジャパン、二〇二一年。

美馬達哉『感染症社会――アフターコロナの生政治』人文書院、二〇二〇年。

宮崎揚弘『ペストの歴史』山川出版社、二〇一五年。

ロバン、マリー＝モニク『なぜ新型ウイルスが、次々と世界を襲うのか？――パンデミックの生態学』杉村昌昭訳、作品社、二〇二一年。

Rasmussen, Anne. “The Spanish flu.” Jay Winter, ed. *The Cambridge History of the First World War*（Cambridge University Press, 2013）.

Shah, Sonia. “Think Exotic Animals Are to Blame for the Coronavirus? Think Again.” *The Nation*, February 18, 2020.

Smith, Robert J. “The U. S. Army and the Great Influenza Pandemic of 1918.” *Army History* 25, no. 2（2010）.

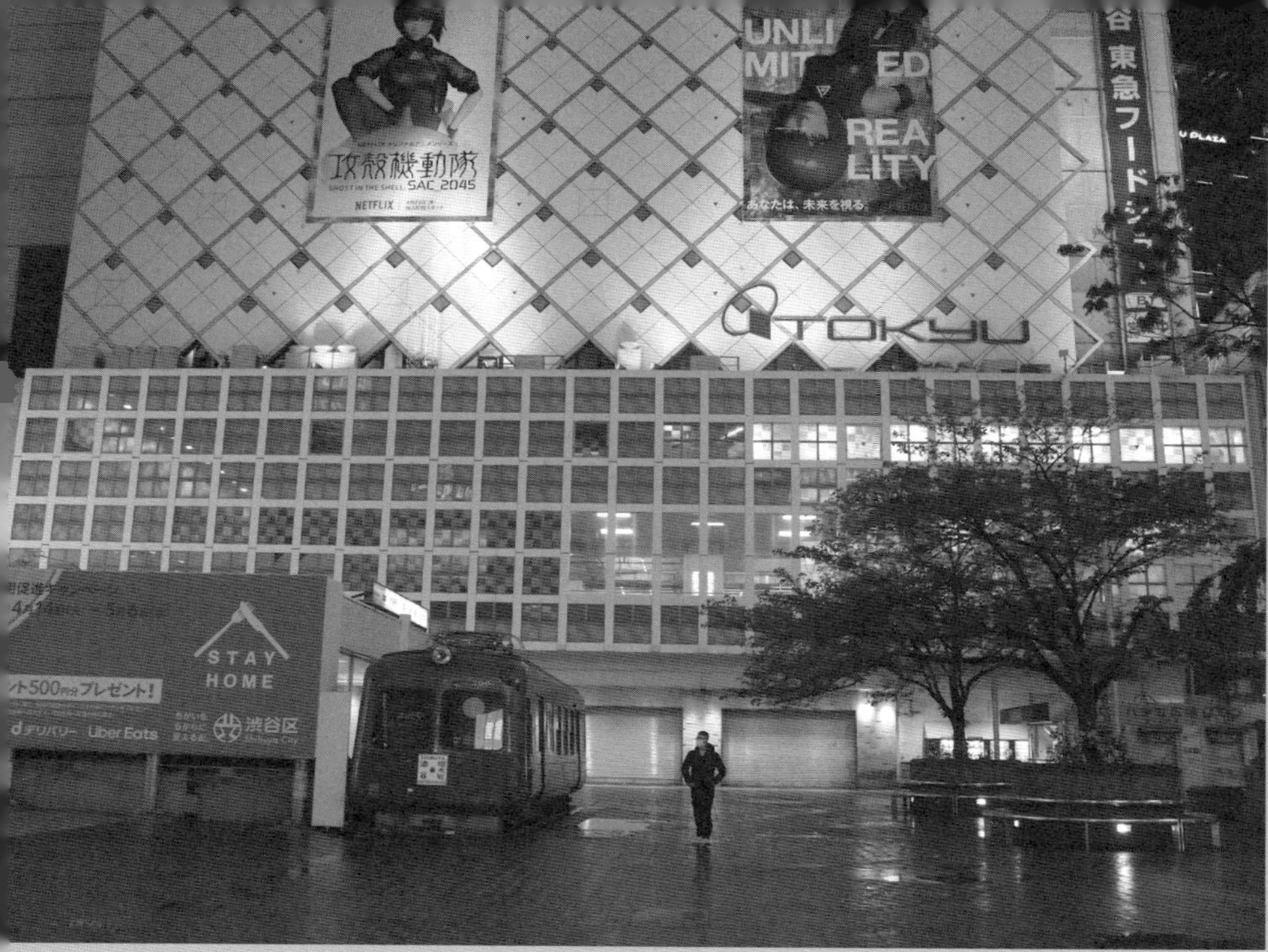

I 疫病の現場から

緊急事態宣言発令下の
2020 年 4 月 16 日 21 時 32 分，渋谷駅ハチ公前
撮影：渋谷敦志

罰を受ける母親たち

――コロナ禍が映し出すジェンダー不平等とケアの危機

直野章子

はじめに――追い詰められる母と子

二人きりで

二〇二〇年二月二七日。私にとっては、その日が災厄の始まりだった。安倍晋三首相が全国の小中学校・高校に対して、一斉休校を要請した日だ。それから、新しい勤務先への移動を挟んで数カ月、家事と育児に追われて思うように仕事ができずに焦りを感じながら、七歳の子どもと二人きり、家に閉じ込められる生活が続き、息が詰まりそうだった。裁量労働制の月給取りで、感染リスクを冒して出勤しなければならなかったわけでも、解雇や雇い止めで生活が困窮することもなかったにもかかわらず、苦しくてたまらなかった。

たしかに、ひとり親特有のしんどさは、あったかもしれない。もし私が感染したらと考えると、たまらなく不安が膨らんでいったからだ。以前、私がインフルエンザにかかり、うつさないようにと離れて寝ていると「お母ちゃんとくっつきたい」と泣き出したことがあった。だから、自宅で自己隔離するのは無理だろう。とはいえ、ホテルか病院に入ったとしても、子どもの面倒は誰がみるのか。頼れる友人も、知り合いも、親族もいない土地で、どうすればいいのか途方に暮れてしまった。うちだけではない、今は誰も家の外に助けを求めることはできないのだからと、自分を慰めてみたものの、不安と心細さで押しつぶされそうだった。

それまでも、小さな子どもを一人で育てながらフルタイムで働くという生活は大変だった。でも、私たち親子を支えてくれるたくさんの手があった。どうしても週末に仕事に出なければならないとき、無理をしすぎて寝込んだときなど、我が家にピンチが訪れても、手を貸してくれる親族や知人友人、保育園の先生たちがいた。ところが、新しい街に移るタイミングでコロナ禍に見舞われたことで、綱渡りの毎日を支えてくれる手から切り離されてしまったのだ。子どもも私も周囲から孤立して、学校が再開してからも苦しい状態がしばらく続き、そこから抜け出すまでには、想像以上に長い時間を要した。

一斉休校と子どもたち

いきなり一斉休校といわれても、ひと月後に迫った引っ越しまでに荷物をまとめ、残りの仕事を片づけてしまわなければならなかった。だからといって、まだ小学一年生の子どもを一人で家に置いておくわけにもいかず、学校の特別預かりを利用することにした。ところが、数日すると子どもが「もう行きたくない」と言うではないか。なんでも、教室では担任の先生が見守ってはくれたが、自宅待機の児童と不公平にならないようにと、質問は禁止され、言葉を交わす機会もほとんど与えられなかったという。お弁当の時間も含め、友だちと話すことは許されず、午前中の学校預かりの間は黙って自習して過ごすしかない。午後に学童保育の部屋に移動してから、ようやく友だちとおしゃべりしたり遊んだりできたようだが、午前中の苦痛を思えば、行きたくなくなるのも無理はない。後で先生が打ち明けてくれたのだが、子どもたちが行きたくなくなるように誘導する狙いがあったらしい。

行き場を失った子どもたちは、公園に集まるようになった。自宅近くの公園はかなり広かったが、大勢の子どもが集まるのだから、少し混雑していた。すると、近隣住民が通報するのか、学校の先生が注意して回るようになった。感染リスクが問題ならば、密集しないよう人数を制限して、学年やクラス毎に交代で校庭を利用できるようにしてはどうかと学校に掛け合ってみたが、だめだった。家で安全に過ごせない子どもは、どこに行けばよいというのか。

大人よりひと月以上も前から、子どもたちは息苦しい毎日を強いられていた。社会防衛を理由に子どもの居場所を奪い、子どもの声を聴こうともせずに押さえつける。学校も、子どもではなく、別のなにかを守っているようにみえる。ノルウェーやフィンランドでは、首相や主要閣僚が子どもの不安や疑問に丁寧に答えながら、感染拡大防止への協力を求めていた。子どもを社会の一員として尊重しているからこその対応だ。子どもへの眼差しの違いに、日本がいかに子どもに冷たい社会であるのかを、あらためて痛感させられた。

京都に引っ越した後、ようやく学校が始まったと思いきや、感染症拡大を受け、わずか二日後には、ふたたび長い休校に入ることになった。私立の学校では、早々にオンライン授業を始めたところもあったが、うちの子が通う公立の小学校では、一度も実施されなかった。各家庭のポストにプリントが配布され、各々取り組むようにと指示されるだけだった。一人で勉強する習慣のある子ならともかく、小学生が一人でできることではない。親が横についてみてやれということだろう。だが、在宅勤務をしながら子どもの勉強をみるのは不可能だ。仕事に出て、家を空けざるを得ない親もいる。幼いきょうだいがいたり、学習スペースがなかったりと、家で勉強できる環境が整っていない子どももいる。オンライン授業の有無、親の就労状況、家族構成や居住環境などによって、子どもの学びに大きな格差が生じることになった。

休校で失われたのは学習の機会だけではない。共働きが多数派となったいま、学校は家庭に代わって子どもを見守り、栄養バランスのとれた食事を提供するという福祉的な役割も担っている。友だちと過ごし、社会の一員として成長していく場でもある。学校という育みの場での時間が失われたことの意味は、あまりにも大きく、その影響は子どもたちに長期にわたって及ぶだろう。

母親たちの悲鳴

子どもが生きる場を家庭に囲い込むことで、一斉休校は母親たちにも大きな負担を強いた。三度の食事の支度と後片づけ、子どもの世話といった、無償のケア労働が増えただけでなく、勉強をみる先生役、子どもの不安やストレスを緩和するカウンセラー役と、いくつもの役割が降りかかることになったからだ。単に仕事が増えたから大変だったということではない。より多くのケア責任を引き受けることで、それまでと同じように働き続けることが難しくなり、経済的な不利益を受けることになったのである。とくに、非正規で働きながら子どもを育てるシングルマザーは、雇用市場からはじき出されて、経済的にも精神的にも追い詰められることになった。

国民の危機意識醸成のためにと一斉休校を決めた首相と側近にとって、多様な家庭の状況、学校の福祉的役割や家事・育児の大幅な負担増などは、たいした問題ではなかったようにしか思えない。学校が休みになっても、家で母親が面倒をみればいいと軽く考えていたのだろう。共働き家庭、ひとり親家庭、経済的に苦しい家庭、つまり、子のいるほとんどの家庭が、一斉休校でどんな状況に追いやられることになるか、想像すらしていなかったのだろう。

だが、首相や側近ら個人の意識の問題として片付けられるわけでもなかった。世論調査では六割が一斉休校を評価していたのである(『朝日新聞』二〇二〇年三月一七日)。子育て世帯が少数派となり、一斉休校が子どもの育ちにどんな影響を及ぼすのか、子どものいる家庭がどんな困難に直面するのか、実感できない人が増えたせいだろうか。それとも、困難が生じたとしても、子どもの面倒は家でみるものだという、ケアの家族主義が当然視されているからだろうか。ここには、まるで家族が一つの閉じたケアのユニットとして完結しうるかのような幻想がある。そして、家庭でなされる無償のケア労働を女性に押しつけるジェンダー規範とケアの軽視が透けて見える。ただ、ケアと家族とジェンダーを取り巻く問題は、コロナ禍に始まったことではない。コロナ禍で母親たちが直面したのは、パンデミックが引き起こした一過性の困難ではなく、共働きが一般的となった今日においても、依然として母親に無償のケア労働が偏っているという現実である。この状況は、性別による分業の結果ではなく、コロナ禍以前から存在していたケアとジェンダーに関わる構造的な不平等に起因している。

本章では、ケアとジェンダーに関するいくつかのデータを検討し、この構造的な問題を明らかにする。その上で、「ケア・ペナルティ」(「母親ペナルティ」)と呼ばれる、ケアを担う者が負う不利益と、その象徴的存在であるシングルマザーの困難に焦点を当てながら、ケアという営みおよび概念を、家庭の枠を超えて広げる必要性について考えていきたい。

1 ケアに向かう女たち

コロナ禍のなかのケア労働――母親へのしわ寄せ

我が家もそうだったが、子どもが一日中家にいることで、家事・育児の時間が大幅に増加した。私の場合、すべて一人でやらなければならないので大変だったが、ふたり親家庭でも、母親に負担が偏ることになった。

多くの職場で在宅勤務の体制がとられていた二〇二〇年一二月の実態調査を見てみよう。小学三年生以下の子どもがいる父親のうち、食事の片づけ、食事の準備、洗濯を「まったくしない」と答えた人は、コロナ禍前に比べて数%ずつ減少した。しかし、半数以上が「ほぼ毎日・毎回する」と答えた家事タスクは一つもなかった。「ほぼ毎日・毎回する」家事タスクとして最も多く挙げられたのは、食事の片づけだったが、それでも三割強にとどまる。母親の半数以上が「ほぼ毎日・毎回する」家事として、食事の準備(七二%)、食事の片づけ(六八%)、洗濯(六一%)を挙げているのと対照的である（株式会社マーケティング・コミュニケーションズ 二〇二一）。

育児についても同じことだ。母親の大半が「ほぼ毎日・毎回」子どもの食事を用意し、排泄や身支度を助け、一緒に遊び、学校の持ち物を確認し、風呂に入れ、寝かしつけているのに対し、父親の四割ほどが「ほぼ毎日・毎回」行っている育児タスクは、一緒に遊ぶことだけである。それさえ半数以上の父親は、たまにしかやっていない（同上）。コロナ禍前に比べて父親の育児への関与が若干増えたものの、依然として多くの母親が「ワンオペ育児」で生活を回している。共働きが多数派となったいまも、家事・育児の責任は男女間で平等に分担されていない。それどころか、ケア責任を負うことで、女性は経済的な不利益まで被っているのだ。

母親不況——ケア責任に伴う経済損失

コロナ禍は世界各地で女性の就業時間や就業率を大幅に減少させ、「女性不況」をもたらした（OECD 2021）。日本でも、二〇二〇年四月に最初の緊急事態宣言が出された時点で、雇用者の減少数は、男性が三五万人だったのに対し、女性は七四万人と、二倍以上の開きがあった。コロナ禍で打撃を受けた対人サービス業は、以前から非正規で働く女性の割合が高い産業だ。二〇一九年時点で、宿泊・飲食業における女性非正規雇用者の割合は五四％、美容室、エステ、ジムなどの生活関連サービス・娯楽業は四〇％にのぼる（コロナ下の女性への影響と課題に関する研究会 二〇二一）。休業を余儀なくされることで、元々不安定な状況にあった非正規雇用者が、解雇されたり雇い止めにあったりした。仕事を失わなかったとしても、シフトを減らされて、時給で働く人にとっては大幅な収入減となった。景気の調整弁として使われてきた非正規雇用の女性たちを、コロナ不況が直撃することになったのである（竹信 二〇二三）。

女性に経済的ダメージを与えたのは、雇用がなくなるという需要側の要因だけでなく、供給側の要因もある。家事や育児といった無償のケア労働が増えたことで、労働市場から退出せざるを得なくなったのだ（OECD 2021）。感染対策として、世界の九割強の国々で学校が閉鎖され、一五億人の子どもが家にとどまることになり、母親たちは、週三〇時間以上という、ほぼフルタイムに相当する時間を育児にあてることになった(Grantham et al. 2021)。その結果、就労時間を減らしたり、仕事を辞めざるを得なくなり、賃金が減少、あるいは消失した。これは、コロナ禍による「母親不況」とも呼ばれ、とりわけ一二歳未満の子どもがいる母親たちへの影響が大きかった(OECD 2021)。日本でも小学生以下の子どもがいる女性の就業率は、子どものいない女性に比べて減少したが、とくに小学生の母親の就業率の減少幅が大きく、一斉休校の影響が疑われる(コロナ下の女性への影響と課題に関する研究会 二〇二一)。

コロナ禍で「母親不況」が生じたのは、感染症流行のせいというよりも、政府が講じた対策が、以前から存在していた構造的なジェンダー格差をより深刻にしたためだといえる。家族手当てや育児休業制度などに多くの国家予算を投じてきた国では、休校に伴い家庭内で増加したケア労働が、夫婦間で比較的平等に分担されたという(OECD 2021)。もしジェンダーに配慮した対策が取られていれば、増大するケア責任が母親に偏り、その結果、経済的な損失までもが母親に集中するという事態を回避できた可能性がある。

労働時間のジェンダー・ギャップ

感染症の流行が、ケア責任をめぐるジェンダー格差を生み出したわけではない。コロナ禍前の二〇一八年にＩＬＯ(国際労働機関)がまとめたケア労働とジェンダーに関する調査結果を見てみよう(Addati et al. 2018)。この調査は六四カ国を対象に行われ、すべての地域を網羅している。報告書によると、育児や家事などの無償のケア労働を男女で平等に分かち合っている国は一つもなく、全体として無償のケア労働の三分の二を女性が担っている。女性は一日平均四時間二五分を無償のケア労働に費やしており、これは一日八時間労働に換算すると、一年で二〇一日分の労働日に匹敵する量である。これに対して、男性は一日平均一時間二三分、年換算で六三日分のケアを行っている。女性はこ

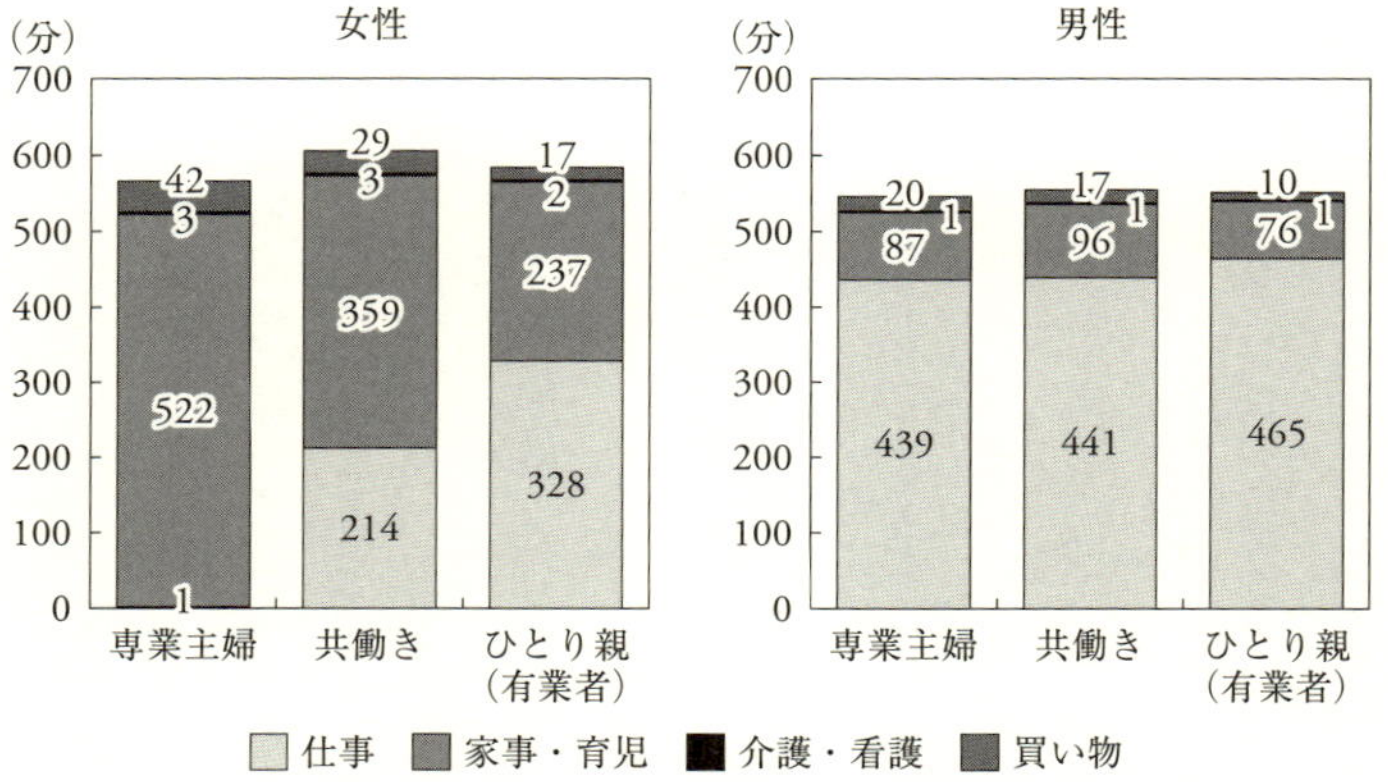

図1　6歳未満児のいる世帯における配偶関係・就業状況別の生活時間（週全体平均，2021年）
（内閣府『令和5年版　男女共同参画白書』特-35図をもとに作成）

れだけの時間を無償のケア労働に使っているのだから、有償労働に従事できる時間は限られてしまう。なかでも、五歳以下という手のかかる年齢の子がいる母親の就業率は四八％で、六歳以上の子どもがいるか、子どもがいない女性（五四％）や男性（七八％）に比べて低い。これに対して、五歳以下の子どもがいる父親の就業率が最も高く、八八％に達している。この結果を踏まえると、子どもが小さいうちは、母親が家で育児を担い父親が外で働くという「性別分業」が世界的に浸透しているようにみえる。だが、これを本当に「分業」と呼んでよいのかについては議論の余地があり、後に検討することにしたい。

ＯＥＣＤ（経済協力開発機構）加盟国の最新データ（三〇カ国分）を見ても、無償労働時間が男女間で均等である国はないが、なかでも日本は男女間の格差が顕著であり、女性は男性の約五・五倍もの時間を無償労働に費やしている。[1] 調査対象国の中で、無償労働時間における最大のジェンダー・ギャップである。[2] 他方、日本の女性は有償労働時間も比較的長いため（一日当たり平均四・五時間）、男性の有償労働時間は女性の約一・七倍にとどまり、無償労働ほど大きなギャップはみられない。

ＯＥＣＤのデータには子どもの有無が反映されていないため、六歳未満の子どもがいる男女について見てみよう。

二〇二一年の調査では、共働き世帯の妻の有償労働時間は週全体平均で一日当たり三時間三四分、無償労働時間は六時間三一分。一方、夫は有償労働が七時間二一分、無償労働は一時間五四分だった(図1)。女性が無償労働の大半を担っている(男性の約三・四倍)のに対し、男性が担う有償労働は女性の約二・一倍にとどまる。女性は家の中でも外でも働いているのに、男性は家の中での仕事を十分に担っているとはいえないのだ。その結果、共働き家庭において妻の総労働時間は夫を上回ることになった。

二〇一六年の前回調査と比較すると、二〇二一年には男女ともに有償労働時間が減少し、無償労働時間が増加している。この変化がコロナ禍に伴う「ステイ・ホーム」の一時的な影響か否かについては、次の調査を待つ必要があるが、男性が家庭で過ごす時間が増えたためか、「性別分業」の面でも、わずかながら変化の兆しが見られる。

二〇〇六年から二〇二一年にかけて、六歳未満の子がいる父親が、より多くの無償労働を担うようになった。とくに、二〇一六年から二〇二一年の間で変化が大きく、六歳未満の子がいる共働き家庭では、家事や育児にかかる時間のうち、妻の負担分が八二%から七七%に、専業主婦家庭でも八八%から八四%に低下している。また、若い世代では、性別に関係なく仕事やケアを行うべきだと考える人が増えている(内閣府 二〇二三)。さらに、小学三年生以下の子がいる男女への調査では、男性の三割近くが「自分の子どもとの時間を増やしたい」(二七%)と回答している。とはいえ、女性の三割以上が配偶者にもっと家事や育児をしてほしいと答えているように(株式会社マーケティング・コミュニケーションズ 二〇二二)、実際に父親が子どもとの時間を大幅に増やすのは依然として難しいのが現状だ。三〇代、四〇代の男性の一〇人に一人が、週就業時間六〇時間以上という長時間労働に従事している(内閣府 二〇二四)。これでは、家事や育児をする余力は残っていないだろう。

家庭内分業と経済的合理性

夫が外で働き妻が家事と育児を担うという「性別分業」の形は、共働き世帯が増えたいま、妻に過剰な負担を課している。一方で、この「分業」は強制ではなく、カップル自身が選択しているのだから、問題ないと考える人もいるだろう。たしかに、世帯としてみれば、経済的に合理的な選択であるようにもみえる。

子どもが生まれてからしばらくの間は、常に誰かが子どもをみていなければならない。カップルで育児を分担する方が、夫婦関係にも子どもの成長にも望ましいように思えたとしても、育児にかかる世帯単位の機会費用(育児をすることで失われる経済的な利益)という観点から見ると、夫婦平等型の育児は必ずしも最良の選択とはいえなくなる。二〇二三年のノーベル経済学賞を受賞したクラウディア・ゴールディンにいわせれば、子どものいる生活を望む場合、「平等な結婚」と「収入の多い結婚」の両方を手に入れることは難しいのだ(ゴールディン 二〇二三)。

出世コースに乗っていれば経済的な余裕はあるかもしれないが、平日は深夜まで働き、週末も職場に出ることが求められ、家族との時間がなくなってしまう。夫婦二人だけなら問題にはならないかもしれないが、子どもが生まれると生活は一変し、家族の時間と仕事の時間が競合するようになる。子どもが小さいうちは、急に熱を出したり怪我をしたりと、突発的な事件がしょっちゅう起きる。だが、そのたびに早退したり残業ができなかったりでは、職場で肩身の狭い思いをするだけでなく、昇給や昇進に支障をきたすことになる。夫婦がともにフルタイムで働きながら均等に育児を分担すると、どちらの生涯賃金にもマイナスの影響が及ぶことになり、世帯としての機会費用は——特に、専門職など、競争が激しく、拘束時間の長い高給取りの場合——高くつくことになるのだ(ゴールディン 二〇二三)。

育児の機会費用を考えると、一定以上の収入がある場合は、ケアを外注した方が経済的には安くつく。最近は日本でもベビーシッターが一般的になってきたし、早朝から深夜まで預かってくれる保育園も増えた。だが、あまり長時間預けていると、子どもの心身に負担がかかり、体調不良になったり、夜泣きやぐずりがひどくなったりと、「こっちを見て」と小さな身体で訴えてくることになる。親子関係にも響くだろう。「温かい家庭」を築きながら世帯収入を最大化するには、夫婦のどちらかが育児を担い、もう一方が稼ぐという分業体制を取るのが最善策と思われる。しかし、この選択肢は、育児を担う側にとってはリスクが大きい。経済的に自立する力を失うことで、生き方の選択肢が狭められることになるからだ。

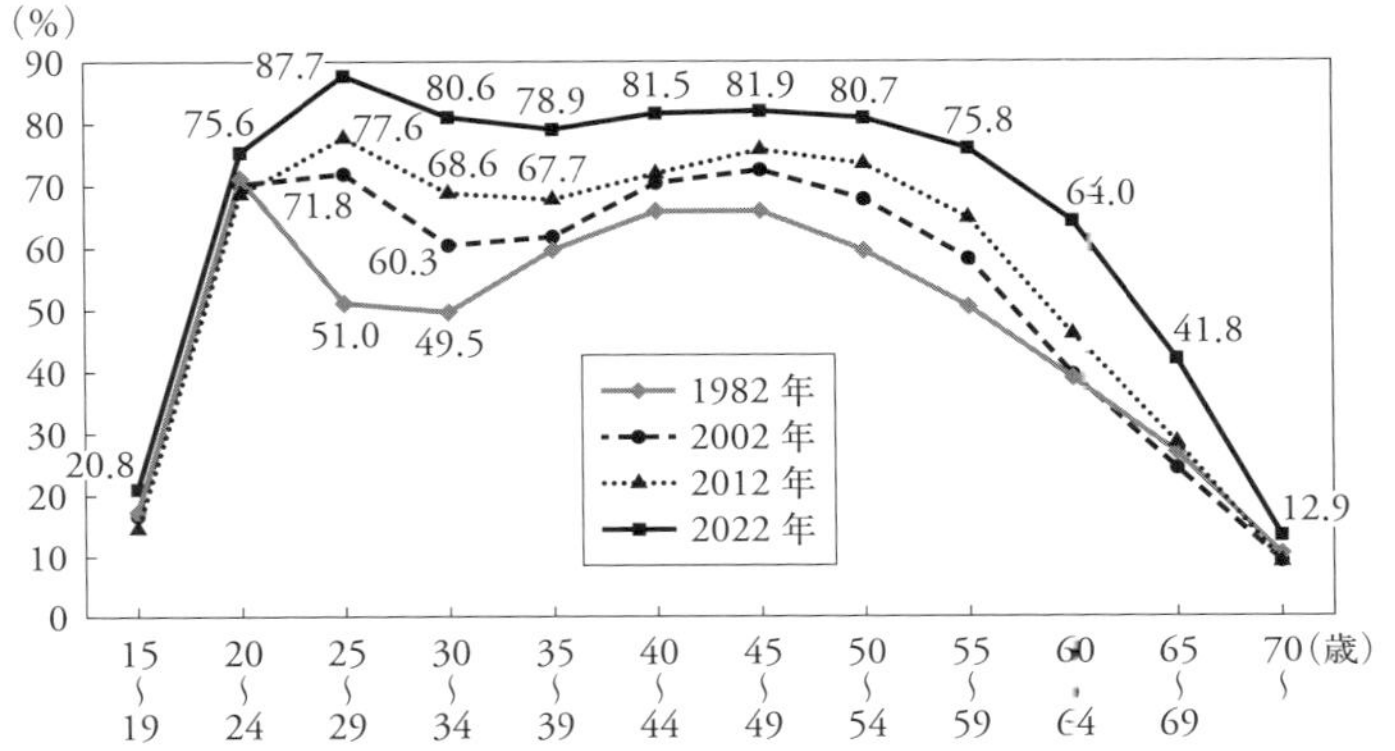

図 2　女性の年齢別労働力人口比率の推移
（内閣府『令和 5 年版　男女共同参画白書』特-3 図をもとに作成）

2　ジェンダー格差とケア・ペナルティ

「性別分業」と雇用におけるジェンダー格差

夫婦が同等に稼いでいたならば、どちらが育児を担っても機会費用は同じだ。しかし、ジェンダー規範が強く、女性(特に母親)が労働市場で差別される社会では、母親が育児を担った方が、道徳的に望ましいとされるだけでなく、世帯として経済的にも合理的だとみなされる。女性の賃金が男性よりも平均して低いため、母親の方が、育児の機会費用が安く抑えられるからだ。

継続雇用や長時間労働が賃金上昇に結びつく雇用システムのなかで、育児を担いながらフルタイムで働いてキャリアアップしていくのは容易ではない。出産・育児で労働市場から一度でも退出すると、その後に正規で働くことは難しくなる。出産・育児期を通して正規の仕事を続けたとしても、休日や時間外の勤務を避けたり時短勤務にするなど、働き方を変えてしまうと、昇級や昇進が滞る。だから、たとえ同じ職種で正規雇用されていても、年齢を重ねるにつれて賃金の男女差が広がっていく。男女の賃金差、ケアの必要性と職場の要求との折り合いのつけがたさ、世帯の機会費用を総合的に考慮すると、父親がフルタイムで仕事を続けて世帯収入を確保し、母親が雇用を中断するかパートや時短、もしくはフルタイムでもキャリア展望のない「マミートラック」で働きながら育児を担うという分業体制をとることが、世帯としては理にかなっているようにみえるのである。

高度経済成長期を経て専業主婦世帯が多数派だった時代に比べると、就業率は男性が八四%、女性が七三%となり、その差は縮まってきた。また、結婚や出産期にあたる年代で女性の労働力人口比率が大きく減少する、いわゆるM字型カーブの凹みは平らになってきている(図2)。しかし、正規雇用比率は年齢が上がるにつれて減少するL字型のままである。傾斜は以前より緩やかになったとはいえ、二〇代後半の約六割をピークに、三〇代前半で四八%、三〇代後半で四〇%、そして四〇代後半には三六%にまで落ち込む。女性全体の就業率は八割前後で推移しているが、三〇代に入ると非正規で働く人が多数派となる。男性の八割が正規雇用なのと対照的だ(図3)(いずれも内閣府 二〇二三)。

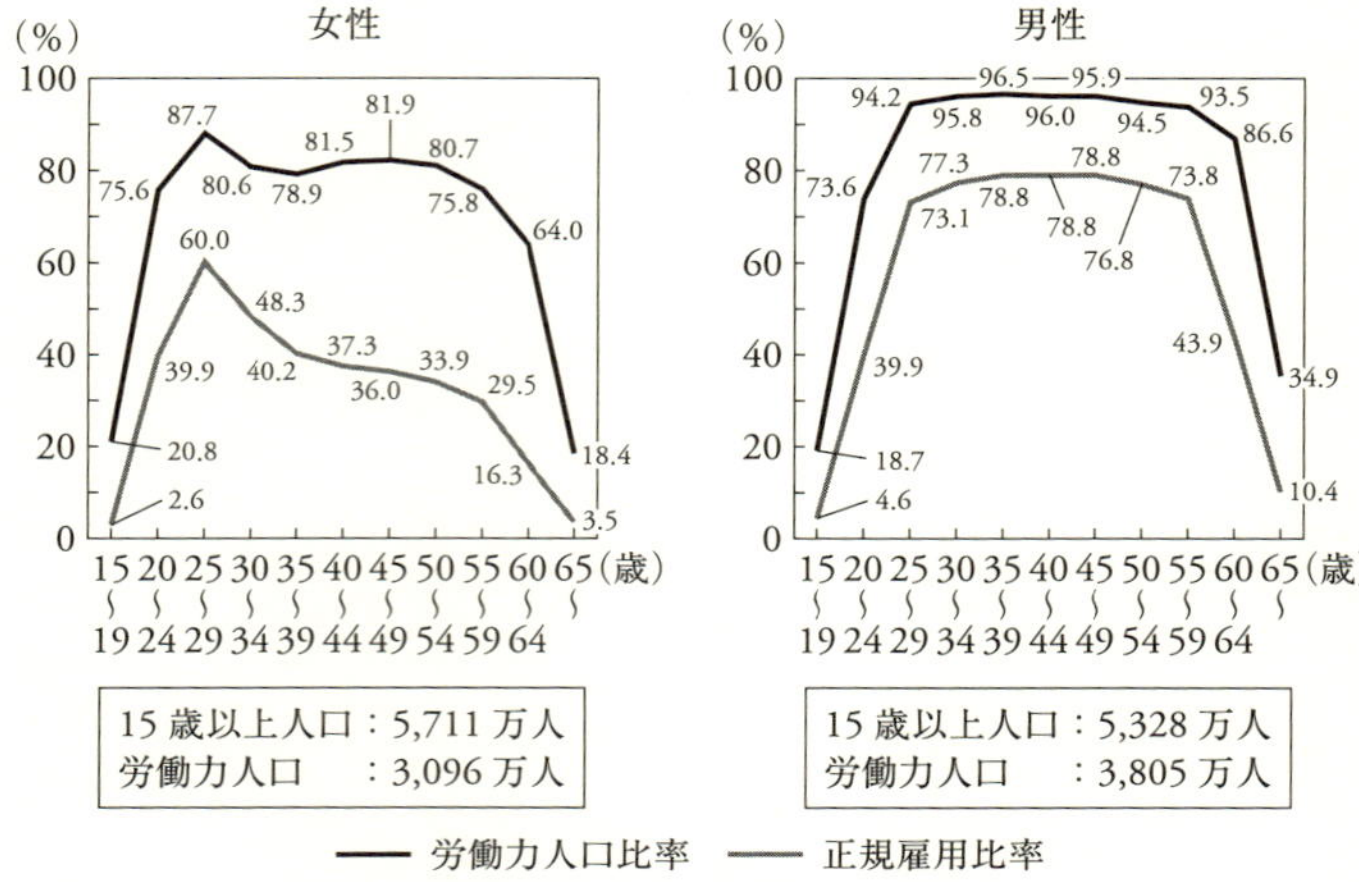

図3　女性と男性の年齢別正規雇用比率(2022年)
(内閣府『令和5年版　男女共同参画白書』特-14図をもとに作成)

三〇代以上の女性の大半が非正規雇用で働くのは、家族のケア責任を負うためだろう。非正規で働く理由として、二〇—三〇代の女性は「家事・育児等と両立しやすいので」が一位(二六%)、次いで「自分で自由に使えるお金が欲しいので」が二位(二四%)。子のいる女性に限って見ると、二〇―三〇代の層も四〇―六〇代の層も「家事・育児等と両立しやすいので」が一位(六〇%、三八%)である。また、どんな条件であれば正規雇用で働きたいかという質問に対して、子のいる女性は、年齢にかかわらず「働く時間を調整しやすい・融通がきく仕事であれば」が最も多く、二〇―三〇代の層では「仕事と育児・介護との両立に関して理解のある職場であれば」が二位(四一%)だった(内閣府二〇二三)。ケア責任と両立できる仕事でない限り、正規で働くのは難しいのだ。

ケア・ペナルティ

女性の賃金が低いために女性が無償のケア労働を担うことになり、ケア責任を負うことで正規雇用に就くのが難しくなり、結果として非正規雇用に誘導され、賃金が低くなる。このように、賃金のジェンダー格差、ケア責任を女性に割り当てるジェンダー規範、ケア責任と正規雇用の両立しがたさが循環的に作用しながら、女性をケアへと向かわせている。こうした構造を踏まえると、「夫は仕事、妻は家事・育児」という「性別分業」は、個人の嗜好や意思の結果ではなく、経済や社会の組織のされ方によって生み出された、構造的なジェンダー間の不平等の現れとみなすべきである。

先に見たＩＬＯの報告書では、男女の就業率の違いをジェンダー間の不平等として取り上げ、幼い子どものいる母親の就業率の低さは「母親への雇用ペナルティ」の現れであると指摘する。また、子どものいる女性の賃金が子どものいない女性や子どものいる男性よりも低いという「母親への賃金ペナルティ」があることも、社会学や経済学の実証研究で明らかにされてきた。こうした母親へのペナルティは「子育て罰」という言葉で、日本では紹介されている(桜井 二〇二三)。「母親ペナルティ」が生じる要因を確証することは難しいものの、母親になることで、一時的にでも労働市場を離れざるを得なくなり、その結果として収入が減少するという因果関係は明らかだ(牧野 二〇二三)。

家族のケアを引き受けることで被る不利益は、経済的なものにとどまらない。自活できる経済力がなければ、妻は離婚した際に貧困に陥る可能性が高まるため、夫婦間で問題が起きた時に立場が弱くなる(Folbre 2017)。夫は「家にお金を入れない」という切り札を握っているが、妻がケア労働、とくに育児をボイコットするというカードを切る可能性は低い。実際にどう行動するかは別としても、選択肢が多いほど交渉力が強まるため(牧野 二〇二三)、妻の方が不利な立場に置かれてしまう。

こうしたケアに伴う不利益は、家庭の外にも及んでいる。経済学者のナンシー・フォーブレーが指摘するように、経済力が不足し、ケアに多くの時間を取られることで、ジェンダーとケアに関わる政策に影響を与える力も弱まり、女性が置かれた不公正な状況を変えることが一層難しくなってしまうのだ。フォーブレーは、経済力、家庭内での交渉力、政策への影響力の低下という「ケア・ペナルティ」が、家庭や労働市場、政策におけるジェンダー不平等を再生産する構造的な問題であることを示唆している(Folbre 2017)。

ケアを引き受けることで、自分の生きる道を選び取ったり政治を変革したりする力が弱まり、そうした力を欠くがゆえにケアを担わされる。こうした悪循環にメスを入れるには、世代を超えたジェンダー教育、働き方改革、非正規職の賃金格差是正、さらに女性を無償のケア労働に誘導する国民年金第三号被保険者制度や配偶者特別控除といった諸政策の撤廃など、いくつもの手段を組み合わせなければならないだろう。だが、いつ実現するかわからない変化に期待するよりも、実家の母親に助けを求めたり、ママ友同士で助け合ったり、経済力が許すならばケアを外部化したりすることで、母親たちは——私も含めて——当座をしのぐのだ。この方法は、世代と世帯を超えた女たちの間で負担を分け合うことになるため、根本的な問題の解決を遠ざけることになる。構造的なジェンダー間の不平等を放置したままでは、その場を生き延びることができたとしても、結果的に自分の首を絞めることになりかねない。コロナ禍で露わになったように、なんらかの要因で家の外からの支えが途絶えると、ほぼすべてのケア責任が母親一人の肩にのしかかる。だから、支えのネットワークからこぼれ落ち、一人でケア責任を抱え込んでいた母親たち——とりわけシングルマザー——は、ジェンダーに無関心なコロナ対策によって、危機に直面することになったのである。

3　ケアに背を向ける社会

ケアと仕事のダブルバインド——競合する時間

ケアには、とにかく時間がかかる。効率を上げて時間を短縮することも、まとめてやってしまうこともできない。ケアは、その受け手と担い手との関係——「ケアの絆」(ファインマン 二〇〇三)——を育むことと切り離せないからだ。しかし、先に見た図1(三〇頁)にあるように、多くのケアが必要な乳幼児期の子がいても、シングルマザーは、共働き家庭の半分程度しかケアに時間を割くことができない。一人で家計も支えなければならず、仕事に時間を取られてしまうからである。子どもとの時間を確保するには、仕事の時間を減らすしかない。しかし、生活のことを考えると、その選択肢をとるのは難しい。他に削れるのは睡眠時間ぐらいだが、無理を続けて身体を壊しては、結局、養育責任を果たすことができなくなる。なによりも、子どもが悲しい思いをするではないか。子どもを養うために子どもと過ごす時間を犠牲にするか、子どもを優先することで収入が減り生活が不安定になるか。ひとり親は、仕事とケアの間で選択を迫られる「ダブルバインド」に苦しむことになるのだ。

傷つけられるケアの絆——シングルマザーへのケア・ペナルティ

一人で子どもを育てながらも、日本のシングルマザーの八六%は働いている。先進国のなかでも突出して高い就労率である(厚生労働省 二〇二二)。それにもかかわらず、二〇二一年の母子世帯の平均年間就労収入はわずか二七一万円。父子世帯四九二万円の約半分で、子どものいる世帯の平均七二二万円の四割にも満たない。(3)さらに、子がいる世帯のうち、大人が二人以上いる世帯の貧困率が八・六％なのに対して、ひとり親世帯は四四・五％。ひとり親世帯の約九割が母子世帯であることから、これは母子世帯の貧困率と考えてよいだろう（厚生労働省 二〇二三）。

母子世帯の収入が少ないのは、非正規で働くシングルマザーが多いからだ（厚生労働省 二〇二二）。ここで、先に触れた非正規で働く理由を尋ねた調査結果を思い出してほしい。そこでは、家族のケア責任と正規職が両立困難な現状が示唆されていた。生活を安定させるには正規雇用が望ましい。しかし、ケア責任との折り合いのつけがたさが、ジェンダー格差や労働市場における母親差別と相まって、シングルマザーを非正規雇用へと誘導し、母子世帯の貧困率を高くしているのである。

仕事とケアのダブルバインドは、国の政策によって弱められるどころか、むしろ強められている。小泉政権下で策定された「母子家庭等自立支援対策大綱」により、母子家庭のセーフティーネットとして機能していた児童扶養手当制度が改悪された。手当を五年以上継続して受給するには、就労や求職活動が要件として課される仕組みに変えられたのである。湯澤直美が指摘するように、死別母子世帯を経済的に支える遺族年金制度には、こうした要件はない。就労による「自助努力」へと追い込むことで、離婚や非婚のシングルマザーに対して制裁を加えているかのようにみえる（湯澤 二〇二二）。一人で子どもを育てる選択をしたのだから自己責任だ、とでもいわんばかりだ。他方、アメリカやフランスなどとは異なり、日本には養育費を払わない父親にペナルティを課す制度がない（藤戸 二〇一八）。それなのに、ケア責任を引き受けている母親に対しては「育てよ、働け、自立せよ」と迫り、ますます追い詰めていく。これはまさに「ケアする者への罰（ペナルティ）」以外のなにものでもない。シングルマザーは、ケア・ペナルティを誰よりも鮮烈に体現した存在といえるだろう。しかし、母親が罰を受けるような状況で、子どもの「健全な育成」（「母子家庭等自立支援対策大綱」）が望めるとは思えない。

ケアの絆への公的支援

ひととき誰かが手を貸してくれるだけでも救われる。経済的支援があれば、子を養うために子どもとの時間を失うというダブルバインドな状況に陥らずにすむだろう。支えの手がたくさんあれば、ケアの絆を守ることができるのだ。

地域や親族といった社会的なつながりが脆弱になった現在の日本では、公的支援がケアの絆を支える重要な役割を果たしている。しかし、子育て支援の強化に向けた社会的合意を形成するのは容易ではない。誰もがいずれは高齢期を迎えるという理由で、我がこととして捉えやすい介護問題とはちがい、経済格差が広がり、子どもがいない人が急激に増えるなかで、子育てに関わる問題に関心を寄せることは難しく、費用負担だけに目が向きがちだ。育児は親の責任だからと自助努力を求め、公的支援に否定的な人は少なくない。なかには、子どもを贅沢な消費財とみなす経済学の考えに立ちながら、子を持つ喜びや満足感といった私的な利益を得ている親を、公的に支援する必要はないという立場をとる人もいる(赤川 二〇〇四)。それに対して、子どもは将来、労働者や納税者となる公共財なのだから、その生産者である親の貢献に対して、公的支援という報酬が与えられてしかるべきだという反論もある(ファインマン 二〇〇九)。

子どもを消費財とみなす考えは、育児を親の嗜好の問題と捉えており、ケアに関わる構造的なジェンダー不平等を考慮していない。他方、子どもを公共財とみなして育児支援を正当化する立場にも、問題がある。たしかに、育児は未来の社会の担い手を育む大切な仕事だ。だが、「社会貢献」という物さしで子育て支援を正当化してしまうと、いちばん支援が必要な子どもとその親を、切り捨ててしまうことになりかねない。

目の前に、手をかけ、世話をし、心を配らないと、生き延びることのできない命がある。理屈抜きで、その存在そのものが、ケアへの権利を正当化する。疲弊して投げ出したくなるときがあったとしても、ケアしないという選択肢など、ないに等しいのだ。強いられたからでも、なんらかの目的のためにでもなく、どこか巻き込まれるような感覚を伴いながら、ときには進んで、ときには仕方なしにと揺れ動きながらも、結果として引き受けている。それが、ケアという営みにほかならない。

すべての子どもがケアを受ける権利を持つということに、異論はないと思う。子育て支援には批判的な人も、子ども支援ならば賛成だというように(赤川 二〇〇四)、「子ども」という問題の立て方をすることで、公的支援への社会的合意は得やすくなる。しかし、ここには落とし穴がある。子育て支援には否定的な自己責任論者であっても、子どもは親を選べないし、自分が置かれた境遇に責任がないのだからと、子ども支援を支持することはできる。同じ論理を適用すると、親は子を持つという選択をした以上、苦境に陥っても自助努力でなんとかすべきだという考えに至ってしまう。だが、親が追い詰められれば、その影響が子どもに及ばないはずがない。もし子どもが健やかに育つ権利を重視するのであれば、ケアの担い手も支援し、親と子のケアの絆を保護すべきではないだろうか(ファインマン 二〇〇三)。

育児が親の責任であるというのは、その通りかもしれない。しかし、親子からなる小さな集団が全面的に家族のケア責任を担うことを可能にした経済的・政策的な諸条件は、もはや存在しない。落合恵美子が論じるように、ケアが家族の責任とされた背景には、二〇世紀の先進工業国で形成された経済・福祉政策と産業構造という特定の歴史的条件があった。それらは、稼ぎ手の男性とケアの担い手の女性という「性別分業」からなる家族のかたち――「近代家族」――を成立させた(落合 二〇二三)。しかし、社会の条件が変化したいま、女性に対して労働市場への参入を促す一方で、無償のケアを引き受けるよう求めながら、ケアを家族に囲い込もうとし続けたならば、ケアという営み自体も、ケア関係にある者も、危機に陥ることになる。

4　ケアの広がり——自立神話に抗して

軽んじられるケア労働

もしもケアが、母性と結びつけて喧伝されるような尊い行いで、高い評価と報酬が得られる仕事だったならば、仕事とケアのダブルバインドは解消されるし、もっと多くの人が積極的にケアを担いたいと思うだろう。しかし、実際に家事、育児、介護などのケア労働を行ってきたのは、周縁化されてきた者たち——女、奴隷、下層階級、移民労働者——なのであり、ケアを担うことで高い報酬を得ることも、社会的地位が上がることもなかった。一方で、ケア責任を負うことのない者は、経済や政治の活動にいそしみ、その力を増大させてきた。権力があるからこそ、ケア労働を安価に、あるいはただで他人に任せ、その果実を享受することができるのである。ケアの担い手が置かれている悪循環——ケア労働に従事することで経済力と政治力を失い、経済力と政治力がないからこそケアを引き受ける——とは対照的だ。ケア労働なくして社会を維持することはできないのに、やらない人が得をするようになっている。そう考えると、ケア労働は、できれば誰もやりたくない、疎ましい仕事であるかのように思えてきてしまう。

ケアという言葉には、世話をする、介護する、看護するという意味のほかに、配慮する、気を配る、気遣う、関心を寄せるといった意味もある。母性や利他性と結びつけられることが多いが、それは一面的な見方にすぎない。たしかにやりがいがあるし、他では得られない喜びもある。だが、重労働でくたびれるのも事実だ。苛立ったり、激しい怒りがこみ上げてくることもある。しかし、問題なのは、負担が大きいことではない。そうではなく、ケアを行う人が不利益をこうむる一方で、ケア責任を負わない人の方が経済的・政治的な力を得られるという、ケアの恩恵と負担の不公平な配分を是とする社会の在り方が問題なのである。

ケアの手の網の目

かつて誰かが手をかけ、心を配ってくれたからこそ、私たちは今ここにいる。ケアされることなしに存在する人は、一人としていない。それは幼少期に限られたことではない。生きている限り、私たちはケアの恩恵を受けている。それなのに、依存が許されるのは子どもだけだ、一人前の大人が誰かに世話になるのは恥ずべきことだと思い込まされてはいないだろうか。だが、完全に自立している人間など、どこにもいない。自立していると胸を張る人も、誰かに支えられているにもかかわらず、一人で立っていると勘違いしているだけだ——ジュディス・バトラーが「自由主義的個人主義を基礎付ける慢心」と表現したように(バトラー 二〇二二：四九頁)。私たちは誰一人として他者や自然環境、技術、インフラ、制度などの支えなくして生きることはできず、その支えがなくなると、ただちに窮地に立たされることになるのだから(バトラー 二〇二二)。

自立へと駆り立てられ続けていると、依存が生存に欠かせない条件であるという事実を受け入れられなくなり、支えを必要とする人を非難したり、ケアを与えてくれる他者を攻撃するようになる。依存の否認は、自分が依存する相手を支配しようとする形で表現されがちだからだ(ベンジャミン 一九九六)。ケア・ペナルティは、こうした依存の否認が、制度的、構造的に表現されたものなのかもしれない。しかし、生存を可能にする支え手もまた、他の人と同様に、支えられる必要がある。そして、ケア——手入れをする、関心を寄せる、手をかける、配慮すること——が必要なのは、人間だけではない。私たちの生存を支えるインフラ、制度、自然環境も、ケアされなければ壊れてしまい、私たちを支えることもできなくなる。[4]

ケアは、ケアの担い手とそれに依存するケアの受け手という二者の間や、家族という小さな集団のなかだけで完結するものではない。シングルマザーと小さな子どもという二者のケア関係を考えてみよう。母親が働きに出ている間、子どもの世話を引き受けてくれる保育士は、子どもへの直接的なケアを通して、母子のケアの絆を守っている。子どもが熱を出したとき、母親の仕事をフォローする職場の同僚は、母親からケアされる時間を子どもに贈り、子どもと仕事の間で選択を迫られる母親の苦しみを和らげる。ほかにもたくさんの人が、間接的に母子のケア関係を支えている。自転車で保育園に送り迎えする道を補修する人、いつも買い物するお店で働く人、お米や野菜を育てる人、きれいな水を守ろうと運動する人びと……。その姿を目にすることがなかったとしても、実に多くの人が、母子を支える「ケアの手の網の目」を織りなしているのだ。もし、その網のどこかが破れてしまうと――実際にコロナ禍で起きたように――母親が一人でケアの絆を維持しなければならなくなり、母子の暮らしが立ち行かなくなる危険性が高まってしまう(5)。

おわりに

新型コロナという未知の感染症におびえながら生活していた数年前を思い出してみよう。もし、世帯という小さな集団の境界でケアの手の網の目が断ち切られていたなら、生き延びることはできなかっただろう。災厄のなかにあっても、なんとか生活が成り立ったのは、エッセンシャル・ワーカーと呼ばれる人たちが、感染リスクに曝されながらも、働きに出ていたからだった。ステイ・ホームの生活を支えた無償のケアの担い手たちも、コロナ禍に見舞われた社会を維持する必要不可欠な仕事をした。家の外で、家の中で、他の誰かの暮らしを支え、ケアを担ったその人たちに依存することで、私たちは生き延びることができたのだ。そして、その人たちもまた、誰かに依存し、ケアされなければ生きられないし、必要とされる仕事をすることもできない。それなのに、ケアの担い手が支えられることなく放置され、そのうえペナルティまで受けていたとしたら、どうだろうか。ケア・ペナルティという現実に目を閉ざしている限り、私たちは自らの生存の基盤を切り崩していることになるのだ。

ケアの手の網の目に眼を広げてみよう。もし、あなたが育児や介護、看護といったケア労働に直接たずさわっていなかったとしても、なんらかの形でケアに関わっていることが見えてくるだろう。そして、あなたが、たくさんの人の手に支えられていることも。私たちはみな、誰かが行うケアの恩恵にあずかりながら日々を生きている。そして、どこかで誰かのケアに貢献しているかもしれない。私たちは、世帯や国境を越えて互いに結びつき、依存しあい、思わぬところで助け合っているかもしれないのだ。ただし、ケアの負担と恩恵が公平に配分されていないことは、何度でも確認する必要がある（ケア・コレクティブ 二〇二一）。そして、ケアをめぐる構造的な不平等と、その象徴ともいえるシングルマザーへのケア・ペナルティをなくしていかなければならない。それは、罰を受けて苦しむ母親の姿を見ながら子どもが育つことを許容する社会を、変えることでもある。

災厄を経て手にした、ケアの手の網の目への気づきを、手放さないでおこう。ケアという命を支える仕事の担い手が軽んじられ、罰を受けるような世界を変えていこう。そうしなければ、同じ苦しみが繰り返されることになるだろう。私たちは、またいつかパンデミックに見舞われることになるのだから。

注

（1） データは、ＯＥＣＤデータ・アーカイブ（https://data-explorer.oecd.org/vis?tenant=archive&df[ds]=DisseminateArchiveDMZ&df[id]=DF_GENDER_EMP&df[ag]=OECD&dq=....&to[TIME]=false）から取得した（最終閲覧日は二〇二四年七月一〇日）。データの抽出には以下のフィルターを使用した。①指標「性別による無償労働時間」と「性別による有償労働時間」、②年齢層「一五歳から六四歳」、③性別「男性」と「女性」。

（2） 調査の実施年に国ごとのばらつきがあるため、この比較は厳密なものではない点に留意されたい。

（3） 父子世帯のデータのみ、二〇二〇年時点のものである（厚生労働省 二〇二二）。

（4） フェミニストの政治理論家であるジョアン・トロントは、ベレニス・フィッシャーとともに、ケアを「わたしたちがこの世界で、できるかぎり善く生きるために、この世界を維持し、継続させ、そして修復するためになす、すべての活動」と定義づけた(トロント・岡野 二〇二〇：二四頁)。

（5） 新型コロナウイルス感染症の流行とその対策によって深刻な状況に陥った母子家庭は少なくない。雇い止めや解雇で失職したり、子どものケアを優先して仕事を辞めざるをえなくなったりして、経済的に追い込まれ、食料さえ十分に確保できない状況に陥った家庭もある。休校により給食もなくなるなかで、体重が減少した子どももいる。詳しくは「シングルマザー調査プロジェクト」の調査結果を見られたい(https://note.com/single_mama_pj/)。

参考文献

赤川学『子どもが減って何が悪いか！』ちくま新書、二〇〇四年。

落合恵美子『親密圏と公共圏の社会学――ケアの二〇世紀体制を超えて』有斐閣、二〇二三年。

株式会社マーケティング・コミュニケーションズ『令和二年度 男女共同参画の視点からの新型コロナウイルス感染症拡大の影響等に関する調査報告書』内閣府男女共同参画局、二〇二一年。

ケア・コレクティブ『ケア宣言――相互依存の政治へ』岡野八代・冨岡薫・武田宏子訳、大月書店、二〇二一年。

厚生労働省『令和三年度 全国ひとり親世帯等調査結果の概要』二〇二二年。

厚生労働省『二〇二二(令和四年)国民生活基礎調査の概況』二〇二三年。

ゴールディン、クラウディア『なぜ男女の賃金に格差があるのか――女性の生き方の経済学』鹿田昌美訳、慶應義塾大学出版会、二〇二三年。

コロナ下の女性への影響と課題に関する研究会『コロナ下の女性への影響と課題に関する研究会報告書――誰一人取り残さないポストコロナの社会へ』内閣府、二〇二一年。

桜井啓太「まず「子育て罰」をなくしていこう」『月刊自治研』第六五巻七六六号、二〇二三年。

竹信三恵子『女性不況サバイバル』岩波新書、二〇二三年。

トロント、ジョアン著・岡野八代訳著『ケアするのは誰か？――新しい民主主義のかたちへ』白澤社、二〇二〇年。

内閣府『令和五年版 男女共同参画白書』二〇二三年。

内閣府『令和六年版　男女共同参画白書』二〇二四年。

バトラー、ジュディス『非暴力の力』佐藤嘉幸・清水知子訳、青土社、二〇二二年。

バトラー、ジュディス『この世界はどんな世界か？——パンデミックの現象学』中山徹訳、青土社、二〇二三年。

ファインマン、マーサ『家族、積みすぎた方舟——ポスト平等主義のフェミニズム法理論』上野千鶴子監訳、速水葉子・穐田信子訳、学陽書房、二〇〇三年。

ファインマン、マーサ『ケアの絆——自律神話を超えて』穐田信子・速水葉子訳、岩波書店、二〇〇九年。

藤戸敬貴「諸外国における行政による養育費の確保」『レファレンス』第八一四号、二〇一八年。

ベンジャミン、ジェシカ『愛の拘束』寺沢みづほ訳、青土社、一九九六年。

牧野百恵『ジェンダー格差——実証経済学は何を語るか』中公新書、二〇二三年。

湯澤直美「コロナ禍におけるシングルマザーの現況と政策課題（コロナ災害があらわにした女性のいのちとくらしの課題）」『経済社会とジェンダー』第七巻、二〇二二年。

Addati, Laura, Umberto Cattaneo, Valeria Esquivel, and Isabel Valarino. *Care Work and Care Jobs: For the Future of Decent Work* (ILO, 2018).

Folbre, Nancy. "The Care Penalty and Gender Inequality." Susan L. Averett, ed. *The Oxford Handbook of Women and the Economy* (Oxford University Press, 2017): 749-766.

Grantham, Kate, Leva Rouhani, Neelanjana Gupta, Martha Melesse, Diva Dhar, Soumya Kapoor Mehta, and Kanika Jha Kingra. *Evidence Review of the Global Childcare Crisis and the Road for Post-COVID-19 Recovery and Resilience* (International Development Research Centre, 2021).

OECD. *Caregiving in Crisis: Gender Inequality in Paid and Unpaid Work during COVID-19* (Secretary-General of the OECD, 2021).

水際《みぎわ》のインターセクショナリティ
――わたしの身体のコロナ、汚れ敗北した、アーカイヴとしての

新井　卓

はじめに

新型コロナウイルス感染症が世界的流行に移行するさなか、わたしは〈わたし〉という世界の枠組みがゆらぎ徐々に崩れ去ってゆく感覚を抱いていた。

新たなウイルスの脅威に対し、国家は防疫線を敷き、規制を強め、あるいは規制を緩めて巨額の予算を投じながら、個々人に徹底した危機管理を求めた。日々更新される死者数や感染者数、ワクチン接種者の割合を示す数字、パンクする医療機関のイメージ、そしてメディアで力強く語りかける「専門家」たちのイメージは、病の「場」にほかならない個々人の身体を陳腐化する一方、わたしたちに最大公約数的な利益について語り、そのために行動するよう強く促した。ＳＮＳは、発信される情報が個的な声の響きを持つがゆえにパンデミック下の規範と統制を下支えする強力な装置となった。

本章の混沌とした表題は、これから試みるテクストの素性をよく表現すると思う。パンデミック下、わたしは、独立アーティストとして、生活者としていくつかの重大な局面に遭遇し、同時にそれらの局面がパンデミック下の世界

に相互に織りこまれた混沌とした生を生きた。だから、本書刊行にあたり論考の提出を求められたとき、引き受けるべきか躊躇した。いくつもの主語に引き裂かれ、ゆらいでやまない主体を生きながら、コロナ禍を第三者的視点から論じることなど不可能と思えたからだ。

国境を越える感染症、という全幅《オーバーオール》的な災厄に際しわたしたちは、国家、共同体、家族、個人という複数の主体に引き裂かれ、局面に応じて主体を演じ替えながら、自らの身体を運びつづけることを求められた。一個人としての主体と集合的な主体、表出する身体と見られる身体の狭間で幾重にも引き裂かれる感覚を抱いたのは、おそらくわたしだけではないだろう。

ティム・オブライエンがベトナム戦争への従軍経験をもとに執筆した『本当の戦争の話をしよう』[1]は、原題の「The Things They Carried」が示すとおり、登場する兵士たちが移動とともに運んでいくもの——物品だけでなく心身の不調、傷跡、さまざまな感情、悪夢まで——に焦点を当てた短編集である。ポストコロニアリズム研究を行う社会学者ニルマル・プワルは、「運ぶ」という語のもつ運動性と身体性に注目し、この本に登場する兵士たちと同様、わたしたちの身体が移り変わる風景をこえて運ぶもの——それらは時に世代をこえて運ばれる——、そしてアーカイヴとしての個人の身体に耳を傾けることの重要性を説く[2]。プワルの論は研究者の身体に関する問題提起だが、本章では研究者をアーティストに置き換え思考の灯火としたい。

パンデミック下、折々の越境の過程で傷つき生き延び、いまも息づく未完のアーカイヴとしての、わたしの身体をひらくこと。本章は二〇二〇年から二〇二四年にかけておおむね時間軸に沿い、①「ステイホーム」運動中のアーティスト活動と生活、②入国制限に対するアクティヴィズム主催、③フィンランドにおけるアーティスト・イン・レジデンス（芸術滞在制作プログラム）とコロナ感染体験、④ベルリン移住について、わたしの身体＝アーカイヴの読み解きを試みるものである。わたし自身のインターセクショナリティ[3]のレンズを通して綴る以下の断章が、パンデミック後の、あるいはパンデミック前夜の世界に、試みるに足るテクストであることを願う。

1　「ステイホーム」の身体、蚕と千人針と虱

わたしたちが研究者として背負う人生の道程は、わたしたち自身の生の履歴におけるインスピレーションやその分岐点とともに、相互に織りなされたものである。わたしたちの生とわたしたちの周りの人々の生は、わたしたちを、ほぼ確信に近い形で、ある(研究)課題に導く。人生には避けがたい遍歴があり、そうしたしがらみこそ、わたしたちが何に向かって進むことができるのか、わたしたちに、その手がかりを与えてくれるのだ[4]。

プワルの言う「避けがたい人生の遍歴[5]」とはなんだろう。遍歴には、別離や病、戦争、災害、といった衝撃力をもつ出来事が導く急峻な旅路と、何かに気を取られそぞろ歩くうち見知らぬ異邦に自身の姿を見出す、といった緩慢な旅路のふたつがあるだろう。そして、その緩急に関わらず、すべての遍歴には一筆書きの連続性がある。

二〇一九年一二月初旬、中国の武漢で新型コロナウイルスの感染者が報告された。二〇二〇年一月に中国から帰国した一部の日本人の感染、二月に横浜港に寄港したクルーズ船ダイヤモンド・プリンセス号の乗客および乗組員の集団感染が大々的に報じられ、その後、二〇二〇年四月初旬に第四次安倍政権が中国などの一部地域から北米やＥＵ域内の複数地域へと次々と入国制限の対象地域を拡大するに従い、日本国内の危機意識は次第に高まっていった。四月二三日、小池百合子東京都知事が大型連休の外出自粛を促す「ステイホーム週間」を呼びかけると、県外への移動や「不要不急」の外出に対する厳しい相互監視の風潮が生まれた。「不要不急」――何が不要で何が不急であるのか、だれが決めるでもなく、当たり前のようにいつの間にか生活に浸透した言葉。パンデミックに対する芸術のやり場のな

さと、わたしを含むアーティストたちの無力感は、芸術が明らかに「不要不急」な営みである、とする無言の声によって——もっともその声は、他ならぬわたし自身の内側から響いていたのかも知れなかった——さらに強固なものになった。わたしはこのころ、「どこへでも出かけ、人と出会い、人と話す」ことで作る、というそれまでの活動を続けることに、はっきりとした困難さを感じるようになっていた。

この時期にわたしが取り組んでいた仕事は、「千人針」に関するダゲレオタイプと映像で、横浜トリエンナーレへの新作出品を求められたことをきっかけに、二〇一九年秋から制作に着手した作品だった。ダゲレオタイプ（銀板写真）とは一九世紀中葉に発明された最古の写真技術で、銀メッキされた金属板の上に超高解像度の画像を得る、複製不可能な技法である。千人針は日清・日露戦争時代から第二次世界大戦中を中心に行われた習俗で、戦地の兵士が弾丸避けのお守りとして身につけ、あるいは持ち歩いていた腹巻状の布のことだ。布には女性の手でおおむね千個の糸玉が縫い取られ[6]、一人の女性は一つの玉しか縫えないことになっていた（ただし縁起のよい寅年生まれの人は年齢の数だけ縫うことが求められた）。

ダゲレオタイプで千個の縫い取りを千枚の銀板に写しとり、全長一三メートル大の作品に仕上げること[7]、そして、千人針体験者の女性とその娘、孫娘役の三世代の協力を得て、縫い取り作業をしながら蘇る記憶と語りに焦点をあてた映像作品を作ること[8]。

ダゲレオタイプ作品は完成に四カ月を要する計算で、当時の状況下にうってつけの仕事ではあった。朝起きて動画サイトを見ながらヨガを練習し、サワー種を仕込んでパンを焼き、夜遅くまで千人針の一針一針に向き合う生活は、不思議な静穏さに満ちていた。

五月下旬、千人針の映像作品に取り入れたいと考え卵を取り寄せていた蚕が孵化した。蟻ほどに小さい黒ずんだ幼虫は旺盛に人工飼料を食べ、一〇日もしないうちに、見覚えのあるずんぐりした三齢の蚕に育った。

最後の眠《みん》を終え、いつまでも動き出さない蚕がいた。その虫の背中は半日を待たずみるみる黒ずみ、病んでいることは明らかだった。具合の悪い虫は、ウイルスまたは細菌の感染が集団にひろがる前に取り除き、焼き棄ててしまわなければならない。わたしはためらいながら箸でつまみ、食品ラップで包んでその虫を棄てた。やがて繭玉ができたら、糸を取るために熱湯で茹でこぼす。わたしは蛹《さなぎ》たちを殺すに忍びなく、なにもせず羽化を待った。やがて純白の繭に黄色いしみ(蛾尿)を滲ませながら成虫が頭を出す。その後一日、二日とほかのことに気をとられるうち、蚕たちはいつの間にかつがい、産卵して死んでいった。絶えず押し寄せる波のように生き、死んでいく蚕たち、そして、気を抜けば「雑菌」に侵されて腐敗し、あるいは過発酵で瓶の蓋を押して噴出するサワー種は、まどろみつつ沈殿していくような「ステイホーム」の安寧を揺るがす生の律動を、部屋の片隅から発散していた。

千人針経験者たちへの聴き取り調査を行った児童文学作家・松谷みよ子は、「一針、一針縫い目のところに、一匹ずつシラミがたかって、千匹のシラミをお腹に巻くのと同じなんですって。本当に弱ったって」と語る証言者を紹介している。[9] ヒトの都合から見れば「害虫」にすぎない虱の環世界で、千人針は、栄養源に近く、身を匿い産卵するのにさぞや快適な棲家だったことだろう。戦争に対する「構え」が形をとったモノのひとつが千人針だとすれば、その「構え」と千人針に暮らす虱の繁栄は交差的な関係にある。

二〇二〇年、「コロナとの闘い」を標榜する当局やメディアが手製の布マスクを配る少女を称揚し、日本政府が総額二六〇億円もの税金を投じて世帯当たり二枚のマスクを配布したとき、わたしたちの「構え」との交差的な関係から繁栄を勝ち取ったもの、あるいは衰弱を喫したものはだれか。新型コロナウイルスとの「闘い」を交差的な関係から再検討するとき、学びや成長の機会を奪われた未来の弱者たち、数の論理に圧倒され顧みられることのなかった少数者たちはいいなかったのか、数々の問いが残されていることに気づく。

2　パンデミック下のわたしの立場性《ポジショナリティ》――日本の〈水際〉で家族と引き裂かれる

わたしの身体のアーカイヴに降り、「アーティストとしてのわたし」という書架に向かう。一番手の届きやすい棚で、東日本大震災と福島第一原子力発電所にまつわる活動が大きな領域を占めているのが見える。それはわたしが、二〇一一年三月一一日をアーティストとしてのキャリアの真の起点と考えているからだ。わたしにとってのアートは、いつでも「危機の意識」に関係している。一九七〇年代末、冷戦下に生まれ、漫画や映画を通して核の表象に触れてきたわたしたちの世代にとって、東日本大震災はそれら表象体験がはじめて現実世界に現前した瞬間でもあった。

二〇一一年四月末から東北の被災地に通い、六月以降は福島浜通りで集中的に制作活動を始めたわたしの反応は相当程度早いものだったはずだ。それではなぜ、パンデミックという危機に対してうまく反応できなかったのだろうか――そう自問せざるをえない。

「危機の意識」は、わたしにとって、恐れよりも憤りや抵抗の感覚を伴うものだ。ある集団や個人がキャンセルされること。記憶・歴史への不均衡な眼差し、構造的暴力、遅い暴力《スローバイオレンス》、忘却と無関心。わたしはパンデミック下の社会にそうした暴力を見出さなかったのだろうか。

アーティストのポジショナリティについて。親類縁者はおろか、以前は友人すらいなかった福島や東北に、なぜ通いつづけるのか。広島や福島や沖縄の一〇代の若者たちに、中年のシスジェンダー男性（に見える）わたしがどのような態度で接しインタビューとポートレイトを進めるのか。マーシャル諸島で、植民者である日本人として、だれのためにプロジェクトを遂行するのか――わたしは、わたしのアーティストとしてのポジショナリティに対する疑義にさらされ、かつまた、その疑義そのものを主題にしながら活動しつづけてきた。

ポジショナリティの議論には、表現者と対象との関係性が深ければ深いほど、言い換えれば〈当事者性〉が強いほど、表現行為が正当化される、といった単純な基準は存在しない。民族性《エスニシティ》やジェンダー、年齢や身体性が多層的に絡み合うインターセクショナルな主体と対象との間に生じる緊張関係に絶えず視線を注ぎ、調査から制作、成果物の発表まで全ての工程について開示責任《アカウンタビリティ》を負うこと。こうしてみれば、実は対象との距離こそが、自身のポジショナリティを自己批評しつつ活動を継続する一助となる可能性もある、と考えることもできる。パンデミック下、わたしは、世界を広く薄く覆う感染症の災厄を等しく被る一当事者であると同時に、死や深刻な健康被害といった直接の影響から遠い（幸いにも親類、友人たちに新型コロナウイルスによる死者や重症者は一人もいなかった）無関心な非当事者の二つの極に引き裂かれ、ただ立ち尽くしていたのかもしれない。

しかし、パンデミック下のわたしの「危機の意識」とポジショナリティは、日本の入国制限強化に伴うわたしの外国籍の配偶者の滞在査証取り消し、という事態に直面し、予期せず大きく変化することになった。

二〇二一年三月、わたしはベルリンに住むドイツ人パートナーと結婚した。結婚、といっても実際に顔を合わせ挙式したわけではなく、ドイツと日本、それぞれの国の市役所または区役所でひとりずつ書類を提出し、大使館を通して婚姻関係を証明する、という方法で手続きを行った。

共にアーティストでXジェンダーのわたしたちは、結婚はパンデミック下に互いの国境を越えるための不本意な妥協策と考えていた。ドイツは二〇二一年二月二日から六月四日まで、日本を含む「リスク地域」の対象国からの「重要な渡航理由」なき入国を制限していたが、既婚・未婚に関わらずパートナーとの再会のための渡航は認められていたため、わたしがドイツを訪問することはできた。一方日本は二〇二〇年四月—七月、二〇二一年一月—三月、二〇二一年一二月—二〇二二年一月の三度の入国制限下、「永住者」、「特別永住者」、あるいは「配偶者等」在留資格を持たない外国人の新規入国を「特段の事情」がある場合を除き禁止した。[10]

パンデミック下、二〇二〇年から二〇二一年までの間に、日本の内閣は三度入れ替わっている。新型コロナウイルス感染症対策は、公衆衛生はもとより外交と経済、教育、文化に大きく関わり、内閣支持率に直結する重要な政策課題であったことから、その内容は国内世論と時の首相の政治姿勢の影響を受けながら変遷していった。なお日本の入国制限の経緯と背景、問題については、澤井勇海の精緻な論考を参照されたい[11]。

二〇二〇年四月に世界規模の入国制限が施行されて以来、在留資格を持たない国際家族やカップル(同性婚カップルも含む)の多くは、明確な基準が示されない「特段の事情」について、SNS等で事例を共有しながらその適用範囲に合わせた理由書を提出し、短期滞在ビザの発給を受ける、という方法で入国制限に対応していた。「特段の事情」としては婚姻関係や家族関係にあること、三親等内家族の冠婚葬祭や疾病、高齢家族との再会などが認められる傾向にあった[12]。

国際家族、あるいは国際カップルにとって、日本入国に際し「配偶者等」在留資格の有無が深刻な問題となったのは、二〇二一年一二月二日、第二次岸田政権が事前の通告なく突然、入国制限の強化に踏み切った日だった。この日をもってなされた入国制限強化は、「発給済査証の一時停止」および「査証の新規発給停止」という二つの措置を即時に実施する、異例の施策だったと言える。これにより、何らかの重要な事由によりすでに査証を取得し日本へ渡航する予定だった人は渡航中止を余儀なくされた。さらに新たに査証を申請することも不可能であるため、日本への渡航は事実上不可能となった。

入国制限強化の二日後に日本に渡航する予定だったわたしのドイツ人のパートナーは、日本で生活を始めるために仕事を辞め、アパートを友人に預けて引き払い、航空券を購入していた。経済的損失、雇用機会の喪失に加え、再会を目前に突然梯子が外されたかのような心理的衝撃は、あまりにも大きかった。

結婚しているが日本の在留資格を持たないパートナーの入国拒否、という危機に直面し、〈当事者〉としてのポジシヨナリティを突きつけられたとき、わたしは、わたしの身体は、躊躇なくアクティヴィズムへと向かった。放置していたツイッター（現X）にログインしてアカウント名を実名に変更し、一二月三日以降、当事者と思われる人々に「著名人を含む連名嘆願書の提出と、ケーススタディ（みなさんの状況、被った影響、必要とすることなど）、署名サイトChange.org を使用した署名活動を考えています。ケーススタディについては資料化して政治家とメディアに提供できれば」と呼びかけた。その結果、アメリカ人配偶者と離散状態に置かれ、二〇二〇年から入国制限に対する抗議活動を行うとともに他の当事者の精神的ケアを行ってきたミューズ佳奈医師、在外公館への「特段の事情」申請などに苦慮する当事者たちを無償で支援してきた澤井勇海、日本に研究滞在中、三人の子を呼び寄せようとしたが認められず、電子署名活動「子どもを私から引き離さないで！ 日本の外国人入国禁止措置の見直しを求めます」を立ち上げた日本文学者のメレク・オータバシと出会うことができた。その後、日本に留学が決まっていながら入国できない待機留学生を支援するダビデ・ロッシ（Go! Go! Nihon 代表）が合流し、わたしたちは、事態を打開するために共同でアクティヴィズムを主催することになった。

岸田政権による日本の入国制限の問題は、以下三つの点に集約される。①家族の結合を阻害することに人権上の問題があること[13]、②一律に入国禁止とする根拠・必然性がないこと（ウイルス流入防止のため、すでに停留など十分な防疫措置が運用されていた）、③外国人の入国を禁止する一方、自国民の出入国は観光を含め自由にできたこと（相互性《レシプロシティ》の欠如）、である。

わたしたちの署名活動「家族の離散を生み出した水際対策の強化による「発給済み査証の効力停止」（二〇二一年一二月二日～）の即時撤回を求めます」は約一カ月で一万二〇〇〇筆の署名を集め、二〇二二年一月六日、外務省で署名提出と申し入れを行うことになった。提出に先んじて面談を行った外務省領事局外国人課の高官は、外務省としては日本の入国制限の問題を強く意識しており、日々多数の問い合わせや嘆願への対応に追われ心を痛める現場としても、市民からこのような問題提起があるのはありがたい、とさえ語った。

二〇二二年一月一三日、スイス在住の当事者から、一部地域の日本在外公館が「特段の事情」による短期滞在査証の発給を再開した、という情報が寄せられた。在ベルリン日本大使館に確認すると、一一日に日本政府から一部条件緩和の通達があり、これを受けて日本に入国できなくなっていた当事者たちに順次連絡しているところだという。つまり、政府が正式な発表を行わない何らかの事情がありつつ、非公式に制限緩和が行われた、ということだ。これはわたしたちの抗議活動が勝ち得た結果なのか、定かではない。しかし、少なくとも国際家族にとっては状況が好転したこと、とはいえ同時に国際カップル、留学生、労働者など多くの当事者たちが取り残された状況から帰納的に推論すると、まず人権上の問題と考えられる国際家族の離散について、わたしたちの署名提出と申し入れの直後のタイミングで優先的に改善が図られた、と考えることに矛盾はなさそうだ。

その後政府は一日の入国者の人数制限を設けるなど「小出し」の規制緩和を行いつつ、冷え切った経済活動を再興するため「開国」すべきという財界からの圧力を「国益」の語りへ回収しながら、有権者感情を刺激しないよう軟着陸を試みたように見える。二〇二二年二月二四日にロシアによるウクライナ侵攻が始まると、岸田首相はすみやかに、「水際対策とは別」としながら、コロナ禍の一日あたり入国上限とは別枠でウクライナからの「避難者」を入国させる意向を示した[14]。こうしてメディアと人々の関心が急速に薄らぐ中、日本の水際対策は二〇二二年一〇月一一日に事実上の撤廃となった。しかし、その後パンデミック下入国制限に関する政府指針が改定された記録や、議論された記録は見当たらない。なし崩し的な「開国」による決着は問題を先送りしただけで、将来また同様の状況で、同じ問題が再現される可能性があることを意味している。

以上が、わたしの身体がアーカイヴする急峻な遍歴の、ごく一端である。アクティヴィズムを通して得たさまざまな気づきや学びについては、岩波書店のウェブ媒体「コロナの時代の想像力」に詳しく書いたつもりだ[15]。いま、わたしの身体がアーカイヴする、もう一つの遍歴――アクティヴィズムに没頭する当時、意識することのなかったゆっくりとした変化に目を向けてみたい。

わたしたちは待つ、という行為を行為として意識し、かえりみることを、あまりしない。パンデミックのあとで、いくつもの耐えがたい受傷のあとで、わたしたちは、わたしたちの待つ身体を忘れることができるだろうか[16]――。

もしわたしたちの行動に「地」と「図」があるならば、「地」として理解されるであろう「待つ」という行為の多義性と影響力は、コロナ禍が遠ざかるにつれむしろ鮮明になりつつある。「ステイホーム」運動下で、あるいは陽性検査やワクチン接種待ち、コロナ病棟への入院待ちの行列の中で、入国制限の「水際」で、入国後の隔離ホテルで、わたしたちは従順に――それ以外にできることはない、とでもいうように――待ちつづけた。わたしたちの身体は、パンデミック下に躾けられた「待つ」モードを決して忘れていない。

二〇二〇年九月二日に死去した人類学者デヴィッド・グレーバーの妻、アーティストのニカ・ドゥブロフスキーは、偽陰性でのコロナ感染が疑われたグレーバーの病状について次のように振り返っている。

どの医者も全員、同じことを言った。「明らかな症状はないが、ウイルス感染後症候群でしょう。待つことです、待てばすべて良くなるでしょう。」

そして、わたしたちは待った[17]。

片岡大右はグレーバーがロックダウンの隔離生活に馴染めず、感染リスクを軽んじたとするドゥブロフスキーに同意する形で、「個人主義的な自由への渇望を、それが集団的秩序をかき乱し、自己の生命を脅かしかねない局面においてさえ、必ずしも抑制することがなかった」ためグレーバーは「最も高い代価を支払う」ことになった、と述べている。[18] 彼を彼たらしめる「らしさ」として捉えられてもよいこのグレーバーの行動が、パンデミック下の日本で共感を呼ぶ余地は果たしてあっただろうか。

個々人の感染や時にそれに伴う死を「自己責任」である、と非難さえする社会では、病は外敵化され、病み、死に向かう個人の身体を規範の埒外に追いやる圧力が生まれる。日本政府が厳しい入国制限を敷き、外出自粛やマスク着用に関する官民一体のキャンペーンにより相互監視の場ができあがったとき、本来救いの手が差しのべられるべき感染者たちは、同情を誘うどころか自己管理ができず「抑制」のきかない不届き者と目されたのではなかったか。こうして自己責任論を引き受けた感染者たちは、自らの「穢れた」身体を自宅や病室に匿い、日々報じられる感染者数の抽象性に自らのアイデンティティを揮発させるに任せた。

既往症や年齢など個々の身体によって感染時のリスクが異なることは周知されていても、職業や収入、障害の有無、言語の自由・不自由さ、介護または育児世帯であるかどうか、など様々な要因によって大きく変わる感染リスクそのものが顧みられることはまれであり——個人のプライバシー、という建前は感染者のインターセクショナリティに眼を向ける労力を省くため、メディアだけでなく日常生活でも大いに活用された——医療機関に受け入れを拒否された妊婦が死産する、[19] といった極めて深刻なケースか、テレビタレントなど有名人の死を除いて、感染者個々人の来歴が取り上げられ注目されることはなかった。コロナとの「闘い」のため国家による「動員」が行われ、個々人の犠牲を伴う協調が求められる一方で、病む身体、汚れ敗北した身体は、いとも簡単に個々人の責任やプライバシーの範疇へと突き返された。

ひとたびわたしたちが病原性ウイルスに感染すれば、できることはあまりない。グレーバーが医師たちに告げられたように、「すべて良くなる」ことを願い、体力を温存してただ待つこと。病の場となった身体は、よるべなく待つ身体である。

病みながら待つ身体の孤独を、わたしは二〇代後半に知った。当時勤めていた広告写真会社での超過労働とパワーハラスメントによるストレスで過労状態にあったわたしは、ギランバレー症候群という自己免疫系疾患を発症した。四肢の末端から体幹に向かって麻痺が進行するこの病は、わたしに、食事も排泄も看護師に頼るほかない、ほぼ寝たきりの状態をもたらした。三―五％ほどの患者が合併症で亡くなり、二割ほどに後遺症を残すというギランバレー症候群とともにあったわたしの身体は、まるで〈わたし〉というシステムに反目するかのように、その動きを止めた。だから、わたしの待つ身体の遍歴は、その時から始まっていたのかもしれない。

パンデミック下、わたしは自己責任論の社会と軋轢を生まない、繭玉のような安全地帯を家の中に作り出そうとした。千人針の仕事やサワー種パン、パートナーとの葉書のやりとり（わたしたちはほとんど毎日、葉書を送りあっていた）によって、日々の暮らしは小さな喜びに縁取られた慰撫的な時空間へとしつらえられた。かつて停止することで待つことを強いたわたしの身体は、パンデミック下にわたしが待つことを選んだとき、ふたたび停止へ——すなわち緩やかな死へと向かっていった。そのことに気づいたのは、二〇二一年秋に東北の山へ出かけ、視力と脚力がすっかり衰えていたことに気づき強い衝撃を受けた瞬間だった。待つことで緩慢な死に向かい始めたわたしの身体は、手当《ケア》てを必要としていた。そして、その手当てはコロナ感染体験によってもたらされた、と言えば不可解に聞こえるだろうか。

3　ヘルシンキの汀で、汚染と敗北、そして自由

水際（みぎわ、みずぎわ）いう語について。もうひとつの漢字「汀」では「丁」に波が止まるところの含意があり、穏やかな浜辺のイメージをもつ。

「水際」は島嶼国日本で海外からの脅威――感染症、薬物や犯罪など――の流入を防ぐ措置、作戦をあらわす言葉として馴染み深い語になった。日本政府が感染症に対し「水際対策（作戦）」という言葉を使用するようになったのは、新型インフルエンザが世界流行した二〇〇九年のことである。政府が定めた「新型インフルエンザ対策ガイドライン」では、水際対策は「新型インフルエンザに感染した又は感染したおそれのある者（以下「感染者」という）の水際での侵入防止を徹底し、国内でのまん延を可能な限り防ぐこと」[20]とある。ところが、厚労省は後日、「「水際対策」との用語については、「侵入を完璧に防ぐための対策」との誤解を与えない観点から、その名称について検討」が必要、と分析している[21]。

しかし、コロナ禍で政府とメディアにより「水際対策」という言葉がふたたび使われつづけたことを考えると、一〇年前の検証を顧みる当局者はいなかったのだろう。過去十余年、二度のパンデミックの脅威に触れ、わたしたちの〈水際〉はさざ波が寄せて返す穏やかな砂浜ではなく、防壁に固められた峻厳な港湾のイメージへ――東日本大震災後、一〇年を経て被災地の浜辺に総延長四三一キロの防潮堤が屹立したように――描き変えられた。

二〇二二年一月の「特段の事情」による入国制限緩和を受け、在ベルリン日本大使館で短期滞在査証を受け取ったわたしのパートナーは、二月初旬、わたしと共に日本入国を果たした。羽田空港に到着後、抗原検査と書類のチェックを終えたわたしたちは、行き先もわからないままに横浜みなとみらい地区の高層ホテルに運ばれた。七日間の隔離

生活。窓が開けられないよう固定具が取り付けられた地上数十メートルの居室から、横浜港を行き交う大型船や彼方の製油所の煙突に灯る炎を眺めて一日をやり過ごした。

　こうして始まった日本での生活――アクティヴィズムを主催してまで果たそうとした、パートナーとの日本での暮らしには、知らぬ間に何かが損なわれてしまったような、奇妙な感覚があった。広島で学生時代を過ごし、母国ドイツより日本を故郷と感じる、とまで言って憚らなかったパートナーは、日本への無条件といってよい親しみが知らぬ間に遠のいていたことに気づいた。

　このころ、わたしのアーティストとしての活動はそれまでにないほど低迷していた。二〇二〇年以降いくつもの展覧会が中止や延期となり、招待されていた講演やシンポジウム、学会はすべてオンラインに変更になった。展覧会や講演、シンポジウムはアーティストにとって発表の場であるだけでなく、次の仕事に直結する人的ネットワークを築く大切な機会でもあるから、アーティスト本人が出席できるかどうかが、アーティストのその後のキャリアを大きく左右する。入国制限により海外のキュレーターや美術研究者、ギャラリスト、コレクターたちが入国できない状況が続いたことは、日本の専業アーティストたちにとって収入とネットワーキングの機会の喪失を意味した。わたし自身、二〇二〇年秋から二〇二三年秋にかけての収入は前年の一割以下に落ちこんだ。文化庁の「文化芸術活動の継続支援事業」助成など公的助成金に頼らなければ、制作活動の継続はおろか生活の維持すら難しかったかもしれない。

　パートナーと今後の暮らしについて思い悩む日々――そんな折、三月下旬、パートナーの妊娠が明らかになった。ある日、エコー検査で人のかたちが見分けられるほどになった子供が、直角に曲げた腕をゆっくりと振り上げる姿が映しだされた。よお、と気さくな挨拶でもするかのようなその様子に、わたしたちは納得した――コロナ禍を生き延び、入国制限と闘い、日本にたどり着いたわたしたちは、この出来事をただ必然として受けとめたのかもしれない。

　海外に生活拠点を移すことを考え始めたのは、このころだった。幸運にもトーキョーアーツアンドスペース（TO

ＫＡＳ）のアーティスト海外派遣事業に採択となり、ヘルシンキ国際アーティストプログラム（ＨＩＡＰ）への三カ月派遣が決まった。コロナ禍で延期を余儀なくされていたプロジェクトを再開すること、そして、一度日本を離れて家族の将来を展望するよい機会になりそうだった。パートナーは母親が暮らすドイツのヴッパタールで出産予定日を待つことになり、わたしは片道四、五時間をかけ、折々、ヘルシンキとヴッパタールを行き来することになった。

　ヘルシンキでの日々は、いまだコロナ禍の身体を運びつづけるわたしにとって治癒的というほかないものだった。二〇二二年九月、ヘルシンキ・ヴァンター国際空港に降り立つと、だれもマスクをしていない。中心街で、道ゆく人々はまるでコロナ禍などなかったかのようにゆったりと歩き、海辺に座って静かに語り、談笑していた。まるで、コロナ禍を知らない異星に降り立ったような気持ちだった。

　ＨＩＡＰ事務局とメインのスタジオは、ヘルシンキ中心部からフェリーで二〇分の世界遺産の島、スオメンリンナにある。島に向かう船を待つ波止場で、わたしはついにマスクを取り去り、ゴミ箱に投げ入れた。秋の気配を孕んだ涼しい海風を吸い込み、その途端、全身の緊張が崩壊して思わず涙があふれ出した。わたしは、わたしの身体が、知らぬ間にそれほど張り詰めていたことに、ただ驚いた。

　到着の翌週、オリエンテーションがあり同時期に滞在する約二〇人のアーティストたちに出会った。スタッフの一人が「ここでは、とくに具体的な成果を出す義務は一切ありません。わたしたちは、みなさんが滞在する間、人生やもっと長い時間のことを考える安全な場所《セーフ・スペース》を提供するために、サポートを惜しまないつもりです」と説明するのを聞きながら、わたしはいままで一度でも立ち止まり「人生やもっと長い時間」に思いを巡らせたことがあっただろうか、と考えていた。立ち止まることは、待つことよりも限りなく能動的で、勇気の要る行為だったのではないか。パートナーの出産を控えるいま、はじめて立ち止まる機会が与えられた意味を、噛み締めていた。

　一〇月下旬、ある講演のためヘルシンキからロンドンに飛んだ。ロンドンは底冷えのする、気が滅入るような雨模様だった。狭い地下鉄の車内で、市中の食堂で、何人かの人がしきりに咳き込んでいるのが気になったが、マスクを着用する人はここでも稀だった。悪い予感は果たして的中し、三泊四日の短い滞在を終えスオメンリンナのスタジオ兼居室に戻るやいなや、わたしは全身がばらばらになるかのような悪寒に襲われ、高熱を出して倒れこんだ。コロナ簡易検査キットの結果は陽性だった。

翌朝、ＨＩＡＰスタッフが当面の食料をドアの外に届けてくれた。その後数日間の記憶は、あまりない。二四時間近くも眠りつづける間、目まぐるしく鮮烈な夢をいくつも見たことだけを覚えている(22)。四日か五日ほどで体温は平熱に戻り、発症から一週間で検査は陰性に転じた。島、という医療機関のない隔離された環境で、不安を感じることはなかった。わたしの症状がごく軽いものだったから、というのはもちろん、周囲の人々の鷹揚さと気配りがはっきりと伝わってきたからだった。同じ時期、それぞれのスタジオに入居していたアーティストたちは、必要な買い物がないか、替えの服はあるのか、と頻繁にメッセージを送ってくれた。それからひと月もしつこい空咳が続いたが、冷たい外の空気を吸うこと、サウナを使うことを勧められ試すうち、いかにも効果がありそうだということがわかった。

この特筆すべき点もないわたしの感染体験が、病後のわたしの身体にもたらしたものは何か。一言で表現するなら、それは「自由の感覚」だった。ウイルスの侵入を許し、汚染されたわたしの身体はそれを生き延び、免疫を(短期間とはいえ)獲得した。行動制限やマスク、ワクチンで岸壁を固めたわたしの身体の「水際」は緩み、いつしか穏やかな汀へと戻っていった。

人類学者アナ・チンの『マツタケ――不確定な時代を生きる術』(23)に、印象的な一節がある。

わたしたちは出会いによって汚染され、わたしたちの在りようを変化させる――わたしたちが汚染することによって、他者の在りようを変化させるのと同じように。汚染が世界創造のプロジェクトに変化を与えるとき、相互に関係しあう複数の世界と、新しい複数の方向性があらわれる。だれもがみな汚染の歴史を負っていて、純粋でいる、という選択肢はない。[24]

ヒトゲノムの八％を内在性ウイルス配列が占める事実は、わたしたちの境界線／水際は常にゆらいでおり、外界からの侵犯を拒みつつ受容する「コミュニケーション」の場であること、わたしたちの進化／変化がそうした「コミュニケーション」によってもたらされたことを示している。わたしの身体の汀に打ち寄せる波とは、わたしたちの身体や細胞の境界線を侵しわたしたちに何かを運び入れ、また持ち出すもの——ウイルスや病原菌、寄生動物、真菌、虱、蚊や虻や吸血動物、化学物質、食物、文化と知識、他者との交わり、生殖と混血——ではなかったか。

とはいえ、そのようなわたしの小さな学びは、たとえばわたしのパートナーや、妊娠や出産を経験した人々にとっては自明のことだったかもしれない。ひどい頭痛を抱えコロナで伏せっていたとき、「まるで頭を宇宙生命体に乗っ取られたみたいだ」、と電話越しにパートナーにこぼしたことがある。出産予定日を一〇日後に控えたパートナーは「なんとなくわかる。でも、わたしの胎内にはいまエイリアンが棲みついていて、いまにもお腹を破って出て行こうとしている。この感じ、あなたにわかる?」と言った。

4　ベルリンとパレスチナの〈水際〉

緊急帝王切開により、母のお腹を文字通り破って出てきたわたしたちのこどもを、肌ぬぎになった胸に抱きとめた日のことを思い出す。地球の重力に圧倒され、弱々しくもがく彼の強烈な実在にわたしは面食らい、その実在はパートナーだけでなくわたしの身体をも突き破って生まれた新しい混沌なのだと、はっきりと理解した。いまだだれのものでもないその身体は、だれのものでもないがゆえに、絶対的な庇護を求めていた。

ヴッパタールでこどもが三カ月になるのを待ち、二〇二三年二月、わたしたちは日本へ帰国した。ひと月、ふた月が過ぎたころ、こどもが高熱を出した。よくあることに違いない、と思いつつ小児科にかかると、かなり重い尿路感染症で腎臓に炎症の兆候が見つかった。紹介状をもらって総合病院へ急ぐと、少なくとも一週間は入院になる、という。このころ、日本の病院ではまだコロナ対応が続いており、入院の付き添いはできない、と告げられた。五カ月のこどもが一週間も両親から引き離されるなんてありえない、と食い下がると、「一度病棟に入ったら交代や外出はできない」という条件と引き換えに、付き添いが許されることになった。授乳の必要もあって母親の付き添いが決まり、わたしは日々三食の弁当を作り、着替えと一緒に届けることになった。

誤解のないよう書き添えておくが、担当医をはじめ医療スタッフは真摯にわたしたちの質問や要求に応えてくれ、軟禁状態のパートナーを絶えず気遣ってくれた。それでも、いまだ日本社会を覆うパンデミックの影が、わたしの最も大切な二人を手の届かない場所へ、待つ身体へと匿ってしまうことの意味を、考えずにはいられなかった。やがて退院が近づき、外来でこどもを抱えて診療を待っていたとき、隣の席の女性が言った言葉を忘れることができない。「いいなあ、うちの子もハーフだったらよかったのに」――不思議なことにこの瞬間まで、わたしたちは、わたしたちのこどもの民族的出自について意識したことは一度もなかった。だれのものでもない彼の身体は「エイリアン」的存在にほかならず、それゆえ何にも属さない、と考えていたのかもしれない。その前提としてある「単一民族」の幻想と重ね合わされた「ハーフ」という言葉の強烈な疎外力は、このまま日本に留まることが最善であるか、わたしたちに再考させるに十分だった。

二〇二三年一〇月、わたしたち三人はベルリンへ移り住んだ。その決断は、家族として、アーティストとして最良の選択に思えたからだ。育児世帯への手厚い支援があり、公立であれば小学校から大学院まで、国籍に関わらずすべての学費が無料であることは、コロナ禍を経て一段と厳しい家計を営むわたしたちにとって心強いものだった。多民族家族に対するコミュニティの寛容さは人々の何気ない目配せや気遣いから実感させられるし、子育てをする父親たちの姿が日常に溶け込む社会に、生きやすさを感じる毎日である。

いよいよベルリンに向けて出国する二週間前、一〇月七日のハマスによる奇襲攻撃を受け、イスラエルによるパレスチナ・ガザ地区への大規模攻撃が始まった。荷造りや残務に追われながら、日ごとエスカレートする事態の深刻さに胸が締めつけられた。しかし、イスラエルが長年にわたって国際法違反である占領政策をつづけ、たったいま、ガザでこどもを含む市民の大量殺戮を行っているとしても、ドイツ国内でイスラエルを批判することは重大な政治的タブーである。「反ユダヤ主義的」とされるいくつかのスローガンを掲げたり、ナチスドイツとイスラエルを比較したりすること、またシオニズム運動を攻撃したと見なされた者は躊躇なく逮捕される。一〇月以降、ドイツでは反ユダヤ主義的、親パレスチナとレッテルを貼られたアーティストたちが招聘取り消しになり、あるいは大学機関で職を失い、美術団体が公的助成金の取り下げを受ける事例が頻発している。いまベルリンは、パレスチナ問題のもう一つの震源地《エピセンター》なのだ。日がすっかり短くなり秋色深まるベルリンに流れ着き、わたしの心は乱れていた。

わたしが参加する国際アーティスト・イン・レジデンスの主催団体、クンストラーハウス・ベタニエンは、ブランデンブルク門から見て南東方向に約四キロ、ノイケルン地区の北端にある。ノイケルンはトルコ系、アラブ系を中心に人口の四八％を移民が占める、ベルリン市内では民族的にもっとも多様な地区である。

一一月中旬、一歳の誕生日を迎えた息子を連れ近所の家族センター《ファミーリエンツェントルム》（集団保育や育児相談、不要になった幼児服やおもちゃの交換、種々の催しを行う施設）のバザーに出かけた。ずらりと並んだテーブルの中央で、パレスチナ国旗を肩にかけた女性が無料のホンモス（ひよこ豆のペースト）を配っていた。彼女は眩いばかりの笑顔で、「さあ、パレスチナ自慢の家庭料理を味見してみて！」と言い、わたしたちに惣菜とホブス（中が空洞になったパン）の紙皿を手渡した。彼女の肩を、姉妹あるいは親しい友だろうか、一人の女性がずっと抱きしめていたことを覚えている。

このころ盛んに夜泣きするようになったこどもの叫ぶような嗚咽を聞きながら、よもや爆撃で傷つき死にゆくガザのこどもたちの痛みにシンクロしているのではあるまいか、と、たわいない考えを振り切れない、眠れぬ夜が続いた。こうしてノイケルンに暮らし、ガザで連日連夜繰り広げられる無差別大量虐殺の報道に接しながら、わたしは精神的に追い詰められていた。

ベルリン派遣中のわたしの研究・制作課題は「大量死」に対する共同体の喪について、であり、当初は東日本大震災やコロナ禍、ロシア・ウクライナ戦争について、また第一次世界大戦下のドイツ女性芸術家の活動を視野に入れていたが、わたしの「危機の意識」は、アーティストとしていま何に取り組むべきか、明確に示していた。「共同体における喪」という研究課題の焦点を絞り、わたしは、「喪」の儀礼を通して、ドイツ社会でキャンセルされつづけるパレスチナの存在を、個的な声と顔を通して記憶する作品にとりかかることに決めた。二〇二三年一二月、イスラエル軍に殺害されたガザの詩人リフアト・アルアライールの詩 *If I Must Die*（もし私が死ななければならないなら）(25)からヒントを得、ベルリンに住むパレスチナ人たち一人ずつの「遺言」と「遺影」を残す、という仕事である。すべての人間に等しく共通する旅路、すなわち個体の死への想像力を通して、わたしたちの身体を、国家と政治の語りではなく痛み／悼みの身体感覚に向かって解放すること。

自身の死について考えるとき、わたしたちはどのような最期を想像するだろうか。眠るような安らかな死——そうあってほしいと願いつつ、現実には何らかの病、あるいは事故によるものだろうか、と考えるかもしれない。自死について考える人がいることも、わたしたちは知っている。しかし、わたしたちは、津波や原発事故の犠牲になり、隔離病棟の陰圧室で孤独に息を引き取り、あるいはミサイル攻撃や攻撃ドローンの標的になり、ブルドーザーに轢き潰されるような最期をあえて思い描こうとはしない。なぜなら、「わたしの死」とは、わたしから決して奪うことの許されない究極の尊厳に関わるからだ。

大量破壊兵器や戦略爆撃、ジェノサイドによる死、大災害、パンデミックによる大量死の暴力性——死そのものではなく、大量死という概念の暴力性——の核心は、個的な死の尊厳が簒奪されることにある。そして、個的な死の尊厳は出来事の渦中だけでなく、むしろ出来事の事後と周辺で、体系的《システマティック》に奪われるものであることを見過してはならない。たとえば日々のニュースで新型コロナウイルス感染症の死者数が報じられるとき、日々累積するガザの死者数が伝えられるとき、それら数字の背後にある個的な死と身体に対する想像力を、わたしたちは持ちえない。なぜなら、わたしたちが個的な死に思いを巡らせる方法はただ一つ、悼むこと——立ち止まり、喪の作業を通して一人の死者の死を一時、共に生きること——しかないからだ。

喪することとは、共同体に死者たちを包摂する営みであったはずだ。被災地から、病床から、戦場から届けられる刻々と更新される死者数や、先に進むことが死者たちへのはなむけであると言いたげな復興事業の数々、新たな脅威の仄めかしは、おしなべて、わたしたちを個別の死の前に立ち止まらせないため、喪に立ち会わせないための忘却装置である。コロナ禍のさなか日本政府がひっそりと終わらせた東日本大震災の追悼式典を通して、わたしたちは二万二千余人の死者たちを十分に弔っただろうか。日本の新型コロナウイルス感染症による死者数は一〇万五九五〇人となったという。[26] これほど夥しい個別の死を置き去りにして、わたしたちはどこへ向かおうというのか。

おわりに

夏、ベルリンの一日は長い。クンストラーハウス・ベタニエンのスタジオからすぐ、マイバッハウーファー通りの火曜金曜市は、昼前というのにまだ露店が出そろわず、バンを乗りつけた店主たちはのんびりと花や青果を並べ始めたところだ。運河にせりだした名物バー、アンカークラウスは橋の欄干まで客があふれて、深夜まで席が空くことはない。毎日が週末のような気怠い景色を掻き分けながら、わたしたちはなぜ、ここにいるのだろう？——その疑問を忘れてしまわないよう、暑さで身に着けるのが億劫になってきたクーフィーヤ[27]を巻いて街を歩く。

ガザ出身の映画監督モハマド・アルムガンニと、冷えた飲みものをさがして夕方の散歩に出る。彼は、パレスチナ人の友人から送られてきたという、ドイツ市民権のオンライン申請フォームのキャプチャ画像をわたしに見せる。申請フォームに「わたしはパレスチナ人です」という項目があり、友人は、ドイツのレイシズムもとうとうここまできたか！と憤慨していた。しかし、この設問は目新しいものではなく、この国にずっと以前からあるものだ。「Ja（はい）」のチェックボックスにチェックを入れると、その人はドイツ市民権獲得まで「Stateless（ステイトレス／国籍なし）」の流民として処理されることになる。したがってドイツではパレスチナという国家、パレスチナ人という人々ははじめから存在しない。

わたし自身の滞在許可更新を間近に控え、移民局が斡旋する無料コンサルタントは言う。「日本人ならば、まず安心していいですよ。よほどのことがなければ、ドイツ人と結婚していて、こどものいる、しかも最友好国《ベステ・フロイデ》である日本人を追いだすようなことはしません」。

日本、わたしのふるさと。ではなぜ、わたしはわたしを根無し草《ステイトレス》と感じるのだろうか？

わたしのインターセクショナリティはいつでも水際で——国境で、ジェンダーとセクシュアリティの境界線上で、感染し敗北した身体の縁で、死の際で、わたしに語りかける。避けがたい人生の遍歴、とは、わたしの身体の越境の記憶である。みずから越境し、ときに他の存在の越境をゆるすこと。わたしは、わたしたちはコロナ禍のことを忘れてしまったのだろうか？　そうではない、と思う。コロナ禍がわたしの、わたしたちの身体の遍歴である以上、その一筆書きの旅は共同体に憑在し、わたしたちのＤＮＡに刻まれ(28)、わたしたちの生の伏流水となり流れつづける。だから、いつでも目を凝らしていなければならない。その見えないせせらぎがいつか奔流となってわたしたちを呑み込むのか、あるいは清らかな湧水となり思いがけず荒れ野を潤すのか。汚れ敗北した、アーカイヴとしての、わたしの身体が確かにみごもる、コロナの胎動に耳をそばだてる。

注

（1）ティム・オブライエン『本当の戦争の話をしよう』村上春樹訳、文春文庫、一九九八年。

（2）Puwar, Nirmal. "Carrying as Method: Listening to Bodies as Archives." *Sage Journals* 27, no. 1 (11 Dec. 2020). (https://journals.sagepub.com/doi/10.1177/1357034X20946810) Accessed 20 July 2024.

（3）交差性。民族やジェンダーなど複数の要素が絡み合い生じる多層的なアイデンティティ、またその被抑圧性あるいは特権性。

（4）Puwar 2020: 20–21.

（5）「遍歴」は原文では journey だが、一日の行程や仕事の予定を意味する語源が含む時間性と、どこかへ移動していく、という運動性を意識し、「旅」ではなく「遍歴」とした。

（6）縫い取りの数は千に一を足したものなど、語呂合わせや各家庭の願掛けに応じたバリエーションがある。

（7）新井卓《千の女のための多焦点モニュメンツ　Ｎｏ・１～１０》ダゲレオタイプ、三〇×一三〇〇㎝、二〇二〇年。

（8）新井卓《千の女と旧陸軍被服支廠のためのアンチ・モニュメント、広島》シングルチャンネル・ヴィデオ、一六分、二〇二〇年。

（9）松谷みよ子『現代民話考６』立風書房、一九八七年、六八頁。

（10）在留資格はいわゆる査証(ビザ)すなわち上陸許可とは異なり、日本滞在者が入国上陸後に有する資格(就労や就学、研究、外交など)を示すものである。「配偶者等」在留資格は結婚しているだけで得られるものではなく、結婚した上で収入や貯蓄を証明し保証人を立て、夫婦で日本に在住することを前提に申請する。

（11）澤井勇海「コロナ禍入国制限の同時代史的検討――日本人の外国籍配偶者等・パートナーを中心に(一)」『法學志林』第

一二〇巻第三号、二〇二三年、一一五—一二九頁。澤井勇海「コロナ禍入国制限の同時代史的検討——日本人の外国籍配偶者等・パートナーを中心に(二)」『法學志林』第一二一巻第三・四合併号、二〇二四年、四五—九二頁。

(12)「特段の事情」を認めるかは各在外公館の裁量にかかっていたため、地域によっては同じ理由でも査証が発給されない、というケースも少なくなかった。

(13) 澤井前掲書 二〇二三：一一八頁。

(14)「ウクライナ避難者受け入れ対応急ぐ　生活支援や難民認定不透明」産経新聞、二〇二二年三月六日。

(15) 新井卓「「令和鎖国」で引き裂かれる家族たち——〈極私的〉記録から(前・中・後篇)」『コロナの時代の想像力』なみのおと、岩波書店、二〇二二年(https://note.com/iwanaminote/n/nbb6c4763c4e3)。

(16) 新井卓『百の太陽／百の鏡——写真と記憶の汀』岩波書店、二〇二三年、一九三頁。

(17) Dubrovsky, Nika. "My Opinion on David's Cause of Death." Anthropology for All (Nika Dubrovsky & David Graeber) (16 Oct. 2020). (https://www.patreon.com/posts/42824424) Accessed 27 July 2024.

(18) 片岡大右「コロナ下に死んだ人類学者が残したもの　デヴィッド・グレーバーの死後の生(下)」『コロナの時代の想像力』なみのおと、岩波書店、二〇二一年一〇月二八日(https://note.com/iwanaminote/n/n1856cd0effdf)最終閲覧日二〇二四年七月二八日。

(19)「コロナ感染の妊婦、入院できず自宅で出産　新生児が死亡」朝日新聞デジタル、二〇二一年八月一九日(https://www.asahi.com/articles/ASP8M4CX0P8MUDCB001.html)最終閲覧日二〇二四年一〇月一日。

(20) 厚生労働省「新型インフルエンザ対策ガイドライン(新型インフルエンザ及び鳥インフルエンザに関する関係省庁対策会議　平成二一年二月一七日)」(https://www.mhlw.go.jp/bunya/kenkou/kekkaku-kansenshou04/09.html)最終閲覧日二〇二四年七月二九日、傍点引用者。

(21) 厚生労働省「新型インフルエンザ(A/H1N1)対策総括会議報告書」二〇一〇年六月一〇日(https://www.mhlw.go.jp/bunya/kenkou/kekkaku-kansenshou04/dl/infu100610-00.pdf)最終閲覧日二〇二四年一二月一〇日。

(22) 新井前掲書：一九〇—一九一頁。

(23) Tsing, Anna Lowenhaupt. *The Mushroom at the End of the World: On the Possibility of Life in Capitalist Ruins* (Princeton University Press, Kindle Edition 2015). 日本語版は、アナ・チン『マツタケ——不確定な時代を生きる術』赤嶺淳訳、みすず

書房、二〇一九年。

(24) Tsing 2015: 27. 新井訳。

(25) Alareer, Refaat, and Sinan Antoon. "'If I Must Die,' A Poem by Refaat Alareer." *In These Times*(27 Dec. 2023). (https://inthesetimes.com/article/refaat-alareer-israeli-occupation-palestine) Accessed 25 July 2024.

(26) 「新型コロナ死者、累計一〇万人超に…男性五万七二二二人・女性四万八七二八人」読売新聞オンライン、二〇二四年六月六日(https://www.yomiuri.co.jp/medical/20240606-OYT1T50142/)最終閲覧日二〇二四年七月三〇日。

(27) クーフィーヤはアラブ頭巾あるいはショールの一名称で、パレスチナのものは漁撈をあらわす網、オリーブの葉、交易路を示す直線の意匠が特徴。パレスチナへの連帯を表明する象徴的な装身具。

(28) 最近の研究で、ヒトゲノムに二万年前のコロナ大流行の痕跡が残されていることが明らかになった。Souilmi, Y., M. E. Lauterbur, R. Tobler, C. D. Huber, A. S. Johar, S. V. Moradi, W. A. Johnston, N. J. Krogan, K. Alexandrov, and D. Enard. "An Ancient Viral Epidemic Involving Host Coronavirus Interacting Genes More Than 20,000 Years Ago in East Asia." *Curr Biol* 31, no. 16(23 Aug. 2021).

「健康」を賭した選択
――予防接種の歴史からの問い

香西豊子

はじめに

新型コロナウイルス感染症は、わたしたちに無数の問題を投げかけた。なかでも予防接種に関するものは、深刻な部類に入るだろう。予防接種は、元来、接種を受ける者の健康や生命を賭する行為であった。その、ながく忘れていた予防接種の原義を、新型コロナウイルス感染症は、二一世紀を生きるわたしたちに再認させたのである。

思い返せば、新型コロナウイルス感染症が流行するまで、予防接種は立ち止まって考えるような医療技術ではなかった。ワクチンという「医薬品」を打っておけば、感染症に罹りにくくなるらしい。生後、役所から定期的に案内の来るものは、直接的な費用もかからないという。昔からおこなわれていることだし、とくに問題もないならば、まあ一通りは打って／打たせておくか――と、記憶もない乳幼児のころからほとんどの者が受け、また子どもらに受けさせてきた。

だが、新型コロナウイルス感染症流行時の経験を境に、さほど予防接種に対して無垢ではいられなくなった。予防接種の目的は、未来の自分の健康を手に入れるためとも、感染症の流行を鎮めるためとも説明される。いずれにしても、接種を受けるに際して、まずは現在の自身の健康を差しださねばならない。にもかかわらず、差しだした健康がそのまま失われたり、悪くすると生命まで持っていかれたりすることがある。そのことに、わたしたちは気づいてしまった。従来からあるワクチンはともかくとして、今後新しく開発されるワクチンには、しばらく警戒の目が向けられそうである。

しかし、わたしたちはそもそもなぜ、予防接種の原義を忘れてしまっていたか。義務教育で習ったとおり、憲法では二五条第一項に、「すべて国民は、健康で文化的な最低限度の生活を営む権利を有する」とある。そう、戦後の日本社会において、「健康」は国民みなが有する権利だったはずである。その権利を、未来に返してもらえる確約もないまま、みずから差しだした。それはおそらく、予防接種の原風景とその後の歴史がかすんでいたからに他なるまい。予防接種の有効性・必要性を唱える切迫した言葉に、その当否を判断する足場を失ったまま、曝されてしまったのである。

とするならば、ここでいちど予防接種の歴史を思い返しておくことは、非常に現実的《アクチュアル》で未来志向の営みといえるだろう。こうした目算から、本章では以下、予防接種という医療技術の原型である「種痘」の日本における歴史を概観する。種痘は、天然痘という感染症に対して編みだされた対処法の一つで、日本列島には江戸時代半ばに伝えられた。明治時代には、すべての乳幼児に義務化され、それが戦後、天然痘以外にも対象疾病が拡大されるかたちで、今につながる予防接種制度となった。この種痘の歴史をもとに、予防接種の何たるかを考えてみたい。

1　江戸時代の疫病と対処法

「予防」や「ワクチン」への懐疑

「予防接種」という言葉を辞書で引くと、「感染症の予防のため、ワクチンを経口・経皮的に体内に入れること。種痘の類」(『広辞苑』第六版)や、「伝染病の発生や流行を予防するために、ワクチンを接種すること。人工的に免疫状態をつくり、その伝染病に対して抵抗性を得させる。予防注射」(『日本国語大辞典』第二版)という説明がでてくる。現代の日本語において、「伝染病」「予防」「ワクチン」は、さらりと説明に用いられる一般的な語彙となっている。

しかし、種痘の歴史をひもとけば、それらどれもが非常に論争的な概念であったことが見えてくる。たとえば、「ワクチン」は、「牝牛」を表すラテン語「vacca」からの造語だが、これはイギリスの開業医ジェンナーが一七九六年に開発した、天然痘の罹患回避法に由来する。ジェンナーは、乳搾りの女性らが天然痘に罹患しないのは、ウシの伝染病である「牛痘」の膿汁に触れているからだという俗説に着想を得て、天然痘に罹ったことのない者ら数名に実験的に牛痘の膿汁を種《う》えつけた。はたして、ジェンナーの目論見どおり、膿汁を種えられた者らは、のちに流行に遭っても天然痘に罹ることはなかった。後年、予防接種の原理を定式化したフランスの微生物学者パスツールは、ジェンナーの功績をたたえて、生物由来の病原性のある物質を加工して作製する抗原を「ワクチン」と名づけた。だが、その機序の説明がつくまで、ワクチン接種の効果や安全性には、同業者や一般のひとびとから懐疑的なまなざしが向けられた。

「予防」や「ワクチン」に対する懐疑は、種痘が伝わった江戸時代の日本でも見られた。

集団が一時におなじような症状を呈して病む現象は、日本でも古来、観察され記録されていた。なかでも天然痘は、そうした疫病の代表格であり、江戸時代には列島各地で大小さまざまな流行をくりかえしていた。流行は数年内におこるため、大半の者が小児のうちに罹患した。いつしか天然痘は、生涯に一度、たいていは小児のうちに経験する人生儀礼のように捉えられるようになった。京都あたりでは、天然痘に罹ることを「大人《おとな》ごとをする」といった。大人になる前に天然痘に罹患するのは避けられぬこととされ、それゆえ、ひとびとはせめて軽い症状で病いが収まるよう願ったのだった。

医学においても、当時は天然痘を避けがたい「小児病」とみなす考え方が主流だった。天然痘の毒は、外からしのびこむのではなく、生まれながら体内に宿っている(「胎毒説」)、そこへ天を流れる悪い気が流れてくると、身中の毒が呼応して動きだし、高熱や小豆のような発疹という症状として現れる、という説明の仕方である。天然痘の流行が、一地域をのみこんだあと隣接地域へと移動してゆく現象も、このように理解された。

罹患を「前方《まえかた》にふせぐ」(1)のが不可能である以上、天然痘への医学的な対処法は、おのずと「予防」的処置ではなく治療となった。時がきて体内でうごめきはじめた天然痘の毒をどのようにあしらうかが、腕の見せどころである。医師らは、発疹の色・艶・形・疎密やできた部位・順序などから、体内の毒の様子を推しはかり、要所要所で薬を処方した。うまく毒を体表まで引きだし痂《かさぶた》にして落とすことができれば、患者は、多少あばた(天然痘の治癒後にのこる皮膚の凸凹《でこぼこ》した痕《あと》)をのこすことはあれ生きながらえた。逆に、体内に鬱積する毒を逃《のが》しきれなかった場合、患者は死亡した。それは、医師の落ち度ではなく、患者の「天命」なのだった。

では、天然痘が「伝染病」ではなく罹患が必然の小児病とみなされ、「ワクチン」の接種はおろか、「予防」的処置そのものが考えられなかった江戸時代にあって、種痘はどのように伝わり実践されたか。

最初の一吹

種痘に関する日本でもっとも古い記録は、江戸時代半ばに長崎で作成された『李仁山種痘書』(2)である。それによれば、一七四五(延享二)年、長崎に寄港した中国の種痘専門医・李仁山に、時の長崎奉行が命じて、日本の医師四名に種痘術を伝授させたのだという。公儀がこのときなぜ種痘の伝習を思い立ったかは伝わらない。あるいは、三年前の一七四二(寛保二)年、乾隆帝勅撰の医学全書『医宗金鑑《いそうきんかん》』全九〇巻が中国で刊行され、その第六〇巻がもっぱら種痘の説明に費やされていたことも関係あるのかもしれない。いずれにしても、中国においてはすでにこのとき、天然痘患者の痂をもちいる種痘術は確立された技法となっていた。

『医宗金鑑』第六〇巻には四種の種痘術が載っていたが、このうち李仁山が医師らに伝授したのは、上法とされる「旱苗《かんびょう》種法」（天然痘患者の痂の粉末を銀管でもって鼻孔に吹き入れる種法）であった。李仁山は、手順の委細を医師らに伝え、それらを遵守すれば「おおよそ十中必ず八九は癒ゆ」と説いた。そして、種痘後の看病次第で、「万全」の成果を得ることができると請けあった。

日本の医師らは、すぐさま伝授された種痘術を実践した。『李仁山種痘書』には、近在の村の子ども二六名に旱苗種法による種痘が試みられたこと、その全例において無事に反応がみられ死亡例はなかったことが記されている。痂の粉末に含まれたまま鼻孔から吹き入れられた天然痘の気が、肺をはじめ諸臓器を経由して、身中深くに伏在していた天然痘の毒に到達し、それを首尾よく体表へと引きだしたのだった。毒の抜けた身体は、その後、天然痘の流行にあっても罹患しないものとされた。

天然痘患者の痂の粉末を体内に入

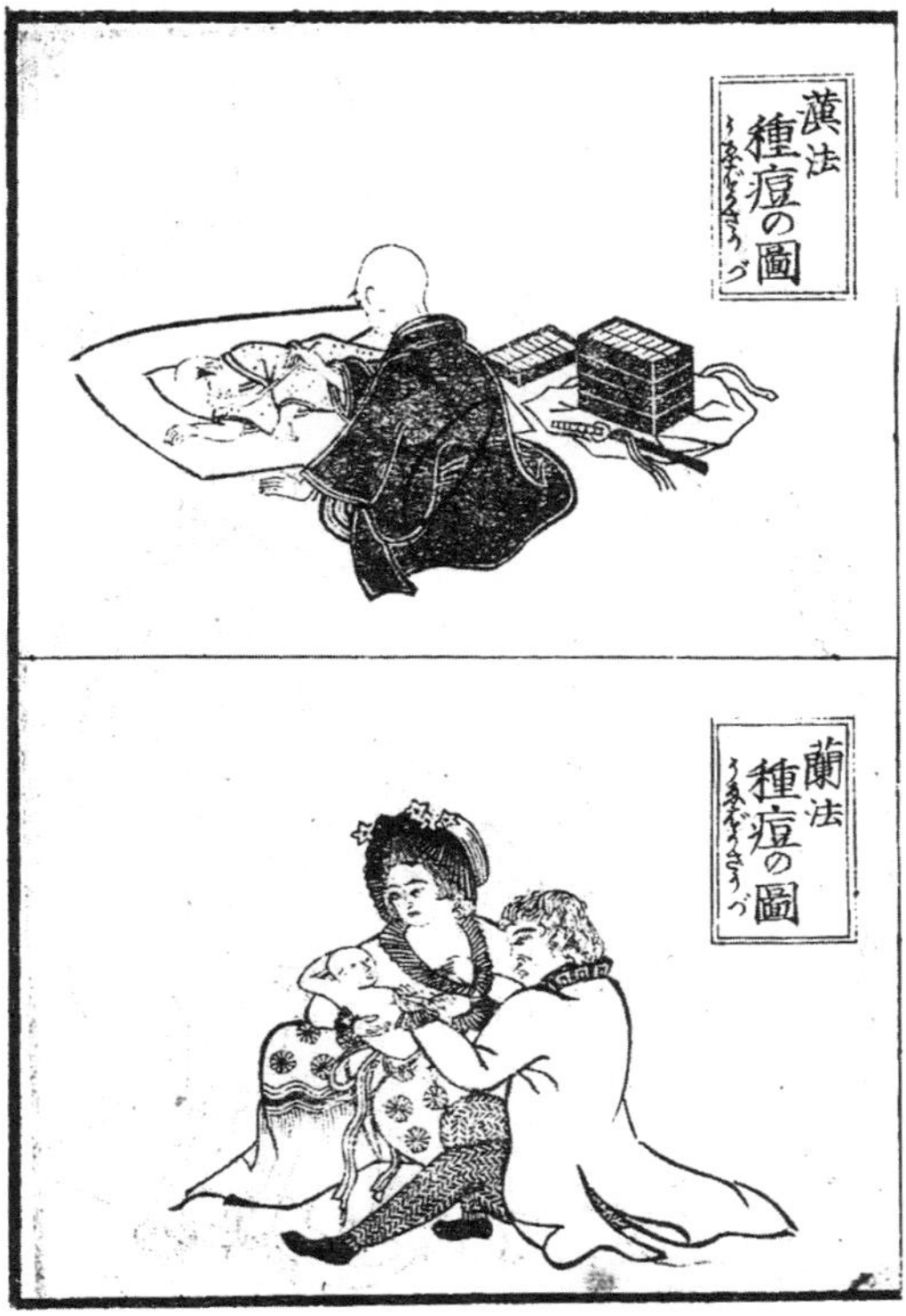

図１　中国式（上）およびオランダ式（下）の種痘
（出典：石塚 1834 年，４ウ）

れることは、一歩誤れば、そのまま天然痘に罹患することにつながった。だが、この中国の皇帝お墨つきの技法は、その後も細々と、各地の巧者により伝習された。一八世紀末には、出島のオランダ商館つきの医師・ケルレルにより、腕に天然痘患者の発疹の膿を種えつける種法も伝えられた（図1）。

さて、こうして日本へと伝わった中国式ならびにオランダ式の種痘ではあったが、琉球王国や一部の地域をのぞき、以後それが天然痘の対処法の主流となることはなかった。というのも、いくつかの記録にのこるように、天然痘患者の痂や膿を利用した種痘（以下、「人痘種痘」）では、反応がみられない例や、逆に天然痘を発症してしまい死亡する例が見られたからであった。人痘種痘を推奨する医師らは、弟子に正しい手順を遵守するよう誓約させた。というのも、流行の天然痘に罹って死ぬのはひとびとも「天命」と諦めるが、種痘という人為により死ぬと種痘術が槍玉に上げられるからであった。「天命」を侵さないことは、江戸時代の医師らにとって、絶対的な職業倫理だったのである。

治療か、回避か、予防か

他方、天然痘の対処法の主流でありつづけたのは、発症を待っておこなわれる治療であった。一八世紀末には、江戸にあった幕府の医学の教育・研究機関「医学館」にはじめて痘疹科の教授が迎えられた。天然痘治療の専門医として上方《かみがた》で名をあげていた池田瑞仙《ずいせん》である。池田瑞仙は、てずから試みた人痘種痘で、重症者や死者がでたことをうけ、以後これを固く禁じた。また、丸薬や呪術の類による天然痘の「予防」も、まやかしとして退け、発症後に毒を巧みに痂へと化せさせる治療術の重要性を弟子らに説いた。池田瑞仙のこの教義は、二代目瑞仙（霧渓《むけい》）・三代目瑞仙（直《ちょく》温《おん》）へと受け継がれた。

一九世紀になると、蘭方医学を修めた医師のなかには、避痘（天然痘患者やその発生地との交際・交通を一時的に遮断すること）により天然痘の毒への接触を回避する対処法を説く者も現れた。甲斐の医師・橋本伯寿《はくじゅ》や、『避疫要法』の著者・高野長英である。橋本伯寿は、当時にあっては例外的に天然痘の「伝染」説を提起したことで知られる。その説くところは、天然痘は物理的に移動する毒気であり、それさえ徹底して遮断すれば流行はおこらないというものであった。人痘種痘術についても一家言あり、天然痘は毒気への接触を回避すれば済む話である以上、わざわざ人命を危険にさらすのは「わづらはしき業《わざ》」だと切り捨てた。とはいえ、避痘は提唱されるにとどまり、その後も大規模に実施されることはなかった。天然痘の第一の対処法は、依然として発症後の治療・介抱であり、神仏への祈願や人痘種痘といった「予防」的なふるまいは補足的な位置にとどまった。

そうした状況に変容の兆しが現れるのは、一九世紀半ばである。天然痘の流行により大きな人的被害を負っていた越前や佐賀で、種痘に供する牛痘苗を国外から取寄せようとする動きが具体化したのである。このとき、牛痘をもちいる種痘術がジェンナーによって開発されて半世紀が経過していた。中国の南部やオランダ領東インド（現インドネシア）では、すでに数十年にわたってこの牛痘種痘術がおこなわれ、その有効性と安全性とが書物にしたためられていた。国元での牛痘種痘術の実施を思い立った医師らは、中国と東インドから牛痘苗の取寄せを試みる。そして、一八四九（嘉永二）年に東インドから長崎にもたらされた牛痘苗が、日本の小児に種え継がれた。これが、京・大坂・江戸の三都に、さらにはそこから越前をはじめ各地へと継代されたのだった。

牛痘種痘は、人痘種痘とは異なり、痘苗を絶やすことができない。種え継ぎには、天然痘に罹ったことのない小児を計画的に募っておく必要がある。にもかかわらず、日本で牛痘がその後も種え継がれていったのは、種痘医らの個人的な尽力にくわえ、各地での天然痘の蔓延状況によるところが大きかった。種痘医らはひとびとに、天然痘に罹れば六人に一人が死亡し、人痘種痘をおこなっても数十から数百分の一で死者がでる、しかし牛痘種痘ではけっして死ぬ者はないと説いた。そして、安全な「予防法《まえかたにふせぐしかた》」があるのに自然に罹患するのを待ち、生死を自然に委ねるのは「天命」ではなく、無知・無作為の非道な行いであると唱えたのだった。

二代目池田瑞仙(霧渓)や三代目瑞仙(直温)をはじめ、医学館につどう医師らは、これに対して、すぐさま牛痘種痘の機序や効果に関する疑義を表明し、その残忍さを指摘した。すなわち、牛痘種痘術を受けた小児のなかには、推奨の弁に反して、失神しひきつけや痙攣をおこして「不具《かたわ》」となったり死亡したりする者がある、これはたとえ「百分の一」の事象であったにしても看過できない、病んでもいない小児に医師が種痘鍼《しゅとうばり》をふるい殺したに等しいと、断罪したのである。

しかしながら、天然痘は、人為による「百分の一」の「非命」の死を忘れさせるほどに、各地で流行していたようである。自然に罹患して「六分の一」が亡くなるといわれた状況のなかで、牛痘種痘術は脈々とおこなわれた。幕末の一八五七(安政四)年には幕府により、北方の脅威にさらされた蝦夷地《えぞち》(現在の北海道にほぼ相当)で、全住民への強制的な種痘も実施された。「仮令《たとひ》一命を失ひ候共《さうらふとも》、種痘は迷惑」(二宮・秋葉 一九九九：九一頁)と、山へ逃げ込む者もあったが、みな狩りだされた。かくて牛痘種痘術は、幕末から明治にかけて、天然痘のひとつの対処法としての地位を確立させていったのだった。

2 種痘の一世紀

「伝染病」としての天然痘

一八六九(明治二)年、明治政府は、和漢の医術にくわえて西洋医術も医学と認め、今後その優れた点は採用してゆくことを表明した。これをうけて、西洋由来の牛痘種痘(人痘種痘は江戸期に廃れたため、以下、たんに「種痘」)も、「済生の良法」として、東京府を皮切りに、全国的に推奨されることとなった。種痘の手順や種痘医の資格、牛痘苗の種継方法などを定めた諸規則が順次整えられていった。

だが、内務省内に衛生局が設置された一八七五(明治八)年頃より、生命を救う良法として推奨されていたはずの種痘は、その意味合いを変えてゆく。天然痘という「伝染病」の蔓延を「予防」する確立された対処法として、生後まだ間もなく天然痘に罹ったことのない乳児や天然痘流行地域の全住民に義務化されるのである。

その最初の規定となったのは、一八七六(明治九)年制定の「天然痘予防規則」である。第一条に「小児初生《しょせい》七十日より満一年迄《まで》の間に必ず種痘すべし」という条文を掲げる同規則は、あわせて、接種済・罹患済の者ならびに未接種の者の情報を、自治体ごとに内務省衛生局まで届け出るよう定めていた。接種の義務を守らなかったり種痘に関する「無稽の説」を唱えたりした者には、軽犯罪に相当するとして罰金を科すことも盛り込まれていた。この罰則をともなう種痘の法的義務は、一九七六(昭和五一)年に接種が見合されるようになるまで、以後一世紀つづくこととなる。

天然痘は他方でまた、一八八〇(明治一三)年に「伝染病予防規則」が制定されると、コレラや腸チフス、赤痢、ジフテリア、発疹チフスとともに、「伝染」する病いとしてその枠組みにも入れられた。同規則制定の二か月後、内務省衛生局は地方自治体に「伝染病予防心得」を通達したが、そこには四つの「予防」方法の励行が指示されていた。すなわち、「清潔法」(汚物の除去)・「摂生法」(強健な心身の保持)・「隔離法」(患者・死体・排泄物との接触の回避)・「消毒法」(伝染病流行下での病毒消滅を目的とした薬剤散布や物品の燻蒸・洗浄・消却など)である。流行性の「伝染病」は、いったん蔓延しはじめると治療が追いつかなくなるため、「予防」法を駆使して流行を防ぐのが最上の対処法だとする認識からであった。とはいえ、「伝染病」の流行はその後も収まらず、同規則は一八九七(明治三〇)年に、「伝染病予防法」というより厳密かつ包括的な法律へと格上げされた。

こうした明治初年以降の法制度の一連の動きをみて、まず看取されるのは、「伝染病」という概念が疫病の対処法におよぼした影響である[3]。近接による病いの「伝染」という考え方は、江戸時代にもなくはなかったが、皮膚病など一部の病いに適用されるにとどまっていた。それが明治時代に西洋近代医学の受容がすすむにつれて、集団的に発生する激烈な下痢症などにも当てはめられるようになった。かつては胎毒説により罹患は不可避とみなされていた天然痘も、「伝染病」として、病毒が「伝染」する前に種痘をほどこし感受性を取り去っておけば「予防」できる病いへと読み替えられた。かくて、「伝染病」概念は、「伝染」を未然にふせぐ「予防」的処置を、治療にならぶ歴《れっき》とした疫病の対処法へと押し上げたのだった。

「伝染病」概念に関して、いまひとつ留意すべきは、それが、一身にあらわれる症状を社会的な事象と捉えかえす志向を含んでいた点である。病原性のある物質がひとにも蓄えられ運ばれ拡散されるということは、つまりは、現に病んでいるひとが今後べつのひとを病ませる病原ともなりうることを意味した。「伝染病」概念は、ひとが病む現象の説明に「天」を介在させず、もっぱらそれを人間《じんかん》(人為)の原理で生起する問題としたわけである。ひとが「伝染病」の器としてひとを病ませるかもしれない以上、ひとの行動そのものをも規制しなくてはならない。くりかえされる「伝染病」の流行を前に、より強権的な法制度が敷かれるようになったのは、この「伝染病」概念にそなわる社会的性質のゆえであった。

当初は個々人の生を救う方法であった種痘も、天然痘が「伝染病」として対処されるうちに、集団を防護する技法へと変容してゆく。それは、ひとりひとりに付与された「天命」への畏怖よりも人間《じんかん》の事情を優先させる、医事行政の論理のあらわれでもあった。

あばた顔の近代

では、種痘が天然痘という「伝染病」に対する有効な「予防」手段として義務化された一世紀のあいだ、ひとびとはそれに対してどのような態度をとっていたか。

興味深いのは、明治初年より乳児の種痘は徐々に普及するが、それが必ずしも当局の唱える「伝染病」の防遏《ぼうあつ》が意識されてのことではなかった点である。ひとびとにとって、種痘はあくまでも個人的な事柄であった。生まれた赤子が生涯天然痘に罹らずにすむように、できれば、あばた顔にならず縁談にも差し支えないようにと、親は種痘を受けさせたのである。(4)

衛生の啓蒙・教育を謳う図版や書物には、その点を見越して、将来の子どもの健康や面貌を護れるのは親であることを訴えるものもあった。たとえば、一八九六(明治二九)年刊行の『衛生教育画話』には、冒頭に、種痘をいやがったため天然痘に罹り、あばた顔となった娘が「おっかさん、なぜわたしばかり、こんなほうそう(天然痘の古称)をわずらったのだろう」と嘆くすがたが描かれる(図2)。どこへ行ってもみんなに「おばけむすめ」と言われ、はずかしさから、娘は一生おもてに出ないことを決意するのだった。

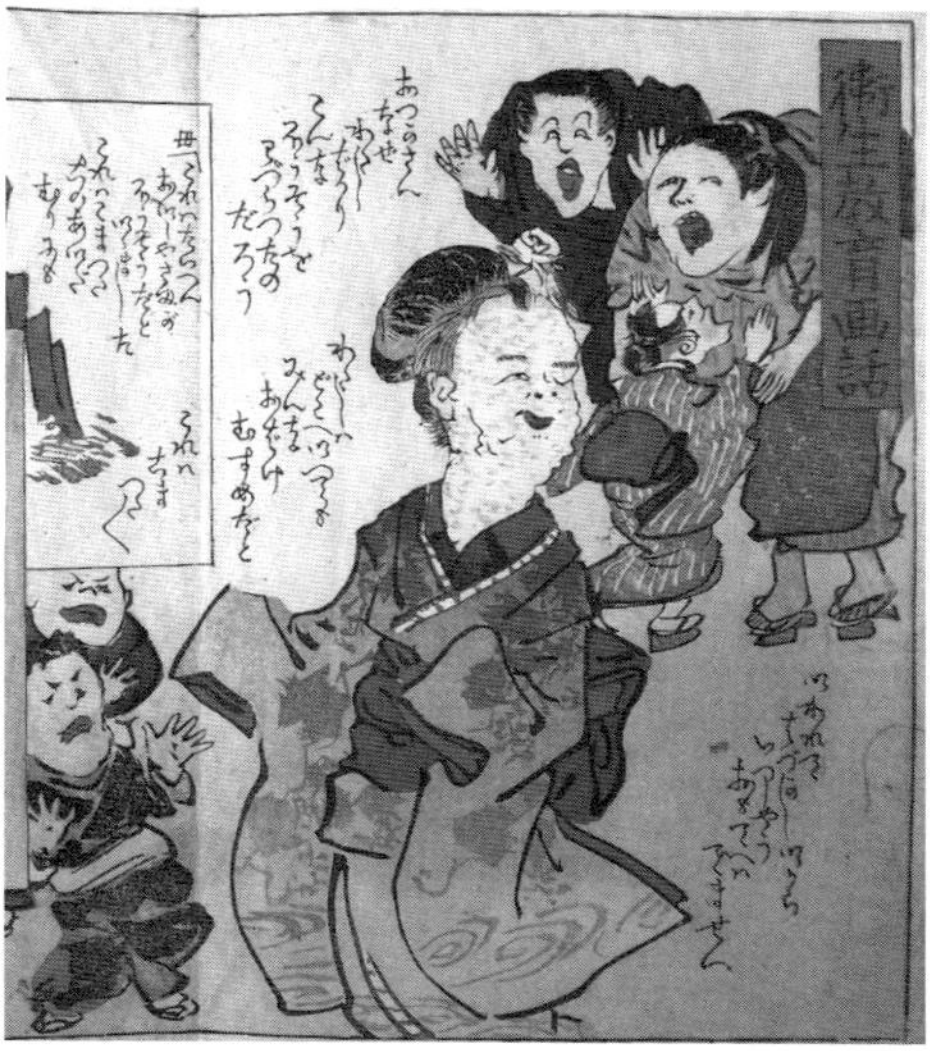

図2　種痘をいやがり「おばけむすめ」になる
(出典：尾関 1896 年，3 頁)

種痘を受けさせることの重要性を、親(とりわけ子どもを実際に種痘につれてゆく母)に向けて、このように間接的に説くのではなく、より直接的に説く書物もあった。その代表例は、衛生学者・三島通良《みちよし》のロングセラー『ははのつとめ』(一八八九(明治二二)年初版、一八九九(明治三二)年の第一一版まで刊行)であろう。ドイツの産科・小児科の学術書などを参照して書かれた同書は、種痘を受けていない者が、欧米諸国では「不具者《かたわもの》」とみなされ、学校に入学できず徴兵にも応じられないばかりか、その親は罰せられる状況を紹介する。そして、日本でもゆくゆく同様の制度が敷かれるであろうと、子への種痘を促していた（三島 一八八九：三八頁）[5]。

一歳未満人口における種痘済み人口の比率は、明治三〇年代にようやく五割を超える。一八八五（明治一八）年に「種痘規則」が制定され既存の規則類が統合されて以降、法制面でめぼしい改革がおこなわれていないことを考えあわせれば、この接種率の漸増は、種痘を「親のつとめ」と見なす風潮が徐々に広まっていったことを示しているのかもしれない。ともかくも種痘は、一定程度のひとびとには、受け入れられていたようである。

種痘にまつわるモラルと法律

ひとびとの衛生思想が「未熟」なことは、明治期にしばしば、衛生事業関係者ら（当時は「衛生家」と呼ばれた）のあいだで問題とされた。とはいえ、ひとがどのような意図で種痘を受けているかは、さほど問題とはならなかった。多くの者が種痘を受けてさえいれば、結果としては、天然痘の流行が抑えられるはずだったからである。状況として、むしろ問題とされたのは、子どもに種痘を受けさせない何割かの親の存在であった。

一九〇八（明治四一）年に、天然痘の比較的大きな流行がおこると、当局ならびに衛生家らは、未種痘人口の割合を減らす算段を具体的に講じはじめた。衛生家のつどう「大日本私立衛生会」は、同年二月に二回にわたって臨時の衛生講話会を開催し、天然痘の予防および種痘の普及に関する注意を一般のひとびとに喚起した。同衛生会副会頭を務めていた北里柴三郎は「開会の辞」で、欧米諸国ではすでに天然痘は過去のものとなっていることを指摘し、日本の現状は「他の文明国に対して甚だ恥ずかしい」と、対策の必要性を訴えた。また、警視庁衛生部長・栗本庸勝は、九種のデータを提示しつつ、東京府では新生児六万人のうち約二万人しか種痘を受けておらず、とくに貧民の居住区において患者の発生が顕著な実態を明らかにした。そして、貧民居住区では、警察による戸口《ここう》調査の際に患者を隠蔽したり医学的な理由もなく子どもに種痘を受けさせなかったりする行為が横行していることを挙げて、「公徳心に乏しい輩」が天然痘の流行を助長していると非難したのだった。

こうした関係者らの問題提起を反映して、翌一九〇九（明治四二）年に「種痘法」が制定された。一八八五（明治一八）年制定の「種痘規則」が法律へと格上げされたかっこうである。「保護者は未成年者をして種痘を受けしむるの義務を負ふ」（第二条）と、接種の義務を負うのは保護者であることが、このとき明確にされた。と同時に、国民の免疫状態を戸籍に記録（免疫がついた場合は「感」、つかなかった場合は「否」、天然痘に罹患した者は「痘」という符丁を記入）することが定められた。まずは、市町村の担当医が種痘済の者に「種痘証」を発行する、保護者はその「種痘証」を市町村役場に届け出る（転居した場合でも転居先に届出）、市町村ではそれを逐次戸籍吏に通知するという手続きである。法文にはまた、接種義務を遂行しない保護者や虚偽の「種痘証」を発行した医師に、罰金を科すことが盛り込まれていた。

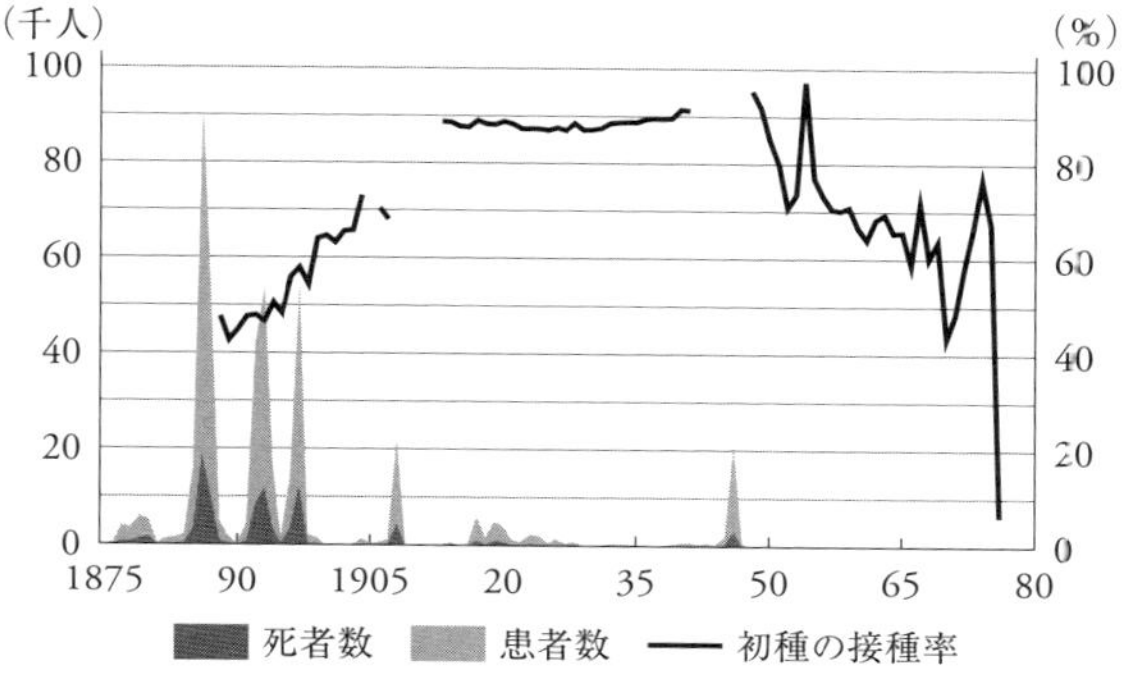

図３　繰りかえされた近代の天然痘の流行と種痘（生後１年未満）の接種率
（出典：内務省衛生局編纂『衛生局年報』等をもとに著者作成）

種痘の励行を、受けないことで被る不利益やモラルから説くのではなく、端的に法的義務とする方策が、「公徳心に乏しい輩」にどのように響いたかは不明である。しかしながら、生後一年内の接種率が、「種痘法」制定後まもなくから七割を超えはじめ、大正時代から一貫して九割に近い水準となったのは、あきらかに法制度の改革の効果であろう（図３）。天然痘の流行も、戦後の種痘制度の崩壊した時期に一度、三〇〇〇名を超す死者を出した（一九四六（昭和二一）年）以外は、ほぼ日本で見られなくなっていった。

種痘という「予防」的ワクチン接種の有効性は、いまでこそ、天然痘ウイルスの特性(構造上変異が起こりにくく、感染すると必ず症状が顕れるため患者を発見しやすいうえ、罹患後は長期的な免疫が得られる)によるところが大きいことが分かっている。だが、種痘による「伝染病」防遏の「成功」は、「予防」的なワクチン接種全般が防疫法として有用であるかのように理解されることとなった。戦後の一九四八(昭和二三)年には、対象となる「伝染病」を天然痘を含む一二種に拡大した「予防接種法」が制定される。予防接種という医療技術に対する社会的な信憑は、その後、しばらくつづいた。

3　予防接種の「副反応」の再発見

牛痘種痘術を実用化したジェンナーは、その道のりをまとめた小冊子を一八〇一年に刊行し、末尾に「人類にとって最も恐ろしい疫病である天然痘は、この牛痘種痘によってゆくゆくは絶滅されるであろう」ことを予言していた(Jenner 1801)。それが現実味を帯びてきたのは、一九六〇年代後半である。世界保健機関(ＷＨＯ)で天然痘根絶計画が持ちあがり、天然痘流行地域において患者の発見とそれを包囲する計画的な種痘が順次すすめられていった。

日本では、その時点ですでに、国内での天然痘の患者の発生は見られなくなっていたが、周辺の国や地域ではいまだに流行が見られたことから、種痘の義務は継続されていた。それが、一九七〇(昭和四五)年を境に、状況が一変する。種痘後に発熱や発疹の症状を呈した乳幼児が、都内だけでも一か月に一三人もいたことが、同年五月の東京都衛生局の調べにより明らかになったのである。新聞各紙が第一報を六月一三日に報じて以降、この問題は「種痘禍」と呼ばれ社会の関心の的となった。

『朝日新聞』の「天声人語」は、そのときの衝撃をこう言葉にしている。「こんなにも種痘が怖いものだとは知らなかった。接種したあと数日で高熱がでて、なおっても一生常人には戻れない「種痘後脳炎」とか、はだに醜いあとが残る「進行性種痘疹」とかの副作用があって、それも、こんどが最初の事故ではないのだった。（略）通知が来て、ハイハイと赤ん坊をホウソウ〔種痘の通称〕に連れていった。いまさら自分の無知さ加減がおそろしい」（朝日新聞社　一九七〇）。

引用中に見られる「種痘後脳炎」は、一九二〇年代にヨーロッパで報告されはじめた症例である。種痘と脳炎との関係を、因果関係と前後関係のどちらで捉えるかによって、「種痘脳炎」とも「種痘後脳炎」とも呼ばれた。日本では大正時代より「種痘後脳炎」の名称で死亡報告が上がるようになり、百科事典にも項目として収載された（平凡社編一九三二：四七二頁）。戦後に独立した死因名として国際標準の死因分類リストに収載されてからは、『人口動態統計』にも具体的な数が計上されるようになった。それが一九七〇年に至り、種痘の深刻な「副作用」として、にわかに社会の注目を集めたのだった（図４）。「種痘禍」の追跡調査がすすむにつれ、予防接種制度にはさまざまな問題点があることが見えてきた。なかでも問題とされたのは、種痘が当初より、国の定める罰則付きの義務であったにもかかわらず、事故が生じた場合の想定がなく、補償・救済制度を欠いていた点である。「予防」という名分《めいぶん》のもと、種痘の有効性・必要性ばかりが強調され、「健康」な体にワクチンを接種することへの畏怖が陰にかすんだことから来《きた》された欠陥だった。

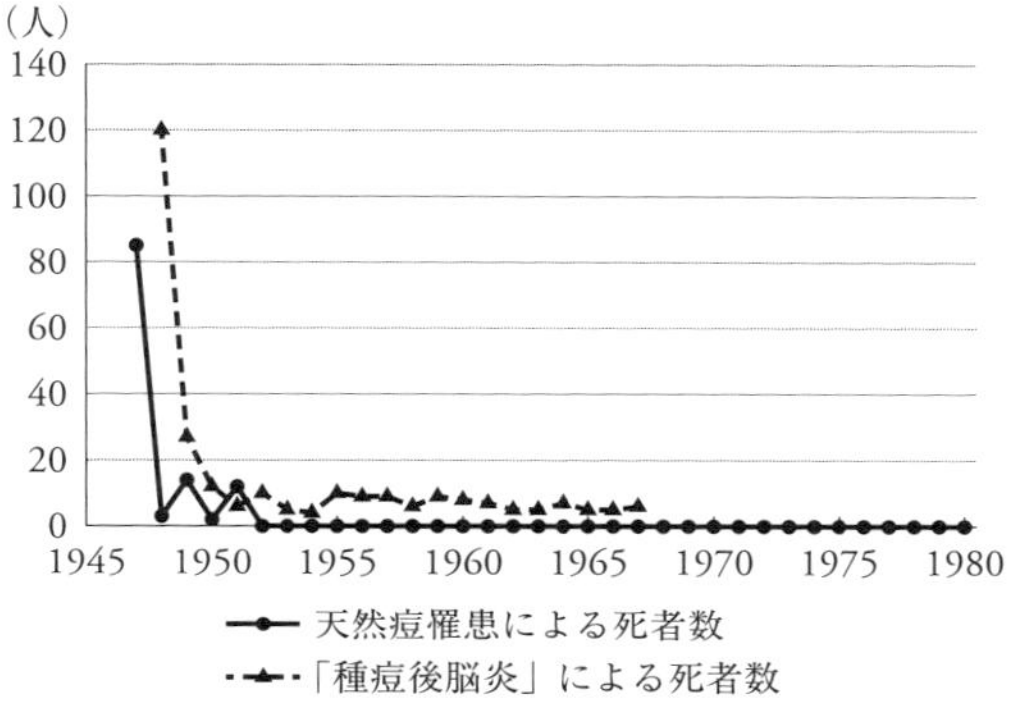

図４　天然痘罹患および「種痘後脳炎」による死者数の推移
（出典：厚生省大臣官房統計調査部『人口動態統計』各年度版をもとに著者作成）

その後、天然痘が世界的にみてほぼ根絶されたことをもって、日本で種痘は一九七六(昭和五一)年を最後におこなわれなくなった。と同時に、その置き土産として、予防接種健康被害救済制度が創設された。一八七六(明治九)年の「天然痘予防規則」制定より、ちょうど一世紀のちのことであった。

おわりに

統計から推測するに、「種痘禍」が取り沙汰される以前にも、種痘後のわが子の異変を医師や役所に訴えていた親は多くあったと思われる。だが、親らは長年、その子がたまたま「異常体質」だったのだという非情な言葉を浴びせられつづけた(吉原 一九七五:二〇頁)。通知が来てハイハイと疑うことなく、親のつとめを果たした結果がそれであった。

予防接種は万能ではない。じっさい、ヒトの罹る「伝染病」のうち、予防接種の活用により自然界から根絶されたとみなしうるのは、天然痘のみである。むしろ、予防接種には、程度の差こそあれ、副反応が避けがたく付随する。つまり、予防接種を受けることは、みずから一時的にと「健康」を差しだすことに他ならない。だが、差しだした「健康」は押し上げられて戻ってくるばかりとはかぎらず、悪くすると損なわれ、ときに生命までもともに奪ってゆく。そのことを、わたしたちは、半世紀前の「種痘禍」の際に思い知り、戦慄したはずでなかったか。

また忘れるのか、繰りかえすのか——。予防接種の歴史からの問いは、重い。

注

(1) 江戸時代においても、「予防」すなわち「前方にふせぐ」という考え方が無かったわけではない。だが、それは指のしびれとして前兆が現れる「卒中」のような、発症機序が単線的な病いに対して限定的に適用された(香西 二〇二一a)。

（2）『李仁山種痘書』は、「長崎歴史文化博物館本」・「杏雨書屋本」・「京大富士川文庫本」の三種の現存が確認されている（香西 二〇一九：一七八―一九一頁）。

（3）ドイツの医師・コッホが、べつの生物に寄生し病いを起こさせる微生物を発見し、その存在と病いとの関係性の証明指針を定式化したのは、一八七六（明治九）年である。だが、それ以前より、ヨーロッパの医学においては、疫病の原因となる伝染性の病原物質の存在が予想されていた。

（4）なかには、明治初年に早々に種痘を受けたものの、かえって天然痘を発症し、あばた顔になってしまった夏目漱石のような例もあったろう。のちに妻となる鏡子は、見合いの席の裏で、漱石の顔のあばたを妹と笑ったという（香西 二〇一九）。

（5）三島は指摘していないが、日本ではすでに「学制」（一八七二（明治五）年制定・翌年条項追加）の第二一三章において、「小学に入るの男女は種痘或は天然痘を為したるものに非れは之を許さす」と規定されていた（太政官 一八七三）。徴兵に関しては、検査後に服役する段階で、未接種者には種痘がおこなわれたようである。

参考文献

朝日新聞社「天声人語」『朝日新聞』一九七〇年六月一七日、朝刊一面。

石塚汶上『護痘錦囊須知・種痘管窺』私家版、一八三四年、国立国会図書館蔵。

尾関岩吉『衛生教育画話』私家版、一八九六年、架蔵。

香西豊子『種痘という〈衛生〉――近世日本における予防接種の歴史』東京大学出版会、二〇一九年。

香西豊子「幕末期日本における「予防」概念の転回――近世期に刊行された治療書および対疫書の記述の検討をとおして」『啓迪』第三六号、二〇二二年a。

香西豊子「予防接種の「副反応」をめぐる論争――一九七〇年代の「種痘禍」論争から」佐藤純一・美馬達哉・中川輝彦・黒田浩一郎編著『病と健康をめぐるせめぎあい――コンテステーションの医療社会学』ミネルヴァ書房、二〇二二年b。

香西豊子「モラル実践としての公衆衛生――三宅秀『修身衛生講話』にみる転換期の近代「衛生」のかたち」『医学史研究』第一〇三・一〇四合併号、二〇二三年。

太政官「七十七号学制二編中追加ノ儀布達」『公文録』明治六年・第五十巻（明治六年五月・文部省伺一）、一八七三年。

内務省衛生局編纂『〈明治期〉衛生局年報』東洋書林、一九九二年。

内務省衛生局編纂『〈大正期〉衛生局年報』東洋書林、一九九三―九四年。

二宮陸雄・秋葉實「桑田立斎『立斎年表』」『日本医史学雑誌』四五巻一号、一九九九年。

平凡社編「種痘後脳炎」『大百科事典』第一二巻、平凡社、一九三二年。

三島通良『ははのつとめ(子の巻)』丸善ほか、一八八九年。

吉原賢二『私憤から公憤へ――社会問題としてのワクチン禍』岩波書店、一九七五年。

Jenner, Edward. *The Origin of the Vaccine Inoculation* (D. N. Shury, 1801).

パンデミック下における仏教諸派の変貌

――教義・法要・葬儀の観点から

リュウシュ　マルクス

はじめに

仏教は、パンデミックの終息祈願およびその期間中に命を失った人びとの葬儀と回向《えこう》を行うため、パンデミックの時期は仏教の本業がもっとも明白に現れるときだと思われるかもしれない。しかし宗教法人は、コロナ禍がもたらした新たな制限によって、多くの面で人と人との接触を必要とする従来のあり方での活動ができなくなった。そうした意味で、仏教は疫病退散の祈願という本業から見ればパンデミックに近しい存在であると同時に、とりわけ今回のコロナ禍において活動が本質的な面まで制限されるという意味で疎遠な存在である。それゆえ、仏教諸派はこの困難な時期をどのように乗り越えたかという問いは十分興味深い。その一方で、各宗派はコロナ禍によってどのように根本的または確定的に変貌したかという問いもまた重要であろう。本章の目的はその変貌の具体的な内容を明らかにすることである。それはつまり、「コロナ禍」というレンズをとおして仏教の諸派を照らし、それらの共通点と相違点を明らかにすることを意味している。コロナ禍によって、これまでの各派の特徴が著しく際立ったことで、諸派の関係を新たな方面から捉えられるようになった。それにともない、日本仏教の新たな全体像が見えてきたのである。

ところで、パンデミック期は宗教ではなく医学こそが活躍する時期だと思う人も少なくないだろう。しかし、世俗化が急速に進む今日においても、宗教と医学は必ずしも矛盾するものではない。科学の成果に対して否定的な立場をとる宗教もあるかもしれないが、それは極めて少数派で、とりわけ組織の大きい宗教法人の中には存在しないとさえ言えよう。むしろ、宗教は医学が説明しきれない領域を担うのであって、この点は昔から変わることがなかった。しかも、特にコロナ禍に関しては、発生直後に不明瞭な点が非常に多かったため、その時期に宗教に安らぎを求める人が多数いたはずだ。本章では、その（とりわけ信者の）不安に対応するために発表された諸派の声明の分析を行う。

これまでになかった状況によって生まれた不安の他に、先述した活動の制限に対しても、宗教は対応を迫られた。信者が集会場に訪れることのできる環境の確保は、宗教の基本的な課題である。信者同士および一般信者と僧侶との触れ合いは、宗教の存在意義において不可欠な要素と言っても良いため、コロナ禍の対策方法として作られたフレーズである「三密（密閉空間・密集場所・密接場面）を避ける」という要請は大きな打撃であった。また、コロナ禍がしばらく終息しないことがわかった時点で、従来どおりの行事の再開を待つことは許されなくなった。日本仏教の諸宗は、その影響下でこれまでの法要等を工夫し、本来の目的に適した形で著しく応用した。そうした応用の例が、積極的なライブ配信や儀礼の縮小であり、各派の差異はそこにおいて非常に明確なものとなる。本章では、そうしたコロナ禍によって加速された変化や新たに導入された方法を分析する。

なお、本章では、仏教の関係者の社会福祉活動は扱わない。その観点はパンデミックと仏教の関係を考えるには重要であるが、特定の教団に限定したものではなく、概ね宗派の枠組を超えようとする活動についての研究であるため、本章では参照する程度に留めたい[1]。本章の関心は、これまで固定化されていると思われた儀礼がコロナ禍によってどのように変化したかという点であり、それを通じて日本仏教諸派の新しい貌《かお》を明らかにすることである。

1　仏教と疫病の小史

コロナ禍が仏教界にもたらした影響を分析していく前に、仏教と疫病の歴史について簡単に見ておこう。日本の仏教史を見てみると、仏教と疫病が深く関連していることがわかる。例えば、仏教の興隆に大きく努めた聖徳太子（五七四―六二二）の宗教政策は「病気」と深く関連している。『四天王寺縁起』によれば、聖徳太子は四天王寺を建立するにあたり、「四箇院の制」というものを導入したという。その「四箇院」は、敬田院《きょうでんいん》・施薬院《せやくいん》・療病院《りょうびょういん》・悲田院《ひでんいん》の四つの院を意味し、その中の敬田院というのは寺院そのものである。残りの三院にすべて病者対応と関係するもので、現代の概念に当てはめれば薬局と病院と療養所・老人ホームである。[2] また薬の仏である薬師如来の信仰は、さまざまな疫病や飢饉の発生とともに拡大した。例えば、天武天皇（?―六八六、在位六七三―八六）に由来する寺院である奈良県の薬師寺は、後の持統天皇（六四五―七〇二、在位六九〇―九七）の病気平癒を祈願するために造立された。その伝統を継承しつつ、現在の薬師寺の悔過《けか》法要の代表例の一つである修二会《しゅにえ》（いわゆる花会式《はなえしき》）の際には、牛玉《ごおう》札（「牛黄札」とも）という飲み薬が参詣者に授与される。その札の印は、かつて牛の胆嚢《たんのう》に生じ薬用とされる黄褐色《おうかっしょく》の胆石を材料に使ったことから、現在でも黄色である。同じ奈良県にある東大寺の創建は聖武天皇（七〇一―五六、在位七二四―四九）の発願《ほつがん》に由来するが、その背景には内乱の他に天然痘の大流行がある。

時代が少し下ると、「御霊会《ごりょうえ》」という行事も生まれる。御霊会は、天災や疫病をもたらす御霊を鎮めるための祭事で、初めて行われたのは八六三年だと言われている。この初の御霊会は京都の神泉苑で執行され、八六九年には祇園社から神泉苑に神輿を送る「祇園御霊会」が始まり、それが現在の祇園祭の発祥だとされている。[3] また、疫病退散として有名なのは、いわゆる角大師《つのだいし》の護符である。その由来は、比叡山延暦寺の中興の祖とも言われている第一八代天

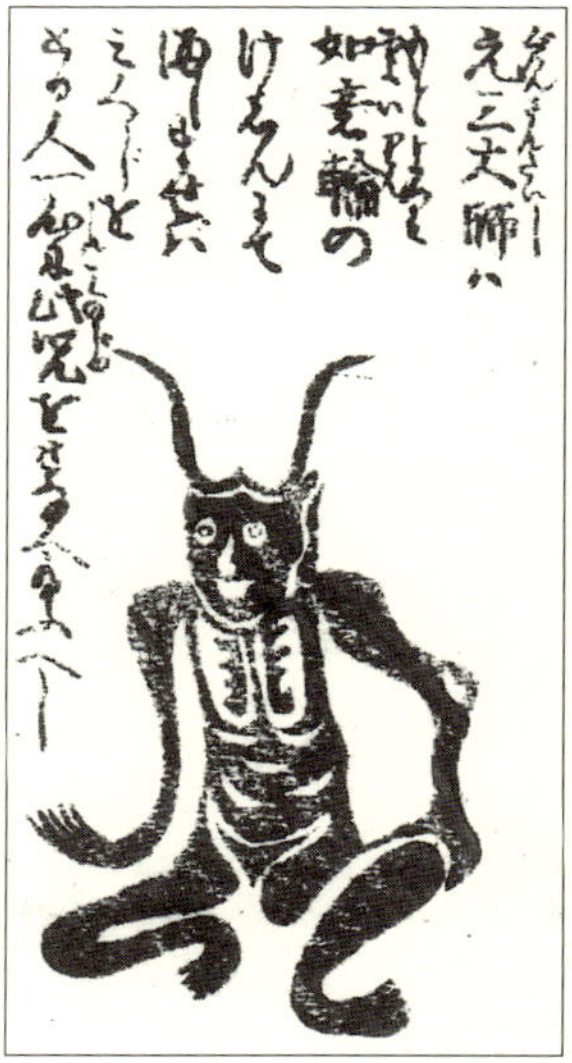

図１　元三大師良源絵図
（出典：『元三大師百籤和解　全』江都書肆，1813 年，2 ウ）

台座主《ざす》である良源（九一二―八五、在位九六六―八五、慈恵大師、通称は元三大師）の次の伝承のうちに見て取ることができる。

> 永観二年（九八四）のころのある夜、良源のもとに百鬼夜行《ひゃっきやぎょう》の首魁《しゅかい》がやってきて、良源が厄年なので尊体を侵しに来たという。〔略〕円融三諦を観じ指を弾くと、疫神は弾き飛ばされ、腰を折り、良源の苦痛は無くなった。「〔略〕さらば此病を払んと請願し給ふて、夜叉の形を現じ、鏡に御影をうつして誓ひての給はく。此影像を置かむ所には、邪魅来ることなく疫災を払わん」この夜叉の形こそ角大師の姿である。（大津市歴史博物館編　二〇一〇：八九頁）

角大師の護符は、大津市と京都市のみならず日本各地に見ることができ、また良源ゆかりの寺院では独自の角大師の護符が授与されるところも多い。日本仏教の歴史を見てみると、功徳や法力を人々に回向し、疫病を退散させる例は枚挙にいとまがない。

コロナ禍に際しても類似した活動が見られた。例えば、角大師の護符は幅広く宣伝され、ＪＲ東海のキャンペーン「そうだ　京都、行こう。」の企画として「角大師の特別ご朱印めぐり」が二〇二一年四月一七日から九月三〇日まで開催された[4]。もう一例は、仁和寺が作った梵字マスクである。そのマスクは、コロナ発生直後、二〇二〇年三月から参拝者に配布されていた。衛生のためのマスクと違って、正式には覆子《ふくす》と呼ばれる、法要で用いられるものである。梵字マスクは毎朝の勤行で祈禱されるわけだが、通常の覆子と異なる点は、中央に薬師如来を表す種子《しゅじ》であるバイと読む梵字が押印されていることである。毎日約二〇〇枚が手作りされていたそうである。[5]

右記のように、疫病の退治は従来仏教の本業の一つであり、コロナ禍の際も仏教界はさまざまに対応した。しかし、コロナ禍は世界規模の疫病として未経験と言っても良いほどの問題であり、それに加え長年潜在的に発展していた仏教のデジタル化も顕現した。この二点は近年の日本仏教の変貌にもっとも影響を与えた要因であり、ここからはその具体的な内容を詳しく見ていく。

2　各宗派のパンデミックに対する声明とその教義的背景

コロナ禍は各仏教教団の活動に対して大きな制限を課した。そのため、とりわけ信者に向けて、自らの宗派の立ち位置と宗派が信者に求める態度を明らかにする必要があった。したがって、二〇二〇年三月下旬から四月末にかけ、多くの宗派はインターネット上で声明を発表した。二月一三日には日本国内初のコロナ感染による死者が確認されたが、最初の声明の発表にもっとも近い出来事は三月一九日に決定された欧州などからの入国者に対する二週間の待機要請で、その際にはパンデミックの危機感が高まったと言えよう。その直後、三月二三日には真宗大谷派の宗務総長によって初めての声明が発信された。また都府県に緊急事態宣言が発出された四月七日とその翌日には四つの教団が声明を発表した。インターネットで発表された仏教の宗派による声明は、三月一九日から五月二五日の全都道府県での緊急事態宣言の解除まで計一五の発表があったと確認できる。[6]

発表された声明の宗派を確認すると、真言系の各派、また妙心寺派[7]を除く臨済系の各派は声明を発表しなかったことが顕著である。無論、そうした宗派は各寺院や檀信徒に直接マニュアルを配布した可能性が高いため、対応を行わなかったわけではないだろう。しかし、自らの方針を公開しないという選択は、宗門の自己意識および教団の組織と

表1　仏教諸派の声明の種類

種類	キーワード	宗派	声明に用いられた表現の例
個々人重視	偏見・差別	妙心寺派	祈念
個々人重視	偏見・差別	佛光寺派	無力，助かる道を聞く
個々人重視	偏見・差別（共）	大谷派	共に悩み共に苦しむ，孤立させない，人間性回復
個々人重視	偏見・差別（共）	興正派	認め合う，正しく物事を判断する，共に苦しむ・生きぬく
社会重視	偏見・差別（共）	本願寺派	共生，喜びと悲しみを分かち合う
社会重視	偏見・差別（共）	浄土宗	ともいき，自己中心なく，互いを思いやって過ごす
社会重視	偏見・差別	曹洞宗	支え合う，自分自身を見つめ直す，四摂法
社会重視	偏見・差別（共）	天台宗	共助，仏国土建設，忘己利他
僧侶重視	利益	興福寺	早期終息と病気平癒のための祈禱
僧侶重視	利益	薬師寺	悔過と穢れの祓い退け，疫病退散，正しい治療と正しい信仰
社会重視	利益	日蓮系	異体同心，戦い，題目のエネルギー

規模をよく表現するものであろう。なお本章の関心は、仏教諸派が全社会に向けて表した姿勢を分析することであるため、寺院内で配布された声明を調査し取り上げることは、ここではしない。

まずは公開された声明の共通点を確認しておく。発信元は小数例を除き、教団の宗教的トップにあたる座主・門首・管長等ではなく、宗門政治的に最上位にいる宗務総長等である。したがって、コロナ禍は諸派にとって何より組織的な問題であったことがわかる。また、死亡者に対する悔やみ・追悼、罹患者への見舞い、そして医療従事者への敬意と感謝という三つの内容は、どの宗派もおおよそ同一である。

その一方で、宗派の檀信徒の起こすべき行動と自らの宗派の役割と責任の説明は各派で異なる。大きく分類すれば、個々人を対象にした声明と教団全体を対象にした声明の二種類に分けられる。また、後者においては、一般信者の社会における役割を強調するという点と僧侶による社会的効果を強調するという点でさらに二種類に分けられ、合わせて全三種類の声明があることとなる(表1)。

これら三種類の声明においては、コロナ禍に対するアプローチがそれぞれ異なっている。アプローチには大きく二つある。一つは、さまざまな制限を必要としたパンデミックによって生まれた偏見と差別をテーマにする。もう一つは、仏教が提供できる利益《りやく》を強調する。また、前者で「共」の字を利用しているのは、「偏見・差別」型に該当する八宗派の中の五宗派である。後者の「利益」型においては、法要による早期終息や疫病退散がその主張の典型である。表1には、声明に用いられた重要な表現を抜粋して記したが、ここから三種類の声明について三つの代表例と、一般信者と僧侶との両方の役割を強調する例、そして利益というアプローチをとりながら一般信者に注目する例を紹介する。

個々人重視型

一人ひとりに呼びかける種類の例は、当時真宗大谷派宗務総長の但馬弘の名で公開されたものである。

> 今第一に心すべきことは、思いもよらず発病してしまった方々とその家族を孤立させないことです。それらの方々を排除する風潮が広まっていますが、このような時であるからこそ、「共に悩み、共に苦しむ」という仏の智慧に学ぶ姿勢が求められています。〔略〕この難局を人間性喪失の迷路ではなく、人間性回復の道への出発点としたいものであります。（傍点は引用者による、以下同）

真宗大谷派の声明では、宗祖である親鸞の著作が直接引用されているわけではないが、それでも重要なキーワードが用いられている。例えば、本声明にある「かけられた仏の願い」という表現は、阿弥陀如来の四十八願《しじゅうはちがん》、とりわけ本願である第一八願のことである。その願いのおおよその内容は、衆生に信心さえあれば、阿弥陀如来がその衆生を必ず浄土に導くというもので、さらにすべての衆生が救われるまで阿弥陀如来は法蔵菩薩の位に際して成仏しないという意味である。また、右の声明の背景には、『歎異抄』の「弥陀の五劫思惟《ごこうしゆい》の願をよくよく案ずれば、ひとへに親鸞一人がためなりけり」という、後序の一節があると思われる(教学伝道研究センター編 二〇一一：一〇七四頁)。浄土真宗の教義によれば、阿弥陀如来はすべての衆生を平等に救うが、救いという行為そのものは全人類単位や集団単位ではなく、個々人単位で行われるのである。浄土真宗の教義においては、一人ひとりが独自に念仏の道を歩むのではなく、念仏教団(「同行同朋《どうぎょうどうぼう》」)の共同体が極めて重要だが、門徒に特に求められているのは自己反省である。したがって、本声明では「共に苦しむ」重要性が強調されるとともに、「自らの在り方」が問題視されている。その教義的な立場は、コロナ禍における姿勢にも当てはめられ、社会の平和な状態を一人ひとりの反省の内に見出す。

引用部最後の「人間性回復」という表現も、とりわけ浄土真宗の文脈で使われているものである。例えば、真宗大谷派はこの表現を同朋会運動や教育と関連付け、あるいは浄土真宗本願寺派の前門主も以前、「宗教の課題と現代」を語るときなどに用いていた(8)。その背景には、人間が自らの本来の姿からかけ離れているという考えがある。浄土真宗には、阿弥陀如来の願いによって人間が本来性に帰することができるという思想があり、まさにコロナ禍という「難局」においてこそ、そうした本来性喪失状態に気づく境遇があるとも言える。

社会重視型

個々人の活動の重要性を尊重しながら、社会全体における役割を強調する社会重視型の例は、曹洞宗の宗務総長(当時鬼生田俊英《おにうだしゅんえい》)によって公開された声明である。そこで現代社会における役割は極めて明白にされる。

ウイルスという目に見えない恐怖や先行きの分からない不安は、〔略〕貪りや怒りや愚かさに起因する正しくない感情を引き起こしかねません。貪りから買い占めへ、怒りから虐待へ、愚かさから差別・風評被害を起こすこと無きよう、お互いに支え合わなければなりません。私たちのこころの健康を保つためにも、この自粛生活を、自分自身を見つめ直す機会といたしましょう。〔略〕「自未得度先度他」の心に学び、困難に直面しているのは自分だけではないことを弁え、他の方々への思いやりを忘れず、〔略〕「四摂法」に従って、冷静に行動いたしましょう。

この声明は内省的なところにとどまらず、むしろ社会的な意味を強調している。人間に備わっている三毒である貪欲・瞋恚《しんい》・愚痴は「正しくない感情」を引き起こすとされているが、それは例えば浄土真宗系の声明には登場しえない。なぜならば、浄土真宗の教義に立脚すれば、そうした感情は消えないものであり、それと真正面から向き合うことが重要だと考えられているからである。その反面、曹洞宗は末法という危機の時代を仏道に入る契機と見なし、コロナ禍を末法と類似したものと捉える。

ここで示される具体的な生活内容は、まず『正法眼蔵』にある「自未得度先度他《じみとくどせんどた》」という表現で説明される。その意味は、自分が未だに彼岸に度《わた》ることなく、先ず他者を度らせる（救う）ことの方が重要だということである。そのため、曹洞宗での修行はまずもって他者のための行為になる。もう一つ、他の声明に見られない内容は、仏教用語、この場合「四摂法《ししょうぼう》」を使用しつつ、極めて具体的な生活様式に応用することである。四摂とは、菩薩が衆生を仏道において助けるために利用する四つの方法で、非常に高度な行為を指している。菩薩は、三毒のない、差別することなくすべての衆生を平等に悟りに導こうとする存在である。そうした意味で「冷静に行動」するのである。要するに、この声明は、「菩薩行」に倣って行動すべきだと社会の個々人に求めているのだ。

四摂はすでにある種の具体性を示しているが、曹洞宗の声明はさらに感染対策と四摂を結びつけている。すなわち「布施」を「買い占めを慎むこと」に、また「利行」を「手指の消毒」および「咳エチケット」に譬えることで、教義的な背景とコロナ禍における檀家のしかるべき行動を極めて明白にしている。曹洞宗の声明は、非常に具体的な指示を提供するとともに、「坐禅」という修行の社会的効果を強調しているのである。

僧侶重視型

僧侶の役割を強調する代表的な例は、興福寺の貫首《かんす》である森谷英俊の名前で発表されたものである。

早期終息と罹患者の病気平癒、更には感染急逝者の頓証菩提のため、興福寺では毎日お昼一二時半より東金堂の薬師如来のご宝前にてご祈禱を勤修いたしております。本山僧侶が交代で『般若心経』『唯識三十頌』「光明真言」を唱えて祈願いたします。

法相宗大本山興福寺は、僧侶が果たすべき仕事を明らかにしている。コロナ禍における彼らの問題意識は、僧侶がその後も自らの役割を果たせるかどうかにあり、一般信者ができる行為は皆無に近い。本声明にあるように「薬師如来にお心を馳せ」る意味では、社会全体にもできることがあるとはいえ、重要なことは僧侶による祈禱である。教義的に主張されているのは、法相宗の根本経典の一つである『唯識三十頌《ゆいしきさんじゅうじゅ》』と密教の呪文を代表する「光明真言」である。ただし、『唯識三十頌』はコロナ禍に直接関連するとは思えないので、ここでは単に法相宗のアイデンティティーを体現するものとして取り上げられていると言えよう。その一方で、「光明真言」の参照は、法相宗の現世利益《げんぜりやく》的な役割を強調するためであろう。そこから読み取れるのは、興福寺の考える自らの存在意義が、人々の精神的な苦悩を和らげることではなく、コロナ禍の終息と罹患者の快復と犠牲者の成仏とにある、ということである。

社会・僧侶重視の併用型

天台宗による声明は、いずれのグループにも分類しにくい。この声明は当時の宗務総長であった杜多《とだ》道雄《どうゆう》の名で公開された。

> それ〔新たな混乱や社会の分断〕が過剰な『自助』となり、周囲の人々と分け合い、助け合う『共助』を妨げています。また、差別や偏見を助長し、心ない言動で多くの人が傷つき苦しんでおります。〔略〕伝教大師〔最澄〕は、利他を実践する菩薩僧こそが護国の良将であり、国家の大災を防ぐ力を持つと述べられ、比叡山にて菩薩僧の養成に心血を注がれましたが、それは僧侶に限ったことではありません。〔略〕平和で安心して心豊かに暮らせる社会すなわち「仏国土」建設を目指された伝教大師は、そのために宝とすべきは「道心」であり、その究竟の有り様は「忘己利他」の実践に他ならない〔略〕。

「忘己《もうこ》利他《りた》」「道心」といった、天台宗宗門が普段より最も強調する表現は、助け合う社会の必要性を弁明するために用いられている。国家をより良くする行為は、「僧侶に限ったことではありません」という表現からも察せられるように、かえって僧侶は、その目標のために極めて重要な役割を果たしているという自己意識を備えていることがわかる。この世に「仏国土」を建設する具体的な方法は見当たらず、また最澄が『山家学生式《さんげがくしょうしき》』において示したのは僧侶の養成の規範であったため、一般信者（在家）として何をしなければならないかという点も不明であるものの、その仏国土の建設という行為自体が最澄にとっての中核的関心であったことは間違いない。

　しかし、特筆すべき内容は、天台宗には密教の教義と実践が病気を平癒するためのものとしてあるにもかかわらず、本声明ではその特徴を強調せず、人と人との共存を問題にしている、という点であろう。本声明で使われている「在家の菩薩」というのは、当時の宗務総長とその内局による独自の表現だと考えられるが、この修辞法によって、天台宗および延暦寺の社会的な存在意義が非常に明瞭に物語られている。それにともなって天台宗の声明は、僧侶重視型の性格を持ちつつ、現代社会に合わせた社会重視型の要素も十分に備えていると言える。つまり、その両方が一体化するのではなく、僧侶と一般信者とがそれぞれ自ら果たすべき仕事が共存しているのである。したがって天台宗は、その僧侶と一般信者とが救済論上で同じ地位にあると考える、平等主義の他の社会重視型宗派と大きく異なっている。

利益を強調する社会重視型

最後に、特殊な立場をとる日蓮系の宗派の一例を参照する。日蓮に基づく法華経の題目による力は出家・在家を選ばないため、その題目の法力を授け、また他者に回向するのも、ある程度までであれば個々人でできることになる。例えば、日蓮宗の宗務総長であった中川法政の声明は次のとおりである。

> この目に見えない恐怖との戦いは、私達人類に課せられた試練であります。〔略〕今こそ一丸となる時です。〔略〕自粛や我慢の中に希望の燈を灯さなければなりません。この燈こそ、強い信仰心であり、お題目によるエネルギーなのです。〔略〕この素晴らしい世界を取り戻す為、異体同心して心を繋ぎ合い、困難を乗り越えて参りましょう。

この声明の表現は、他の事例と比べても明白に異なっている。その理由の一つは、コロナ禍を「戦い」や「試練」と見なしていることにある。日蓮宗の例ではコロナ禍が無意味の災難ではなく、信仰の向上において重要な意義を有すると考えられている。この背景には日蓮の生涯がある。他の宗祖も流罪にされたり反発を起こしたりしたのであるが、日蓮の生涯においては他者との戦いの場面が極めて多く、またある種の戦いは日蓮入滅《にゅうめつ》時まで絶えないため、理論上「戦う」ことは教団の自己意識としてその宗祖の死後も長らく残り続けている。自らの信仰を能動的・積極的に守り通すこの考えは、本声明のレトリックとしても明らかである。日蓮の格言として「異体同心」が引用されているが、これは『異体同心事』という日蓮自身の書簡に由来する。その書簡は次のように言う。

殷《いん》の紂王《ちゅうおう》は七十余万騎なれども、同体異心なれば軍にまけぬ。周の武王は八百人なれども、異体同心なれば軍にかちぬ。〔略〕日本国の人々は多人にして、異体異心なれば、諸事成じがたし。日蓮が一類は異体同心なれば、人々少なく候えども、大事を成じて、一定法華経弘まりなんと覚えて候。(日蓮 一九六三:一一六 一一七頁)

この書簡の精神が、日蓮宗の声明にも導入されている。異体同心による力は、コロナ禍そのものを退治することはできないが、関係者が題目に頼る点で異体同心であるため、パンデミックを乗り越える力が備わると考えられている。したがって、日蓮宗の声明は、個々人の行動の重要性を強調すると同時に、その効果は題目の利益によってもたらされるがゆえに、ここまで見てきた種類と異なった態度をとっている。

3　コロナ禍における法要の目的と法要のスタイルの変容

ここまで日本仏教諸派の声明に見られるコロナ禍に対する姿勢を文面上で確認してきたが、ここからは、各派がどのような法要および葬儀でこの新たな課題に具体的に応えたかを見ていき、各派の姿勢を物質的な面から分析する。まず、それぞれの法要を確認すると、応答の仕方は主に四種類、つまり一「終息型」、二「利益型」、三「参集型」、四「更新型」に分けることができる。「終息型」は、コロナ禍全体の終息を祈願するものなのに対し、「利益型」はコロナ禍を機とした特定の個人に対する利益を目的とする。「参集型」は、コロナ対策のいわゆる三密の一つである「密集場所」を避けつつ、新たな参集方法を探ったものである。そして「更新型」は、従来の目的を維持したまま、新たな形で修められた法要である。

二〇二〇―二一年に亘り、コロナ禍と関連した法要が多く行われてきたが、とりわけ二〇二〇年三・四・五月には集中的に執行された。それは年中行事として毎年行われるものと、コロナ禍のために特別に遂行された法要とを含む。前者の例は延暦寺の「比叡の大護摩」（二〇二〇年三月一三日）および仁和寺の「桜法要」（同年四月一〇日）であり、後者の例としては高台寺の「新型コロナウィルス感染症終息祈願大般若会《だいはんにゃえ》」（同年四月一九日）および全国曹洞宗青年会の「新型コロナ退散祈願オンライン法要」（同年五月一日）が挙げられる。また、北野天満宮・延暦寺共催の北野御霊会（同年九月四日）のようにコロナ禍を契機に復興された法要もある。

第一と第二の種類は、祈禱の法要であり、浄土真宗系の宗派は教義的に執行できず、密教系仏教の代表である天台系と真言系の例が多いのは自然である。以下ではそれぞれの種類の代表的な例を紹介し分析する。

終息型

第一の種類の例は二〇二〇年五月三日に高野山の金剛峯寺で執り行われた新型コロナウイルス感染症早期終息祈願・物故者追悼法会である。その法会は二部構成で、第一部では感染によって亡くなった人を弔うために高野山の金《こん》堂《どう》で物故者追悼法会が執行され、第二部では根本大塔《こんぽんだいとう》において早期終息祈願法会が修められた。金堂の法会では、読経と土砂加持が行われ、大塔では護摩供《ごまく》が勤められた。土砂加持とは、清めた白砂を阿閦如来《あしゅくにょらい》（薬師如来）である本尊の前に置き、「光明真言」を誦持することである。その白砂は後に墓の上に撒かれ、罪障消滅・極楽往生の利益がある。その法会は一般放送局で取り上げられ、[9] また高野山のユーチューブ公式チャンネルで三つの形で配信された。一つ目は六分半の動画であり、二つ目は約三〇分のもので、解説が付された金堂と大塔の映像である。三つ目はライブ配信時の収録で、約一時間の動画である。この動画は、金堂のみを収録した縦画面の簡易動画で、解説はないが、ライブ配信だったため、視聴者のチャットが残っている。[10] 前二種類の動画では、法会の意味を明らかにする添田隆昭《りゅうしょう》宗務総長の願文が注目される。この願文では、コロナ禍という事情の説明と高野山の諸々の仏神への願いが述べられている。終息型の法要は、人々の精神的な負担を間接的に和らげるだけでなく、主として死者の菩提祈願と病魔退散そのものを目指すものであった。動画による法要の公開は、高野山が行っているパンデミックに対する取り組みをより普及するために有力であり、視聴者は知識を増やす機会にもなるが、信仰的な影響は大きくないと言えよう。

利益型

利益型の代表例としては深大寺の法要がある。元三大師良源ゆかりの寺院として知られる深大寺は、疫病退散の対策として二〇五年ぶりに「元三大師胎内仏「鬼大師《おにだいし》」」を二〇二一年一一月三日から二三日まで特別公開した。教義の観点からは、当時のテレビ放送局の取材方法が興味深い。[11] 本来秘仏であるその胎内仏は、「見せる」という行為が普段禁じられている。特別公開（開帳・開扉）は特定の参詣者の利益を回向するために行うものであり、撮影禁止の秘仏が極めて多いのである。同じように秘仏とされている「鬼大師」の場合、基本的な趣旨は普段の開帳と比べて同等である一方、その仏像の姿は真正面から拡大された状態でテレビで放送されていた。テレビの前にいる視聴者は、その姿を見ることで利益を受けられるとは考えていないだろう。ともあれ、寺院側の同意を得た上で放映された事情を考えれば、胎内仏を映像に焼き付けるという行為自体は宗教的に問題ではないということがわかる。

深大寺が発行したポスターでは、鬼大師像の後ろ姿が紙面の手前にあり、その奥にマスクを着用している女性の合掌姿が見える[12]。そのポスターとテレビの放送とがよく表現しているように、特別公開の目的は、参詣者一人ひとりが同じ場に立つことによって鬼大師と縁を結ぶことである。撮影については、信仰上の理由から禁止されているわけではなく、単に縁結びの妨げになるにすぎない。

深大寺の特別公開は、東京国立博物館の特別展「最澄と天台宗のすべて」(伝教大師一二〇〇年大遠忌記念、二〇二一年一〇月一二日―一一月二一日)を機に決定されたものだが、博物館の展示を見るのと同じ意識で深大寺を訪問することになってしまったら、単なる見物で終わる可能性も少なくない。しかし、遠方の人も感染症拡大防止対策のために来られない人も視覚的に鬼大師と触れられるように、秘仏のある種の永久公開(動画と写真)が積極的になされた事情を考えれば、その仏像を「見る」ことが本来の宗教的な目的でないことは明瞭である。なぜならば、ポスターやテレビを通じて「見る」という行為自体は満たされるからである。無論、そうした動画と写真による公開がこの時期に始まったわけではないが、コロナ禍によってその傾向ははるかに加速したと言える。したがって、諸々のメディアによる公開は、鬼大師の見物が深大寺に参詣する主な目的ではないことを間接的に示すものであり、そうした意味で、宗教施設にとってはコロナ禍という異常な期間が本来の宗教的目的への回帰のチャンスであったと言っても良いだろう。

参集型

参集型の事例としては、東京の築地本願寺がお盆の際に行ったオンライン法要が挙げられる。築地本願寺は、コロナ禍を機にオンライン法要を積極的に行ってきた。築地にいる僧侶と自宅にいる門徒とをインターネットで繋ぎ、リモートで法要を勤めるというわけだ[13]。教義的には、実際に寺院に参拝して焼香などをする必要はなく、人々が故人を偲《しの》び教えに触れ、また遺族に当たる他の念仏者と繋がることが法要を行う主な目的であるため、門徒が物理的に寺院に集まる必要がない[14]。オンライン法要では、亡くなった人のために回向することではなく、仏縁を大切にするための行為として、僧侶と門徒および門徒同士の交流がなされるのである。こうして見ると、コロナ禍においては「参集」という概念が再定義されたと言えよう。

こうした考えの背景には、浄土真宗本願寺派の本山である本願寺が二〇二〇年四月二三日から一一月にかけて発行した「新型コロナウイルスの感染拡大に伴うすべての人へのメッセージポスター」がある。[15] そのポスターはいのちの大切さ、人々の不安、内仏や寺院の意味などをテーマにしている。それに対し、後に作成された「法事奨励ポスター」シリーズの関連で二〇二〇年一二月と翌年一一月に発行されたポスターでは新たな法事スタイルに言及されている。二〇二〇年一二月に公開されたポスターを見てみると、そこには三種類の参拝者が描かれている。一つ目は、法事の会場で互いに間隔を置いて座る遺族で、その中の一人が遠隔地の親族のために法事を撮影している。二つ目は、その遠隔地に住む三人家族の親戚である。そして三つ目は、高齢者施設に入所している亡くなった人の配偶者である。そのポスターは、人と人との繋がりの大切さを主張している。その繋がりは、阿弥陀如来の願いが人々に届いていることを具体的に象徴するものであり、仏縁に遇うことこそ浄土真宗の法要のもっとも重要な点なのである。

更新型

更新型に該当する法要は、まったく珍しいものというわけではなく、むしろほぼ全宗派で見える現象である。参詣者の制限が極めて長く続き、二〇二一年にはもはや延期を待てる状況でなくなったことで、従来の法要の仕方を考え直す必要があった。そうした中、ライブ・インターネット配信を積極的に進める宗派が多くあり、それには主に二つのタイプがあった。一つは配信を録画し、永久保存して公開するもので、もう一つはライブ配信直後に動画を非公開にするものである。ライブ配信の具体的な方法は、大多数の例で類似している。つまり導師や儀礼の中心にいる者がアップになり、寺院によってはその映像が現場にいる参詣者にも画面越しで届けられる、というような方法である。

それには、儀礼への理解が深まるポテンシャルがある一方で、儀礼の執行に際してのミスが露わになってしまう恐れもある。後者の問題は永久保存の場合にますます著しい。また前者の理解度と関連して、多くの寺院はライブ配信の際に解説の字幕をつけることにしている。いずれのタイプの場合でも、宗教的な理由から実際に法要に参詣する必要がなくなるとは言えないが、視聴者は動画をもってこれまでよりも容易な仕方で現実的な知識を得るようになったため、今後は実際の参詣方法も変化し、知性的なアプローチから法要と触れ参詣する人が増加していくのではないか。

オンライン配信の文脈で独自の公開を試みたのは東大寺である。東大寺のユーチューブ公式チャンネルでは、二月堂の修二会の「アーカイブ映像」が保存されている。[16]「アーカイブ映像」のコンセプトは、俗称で「お水取り」とも言われる修二会の有名な場面から、儀礼上で重要な部分を一般公開することである。修二会は、三月一日から一四日まで各日終日執行されるが、その二週間の長い期間を約四時間半弱に絞ったということになる。すべての映像は日没後に収録されたもので、カメラの配置はまったく変わらない。他の例と大きく異なる点はカメラの配置が一箇所しかないということである。視聴者が礼堂《らいどう》から見るのは、内陣の入り口を覆う白い幕(戸帳)であり、僧侶が出入りする時間以外は内陣や須弥壇《しゅみだん》を見ることができない。したがって、映像の視聴者は二月堂での参詣者と基本的に同じ目線で法要を見ることになる。それこそ他のオンライン映像と大きく相違する点である。

修二会は、三月の開催期間に先立ち「別火」と呼ばれる前行《ぜんぎょう》の期間があり、それは練行衆《れんぎょうしゅう》という儀式のコアメンバーが行う合宿を意味する。その前行は密集生活を意味するため、修二会の執行自体がコロナ禍において極めて困難であった。しかし、修二会は、一二〇〇年以上ものあいだ一度も絶えることがなかった「不退の行法」と呼ばれているため、「延期」の選択肢をとることも簡単にはできなかった。修二会は、一般参詣者を必要とする儀式ではないが、「鎮護国家・天下泰安」等のための行事であるため、コロナ禍においてこそ、その存在意義を広く普及したいという意志が強かったと言えよう。東大寺はその結果、従来の参詣の仕方を保持しつつ、この「アーカイブ映像」という新たな方法を導入した。他の宗派が基本的に内陣の詳細も映していることを考えれば、普段一般参詣者の立ち入りを禁止しているのは、宗教的な判断というよりも、儀式を成功させるための運営的な判断だと言えよう。それに対しこの「アーカイブ映像」を分析すれば、東大寺にとって修二会期間中に内陣を限定的な空間として残すことは教義上必要なのであって、従来通りの参詣がリモートでできる手段を提供することが目的だったことがわかる。他方多くの宗派は、ライブ・インターネット配信を視覚拡張的なツールとして利用しているのであった。

4 変わりゆく葬儀とコロナ禍が及ぼした影響

コロナ禍が仏教界に与えた影響のもう一つの側面は葬儀の実践である。葬儀は、僧侶の活動と直接関係するものであるが、とりわけ執行方法については葬儀業者の方が中心的な主体になる。しかし、寺院の重要な存在意義または収入源は葬儀であるため、仏教の変貌を明らかにするには不可欠な観点である。ここでは、業界雑誌『月刊仏事』(二〇二二年一〇月より『月刊終活』に改名)を手がかりにコロナ禍が葬儀にもたらした影響を分析する。

まず、コロナ禍が葬儀の種類に与えた影響を確認しなければならない。二〇一五年・一七年・一九年の傾向を見ると、一般葬が減少傾向にあり、代わりに家族葬が徐々に増加している。ほぼ変化がなかったのは、一日葬と直葬・火葬式(通夜・告別式のない葬儀)である。二〇二〇年四月から一一月までは、直葬・火葬式は一時期急上昇したが、六月以降減少傾向にあった。その一方で、家族葬と一日葬は上昇している。葬儀業者から寄せられたアンケートによると、約八割の業者は葬儀の規模は「今後も縮小すると思う」を選択したそうである(『月刊仏事』二〇二〇年一一月号：二〇—二一頁)。要するに、潜在的にあった葬式への新たな要求がコロナ禍によって顕在化し、またその変化が加速された。無論、葬送の分野を中心に扱ってきたジャーナリストの碑文谷創《ひもんやはじめ》が主張するように、その背景には社会の変化もあるのであって、「単身化」と「格差」が進行すればするほど、葬式の形もともに多様化していく。しかし、コロナ禍の直接的な影響はむしろ、「看取り」の重要性が再認識されたことにあると言う。碑文谷はそのため、「死者と向き合う時間はより一層重要性を増して」おり、「死を事実として認容する」ための「儀礼としての葬儀」に変わっていく必要があると考えているのである(碑文谷 二〇二一：三八―三九頁)。

このような事情を受け、葬儀業界には多くの新しい企画が生まれた。その一つの例が「しのぶば」というオンライン追悼会である。遺族が主催者であるこの会の目的は、葬儀後の遺族や関係者のグリーフケアにある。そこでは、オンライン上でメッセージや思い出の写真を集めた映像の上映ができ、また追悼サイトを制作したり、オンラインで香典を渡したりもできる。企画者の一人である中川貴之は、「しのぶば」を提供する理由として、「これから私たちは葬儀社でなく、「お別れをプロデュースする会社」に生まれ変わらなくてはならないと思いました」と述べている(『月刊仏事』二〇二一年七月号：四二頁)。また、もう一人の企画者である村本隆雄は葬儀の目的を四つの要素に分けている。一つ目は故人への感謝、そして二つ目は家族との繋がりに関係し、家族葬と一日葬という葬式スタイルはこの二者の要素を満たせる。それに対し「しのぶば」は、三つ目の故人と縁のあった人びとの繋がりと四つ目の自分が生かされているという事実の自覚という二点をカバーすると言う。また村本によると、全体の傾向として「モノを売る」のではなく「コト(体験)を売る」ことが徐々に重要になっている(同上)。ここから、先述の法要と同様に、専門家の企画に受動的に参加するのではなく、能動的・意識的な儀式参加への要求も高まると言うことができる。冠婚葬祭のコンサルタントである安東徳子も葬儀の「規模のスケールダウン」及び「関連業種とりわけ葬祭装花の売り上げダウン」を認めている。しかし、村本が分析した葬儀目的の要素と同様に、対面とリモートは互いに矛盾する選択肢ではなく、むしろ「DX(デジタルトランスフォーメーション、要するに生活のデジタル化)のメリットは、完全にオンライン化することでなく、リアルと併用するところに生まれ」るとも主張している(安東 二〇二一：三九、四三頁)。

安東は、コロナ禍の第一波から、厳しい制限が解除されたもののコロナ禍がまだ終息していないという意味でのアフターコロナまでの葬儀の変化を「「簡単」から「丁寧」へ」というキーワードで説明している。安東からすれば、葬儀の小規模化は避けられないことである。そこには、高齢化・働き方の変容・地域コミュニティーの崩壊・少子化といった、主に四つの要因があるという。それらは明らかにコロナ禍と無関係の要因である。安東は、「丁寧」な葬儀が求められている理由として、感染症拡大対策による行動制限の経験が、かえって簡単な葬儀に対する不義理感をもたらしたと考えている。それにともなって、「グリーフワークの価値をしっかりと備えた葬儀にしていくことが、丁寧に弔うこと」であり、「直葬や一日葬では往々にして時間が足りません」と主張する(安東 二〇二二：二二一―二二頁)。加えて、ここで論じてきた葬儀業界の声と動きを踏まえれば、先に見てきた法要とそのデジタル化と同じ傾向が認められる。従来の葬儀が変化していくさまはコロナ禍前でもある程度まで明らかであったが、パンデミックによってその動きが加速されたために、葬儀に対する能動的・知性的な参加の要求は今後も多くなると言えよう。

おわりに――コロナ禍を刷新のチャンスと捉えて

コロナ禍が、寺院を主として経済的に動揺させたことは否定できない。感染症拡大対策に伴う活動制限によって、一、二年開催できなかった各派の僧侶養成プログラムに、コロナ禍以前と同じ人数が集まることもない。また、大きい組織を背景に持つ寺院とそうでない寺院の柔軟性も当然異なる。それらの影響はかつて例を見ないほどであり、したがっていわゆる終息後もコロナ禍の悪影響は長く続くであろう。しかし、そこには間違いなくポジティブな影響もあり、コロナ禍が新たな可能性を拓く動揺でもあったことを明瞭にすることが、本章の目的であった。

仏教諸派の声明で明らかになったのは、コロナ禍を精神的な問題と捉える宗派が多いことである。個々人一人ひととりを対象にする声明は、自己反省や自己の洗練を求めるもので、孤独や偏見・差別という問題を扱っている。社会重視型に該当する声明も、精神的な面を強調し、自らの宗派が与えることのできる平和な共同体の創造による効果を明らかにしている。一方、僧侶重視型と名付けた声明は、数量的にマイナーであり、現世利益によって終息をもたらすという役割を説明している。それらの宗派では、コロナ禍は主に身体的な問題として認識されている。

新たな法要の分析から明らかになったのは、終息型は自らの宗派の活動を普及することが主目的で、視聴者の儀礼に関する知識を増加させることは副次的効果にすぎない、ということであった。そうした法要において、コロナ禍が大きく影響したと言うことはできない。その一方で、利益型には仏縁を結ぶという行為の宗教的な意味を再認識させる効果があった。これまで主に賽銭を集めるために行われ、多くの人にとって単なる見物で終わった特別公開は、久方ぶりに、「疫病退散」という宗教的な意義を明白にしたうえで行われたのである。参集型にも類似した目的があり、それはつまり人と人との繋がりの大切さを再認識させることである。このことは、新たなオンライン法要だけではなく、従来の法要にも該当するものだったので、結果として仏教儀礼の意味を再考する契機となった。更新型は、さらに新たな領域を展開するもので、これまでの参詣者の知識を本質的に増加させるツールを提供し、より知性的な参加方法を可能としたのであった。その一側面として、動画公開による視聴者の視覚拡張も極めて重要である。

法要において認められるある種の個人主義は、葬儀にも顕著になり、葬儀業界はもはや留まることを知らない縮小傾向への対応に取り組んでいる。その結果、今後はより能動的な葬儀様式と確実なグリーフケアが必要とされる、ということが明瞭になった。要するに、利用者の個人的な要求に対する柔軟性がますます重要になっていくのである。

むろん、バーチャルでは補うことのできない宗教の身体的な面がある。法要における香りや生の音、または他の参詣者と同じ空間を共有することや儀礼がもたらす時間の流れなど、従来どおりの形で法要を執行する意義は十分にある。しかし、本章で明らかにしたように、むしろその意義がバーチャルの機能をとおしてより一層発揮できる可能性は、極めて高い。それに加えて、コロナ禍は、仏教諸派が人々の精神的な安定に大きく貢献できることを明らかにした。つまり、コロナ禍とは、多くの宗派が以前より試みている葬式仏教のイメージを克服するためのチャンスでもあるのだ。形式的な葬儀を乗り越えられれば、人間の身体的・精神的ケアのために行動する新葬式仏教も増えるかもしれない。コロナ禍終息後も、消えることのない永続的な影響があるのは間違いない。しかし、パンデミックは、仏教諸派にとって危機的な動揺を意味するだけでなく、ある種の改革と自己再認識を呼び起こす原動力にもなりうるのだ。

注

（1）代表的な例は西村（二〇二一）、堀江（二〇二一）、島薗（二〇二二）、中西（二〇二三）である。そうした研究で取り上げられている活動家は、コロナ禍期間中に、先述の狭義での宗教的関連以外にも多くの貢献をしてきた。社会参画仏教（Engaged Buddhism）はその活動の一例であり、仏教ホスピスやスピリチュアルケアを担う場として、医学と宗教の横断的領域にあるビハーラもそうした研究対象に含まれる。

（2）https://www.shitennoji.or.jp/link.html（最終閲覧日二〇二四年七月三一日）。

（3）http://www.shinsenen.org/goryoue.html（最終閲覧日二〇二四年七月三一日）。

（4）https://souda-kyoto.jp/event/card_member/tsunodaishi_gosyuin.html（最終閲覧日二〇二四年七月三一日）。

（5）https://www.fujingaho.jp/culture/gallery/a31323829/ninnaji-meihouten-200311（最終閲覧日二〇二四年七月三一日）。

（6）一五の教団の中には本門佛立宗という宗派も含めた。その宗派は、他の例と比べ比較的マイナーな教団という点で特徴的である。文化庁（文化庁編　二〇二三：七四―七九頁）によれば、日蓮系における本門佛立宗の割合（信者数）はわずか一％であり、三九宗派の中で第九位である。しかし、日蓮系は外国人教師が極めて多い宗派であるため、日本国内だけではなく、日本国外のコロナ禍の状況も視野に入れ、声明を公開する必要があったと考えられる。

（7）妙心寺派の信者数は、臨済宗において非常に多く、五六％もの割合を占める（文化庁編　二〇二三：七二―七五頁）。したがって、他の臨済宗の宗派と比べ、全檀家にコロナ禍の対策を流布するのは大きな課題であった。

（8）高木編（一九七七）、大谷（一九八〇）、真宗大谷派学校連合会編（一九九七）、大谷・上山（二〇〇二）、真宗大谷派学校連合会編(二〇一六)。

(9) https://youtu.be/wT7JhmYPvTI?si=WfqU6rd7mFFNDIPK(最終閲覧日二〇二四年七月三一日)。

(10) https://youtu.be/45-z8ia1ay0?si=wCeaun4PFaUi7PYB、https://youtu.be/Wl6nB1rMndE?si=4dsBpIvpsi0Usf-e、https://www.youtube.com/live/ZwjNvUO5S3A?si=mA4ZYSFJEPbdFVjS(最終閲覧日二〇二四年七月三一日)。

(11) 例えば TOKYO MX(https://youtu.be/LQcDAj-QUhE?si=pADF2p0lKdU17ZOi)と日本テレビ(https://youtu.be/faC-kEY6Ppc?si=YBPdx5c71FUVwUGz)が特別公開を放送した(最終閲覧日二〇二四年七月三一日)。

(12) https://csa.gr.jp/wp-content/uploads/2021/10/2821fc368b9205525d043767c7521850-214x300.jpg(最終閲覧日二〇二四年七月三一日)。

(13) 当時の築地本願寺宗務長であった安永雄玄が主張するように、動画配信だけではなく、利用者とコミュニケーションが取れるようにZoomを活用した(安永 二〇二〇:三九頁)。

(14) https://youtu.be/S_FQI24q4cM?si=wvdPI0xMQZJTedUV(最終閲覧日二〇二四年七月三一日)。

(15) https://www.hongwanji.or.jp/news/cat5/000816.html(最終閲覧日二〇二四年七月三一日)。

(16) https://www.youtube.com/@todaiji.official(最終閲覧日二〇二四年七月三一日)。

参考文献

安東徳子「コロナ禍を振り返り、顧みることからアフターコロナの可能性を切り拓く」『月刊仏事』二〇二一年一二月号。

安東徳子「コロナ後の葬儀は、「簡単」から「丁寧」へ」『月刊仏事』二〇二二年七月号。

石上智康「新型コロナウイルス感染症に関する「念仏者」としての声明」(https://www.hongwanji.or.jp/news/cat5/000509.html)更新日二〇二〇年四月一四日、最終閲覧日二〇二四年七月三一日。

大谷光真「教書」(https://www.hongwanji.or.jp/message/z_000100.html)更新日一九八〇年四月一日、最終閲覧日二〇二四年七月三一日。

大谷光真・上山大峻「対談　親鸞聖人の魅力――人間回復の思想を現代に」『龍谷』第五二号、二〇〇二年。

大津市歴史博物館編『元三大師良源――比叡山中興の祖』大津市歴史博物館、二〇一〇年。

鬼生田俊英「新型コロナウイルス感染症感染拡大防止にあたり」(https://www.sotozen-net.or.jp/ 新型コロナウイルス感染対策に

ついて)更新日二〇二〇年四月二八日、最終閲覧日二〇二四年七月三一日。

加藤朝胤「薬師寺の使命」(https://yakushiji.or.jp/column/20200713/)更新日二〇二〇年七月一三日、最終閲覧日二〇二四年七月三一日。

釜田隆文「いま寺院の果たすべき役割——強く、人々に優しくあることを」(https://www.jbf.ne.jp/info/detail?id=10105)更新日二〇二〇年五月七日、最終閲覧日二〇二四年七月三一日。

川中光敎「新型コロナウイルス感染拡大に伴う宗務総長からのメッセージ「この難局を〈ともいき〉のこころで」」(https://jodoshu.net/information/6800/)更新日二〇二〇年五月一日、最終閲覧日二〇二四年七月三一日。

教学伝道研究センター編「歎異抄」『浄土真宗聖典全書(二)』本願寺出版社、二〇一一年。

栗原正雄「新型コロナウイルス感染症に関する声明文」(https://www.myoshinji.or.jp/hp/statement/1109)更新日二〇二〇年四月八日、最終閲覧日二〇二四年七月三一日。

小西日演「新型コロナウイルスの対応に関するガイドライン vol. 2　緊急事態宣言を受けてのご奉公について」(https://honmon-butsuryushu.or.jp/pg/news/item/rh12314686)更新日二〇二〇年四月七日、最終閲覧日二〇二四年七月三一日。

渋谷真覚「令和2年春法要　真覚門主御親言」(https://www.bukkoji.or.jp/information/2004.html)更新日二〇二〇年四月二日、最終閲覧日二〇二四年七月三一日。

島薗進『日本仏教の社会倫理——正法を生きる』岩波書店、二〇二二年。

浄土宗人権センター「新型コロナウイルス感染拡大に伴う人権への配慮について」(https://jodoshu.net/information/6640/)更新日二〇二〇年四月九日、最終閲覧日二〇二四年七月三一日。

真宗大谷派学校連合会編『いのちを見つめて——続・人間性の回復を求めて』真宗大谷派宗務所出版部、一九九七年。

真宗大谷派学校連合会編『宗教と教育——人間性の回復を求めて』東本願寺出版、二〇一六年。

高木宏夫編『人間性回復への道——同朋の会・運動までの一典型』法蔵館、一九七七年。

但馬弘「かけられた願いに立ち返る——人間性回復の道への出発点」(https://www.higashihonganji.or.jp/news/important/315514/)更新日二〇二〇年三月二三日、最終閲覧日二〇二四年七月三一日。

杜多道雄「新型コロナウイルス感染拡大に関する声明」(https://www.tendai.or.jp/oshirase/?covid19)更新日二〇二〇年四月一七日、最終閲覧日二〇二四年七月三一日。

中川法政「新型コロナウィルスに関する声明文」(https://www.nichiren.or.jp/information/statement/20200417-4688/) 更新日二〇二〇年四月一七日、最終閲覧日二〇二四年七月三一日。

中西直樹『パネル展示　仏教と災禍・病苦の近代史』龍谷大学世界仏教文化研究センター、二〇二三年。

西村明「近代日本におけるコレラの流行と宗教」『宗教研究』第九五巻第二号、二〇二一年。

日良「励ましの言葉――新型コロナウイルス感染拡大にあたり」(https://honmon-butsuryushu.or.jp/pg/news/item/gr6541866/) 更新日二〇二〇年四月八日、最終閲覧日二〇二四年七月三一日。

日蓮『日蓮書簡集』池田論編訳、経営思潮研究会、一九六三年。

碑文谷創「コロナ禍と葬儀に与えた影響」『月刊仏事』二〇二一年三月号。

文化庁編『宗教年鑑　令和五年版』文化庁、二〇二三年。

堀江宗正「宗教と感染爆発――通過儀礼としてのパンデミック」『宗教研究』第九五巻第二号、二〇二一年。

三井雅弘「真宗興正派宗務総長あいさつ――本山「春の法要」に寄せて」(https://www.koshoji.or.jp/news_65.html) 更新日二〇二〇年四月一八日、最終閲覧日二〇二四年七月三一日。

森谷英俊「貫首声明ならびに新型コロナウイルス早期終息御祈禱」(https://www.kohfukuji.com/news/807/) 更新日二〇二〇年四月一八日、最終閲覧日二〇二四年七月三一日。

安永雄玄「築地本願寺が「オンライン法要」や法話の動画配信を開始」『月刊仏事』二〇二〇年七月号。

吉田日景・長松清潤「激励のことば――新型コロナウイルス感染拡大にあたり」(https://honmon-butsuryushu.or.jp/pg/news/item/ce70205491) 更新日二〇二〇年三月二八日、最終閲覧日二〇二四年七月三一日。

「コロナ禍におけるお葬式の実態調査　速報「自粛による最小規模の葬儀」は、緊急事態宣言下のピーク時と比較して緩やかに」『月刊仏事』二〇二〇年一一月号。

「ポストコロナ時代を見据える「ニューノーマルな葬儀」とは?」『月刊仏事』二〇二一年七月号。

* 本研究はＪＳＰＳ科研費　２１Ｋ１２８５０の助成を受けたものである。

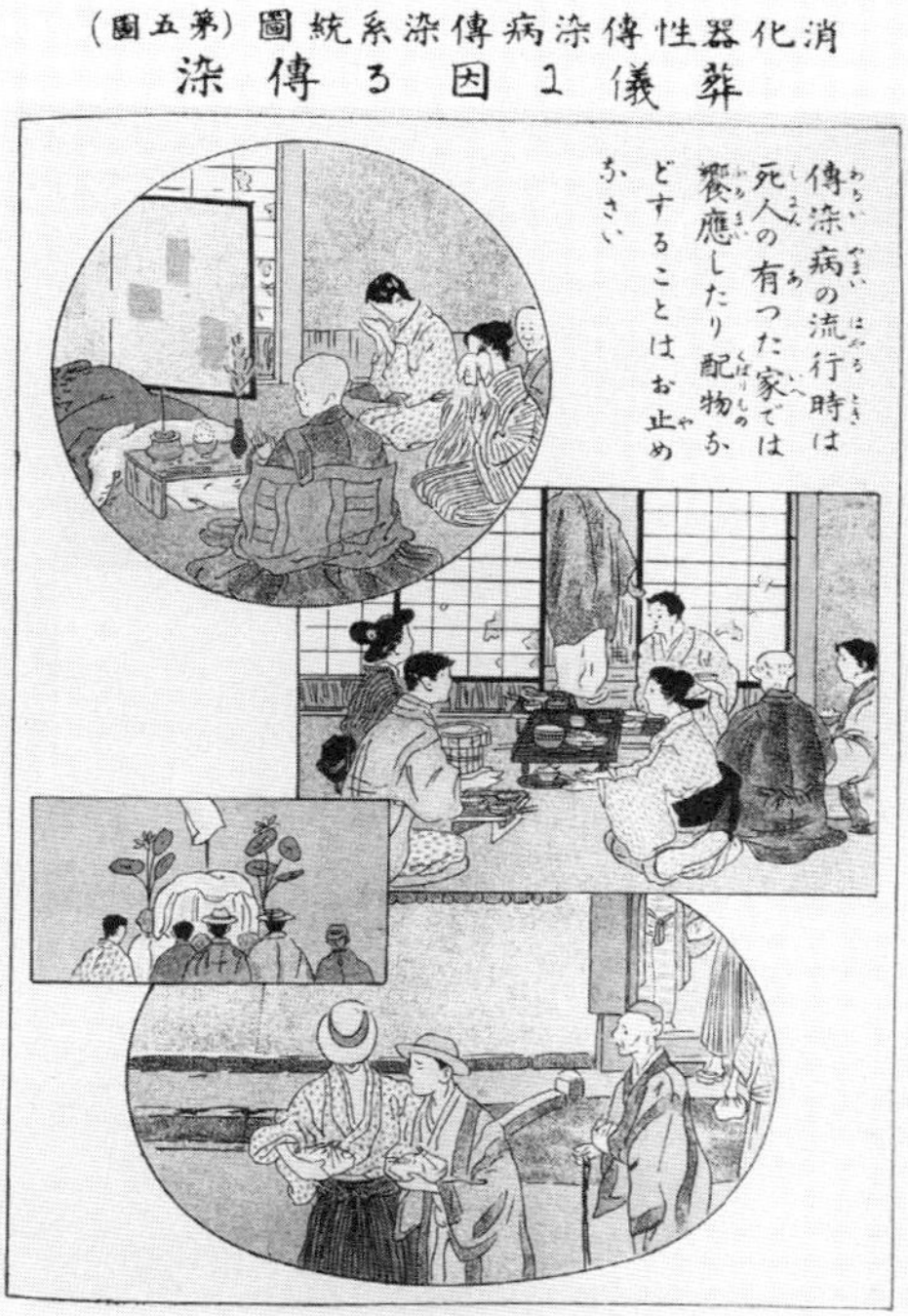

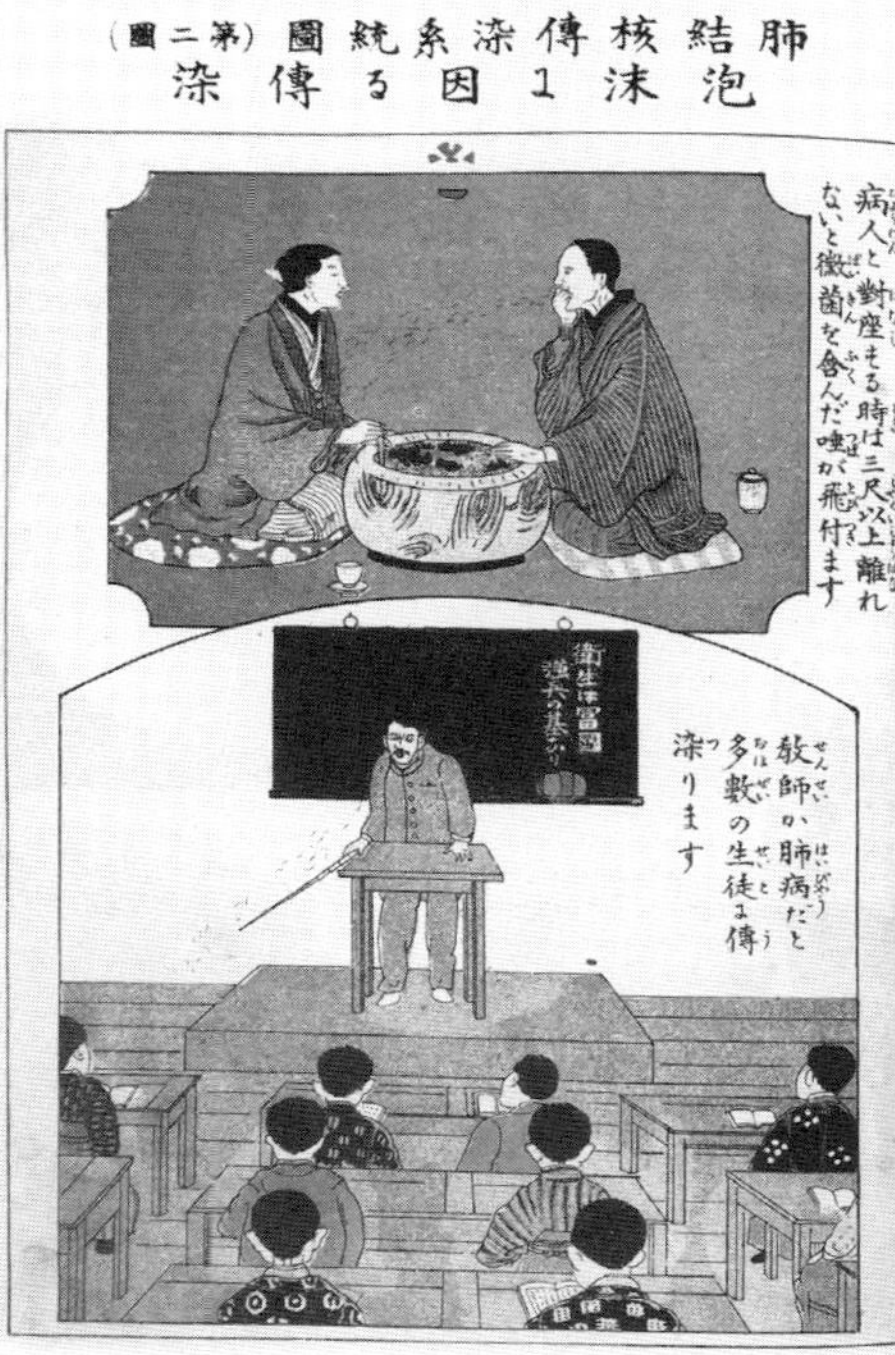

II

過去から現在を投影する

ソーシャル・ディスタンスの原風景
内務省衛生局が作成した大正時代の伝染病予防ポスターより

受肉化された「公衆」
――近代日本の衛生における「公」と「私」

香西豊子

はじめに

新型コロナウイルス感染症の流行をうけて、日常でも「公衆衛生」という言葉が、聞かれるようになった。知識としては、義務教育の社会科で習い知っていたはずの言葉である。たしか日本国憲法の、国による生存権の保障をさだめた有名な第二五条の第二項に、「国は、すべての生活部面について、社会福祉、社会保障及び公衆衛生の向上及び増進に努めなければならない」とあった。その、平素ほとんど気に留めることのなかった「公衆衛生」が、感染症の流行を機に、日常のなかに生々しく立ちあらわれたのである。

辞書を引くと、「公衆衛生」は、「国民の健康を保持・増進させるため、公私の保健機関や地域・職域組織によって営まれる組織的な衛生活動。母子保健・伝染病予防・成人病対策・精神衛生・食品衛生・住居衛生・上下水道・屎尿塵芥処理・公害対策・労働衛生など」(『広辞苑』第六版)と説明されている。この多岐にわたる活動のうち、私たちが目撃したのは、「伝染病予防」の局面であった。ヒトから排出されたウイルスは、べつのヒトの体内に入って感染し、軽重さまざまな症状を引き起こす可能性がある。そこで、病いがヒトからヒトへ「伝染」するのを制御すべく、不要不急の外出の取りやめが要請され、マスクの着用や予防接種が推奨されたのだった。

だが、「公衆衛生」というときの「衛生」が「生(生命・生活)を衛る」活動全般だったとして、その前に冠される「公衆」とは、はたして何なのだろう。ふたたび辞書によれば、「公衆」は、「①特定の個人に限定されない社会一般の人々。②社会学で、広い地域に散在しながらも、マス・メディアなどを通じた間接的なコミュニケーションによって世論を形成する人々の集合体」(『広辞苑』第六版)を意味するという。[1]それが集合的なひとを指すのならば、公衆衛生にいう「公衆」とは、衛生活動を実際におこなう主体としてのひとびとか、衛生活動を通して衛るべき対象としてのひとびとか、それとも自衛的にみずからを衛る主客を兼ねたひとびとのことか。

こう問うのは、新型コロナウイルス感染症の流行下で、誰が誰のために何をするのか、ひどく混乱がみられたからである。たとえば、国が国民のために、マスクを配布したり、緊急事態宣言を発出して日常を改変したりする場面があった。たがいへの「思いやり」の発露と称して、予防接種を推奨したこともあった。だが、「公衆」は国民と同意ではない。私的な「警察」が「伝染病予防」の旗印のもと、外出・移動・営業を自粛しないひとびとや、手指の消毒やマスクの着用をしないひとびとを、陰に陽に攻撃したこともあった。「公衆」を名詞的にひとの集合と捉えるならば、それは、ひどく破綻した集合なのである。

とするならば、あらためて問うに、公衆衛生にいう「公衆」とは何なのか。本章のみるところ、この混乱は、「公衆衛生」という言葉が日本語に登場し定着しはじめた、明治一〇年代よりすでにあった。ヨーロッパ起源の原語では形容詞的な概念だったのを、「公衆」という名詞で翻訳してしまった。その結果、「公衆」という新語が何を指すのか、誰と重なりその責任の範囲はどこまでかが不明瞭なまま、「公衆衛生」はおこなわれたのである。戦後の占領期を境に、日本にもアメリカ流の政策志向の強い「public health」が導入されることとなった。しかし、その従来とは系統の異なる行政的・学問的領域に、あたらしい訳語が充てられることはなかった。新憲法には、そのまま「公衆衛生」

の表現がもちいられた。東京大学・新潟大学・大阪大学を皮切りに、各大学の医学部に新設されるようになった講座も、「公衆衛生」学教室を名乗った。現代の「公衆衛生」は、どこか近代的な「公衆」概念の曖昧さをも、このとき継承することとなったのである。

本章は以下、その近代における「公衆衛生」が、どのように日本にもたらされ、実践されたかを検証する。これは、一世紀以上にわたって、「公衆衛生」という日本語に塗りこめられてきた意味を解読し、その特性を析出しようという試みでもある。「公衆衛生」という言葉が使われるとき、私たちの生の場は、どのような脆さを露呈するか。歴史を通して確認したい。

1　「往来」の衛生

「オッフェントリヒ」な領域

日本における「公衆衛生」の歴史をふりかえるにあたり、まず解除しなければならないのは、西洋の「衛生」思想が明治時代になって日本に移入されたという通説である。とりわけ、のちに初代内務省衛生局長となる長与専斎が、岩倉使節団に随行し一八七一(明治四)年から一八七三(明治六)年にかけて欧米諸国の医事行政を視察するなかで、はじめて「オッフェントリヘ・ヒギエーネ〔öffentliche Hygiene〕」(長与　一九〇二：五五頁)等と称される行政機関の存在に気づいたという有名な逸話は、子孫にむけた手柄話として脇に措《お》く必要がある。(2) 諸科学を総合し集団の健康に活かすという、一九世紀のヨーロッパで興った行政的・学問的潮流は、日本でも幕末期より紹介されていた。

ひとつは、長与専斎も臨んでいたであろう、長崎の医学伝習所におけるオランダ海軍軍医・ポンペによる講義である。一八五七(安政四)年からの五年間で、自然科学と医学をひととおり教授しおえたポンペは、終盤に「健康に関する医学課目（衛生学）」（オランダ語原文では「de gezondheidsleer（Hygiëne）」）について講義した。疾病の治療をこそ医学とみなしていた門人らは、当初、なぜ「健康」が医学の対象となるのか呑みこめなかった。だが、ポンペは、人間の「健康（gezondheid）」が、じつは日常の衣食住だけでなく、周囲の外的な環境とも連関しており、疾病の大半はそれに関する「教則（-leer／Hygiëne）」をなおざりにすることから生じると、根気づよく説明したのだった。長崎の市中を門人らと散歩し、臭気を発する溝や汚物の山を示して、それらが人類の衛生上恐るべき害をもたらすことを説き聞かせたりもしたという。

　いまひとつ、江戸の洋書調所でおこなわれた、杉田玄白の義理の孫・玄端による訳業も忘れてはならない。同所で教授を務めていた玄端は、西洋医学の研究・教育をおこなうかたわら、西洋で実施されている疫病の治療法や侵入予防法（「検疫（キュアランタイネ）」など）を調査・翻訳する任にあたることもあった。その一環で、玄端は一八六七（慶応三）年、オランダ語の小冊子「Gezondheidsleer」を完訳し『健全学』として刊行したのだった。同書は、最終章で、新興の学問領域である「公行健全学、即ち「ヒギイネ」」（原著では「openbare gezondheidsleer, of hygiene.」）を取りあげていた。それは、「衆人の健全催進」を目的とし、生活環境にある各人の「健全」を阻害・妨害する要因を取り去ることの重要性を説くものであった。「公行健全学（ヒギイネ）」の占有事業としては、汚水・汚物を排除し清浄な水や大気を流通させるための工事や都市計画、種痘の義務化、病院の建設、法制度の整備、工場の規制などが挙げられていた。

　この玄端の訳業で着目すべきは、原典に忠実に、「公行健全学（ヒギイネ）」が、もっぱら「政府」により実践される事業ではなく、「居民」も協働すべきものとして訳出されていた点である。「行法権柄《カミノイキホヒ》の及ばざる所」を、「公共《トモドモ》に切要とする法則」と「各人《メイメイ》己れが一家中に施す小健全法」の二者でもって補完するのである。「openbar」（ドイツ語の「öffentlich」に相当）という形容詞は、当時の日本にはない概念であった。そこで玄端は、「公行」という訳語を創出し、「おおやけが」行うのではなく「おおやけに」行われるという含意を、そこに込めたのだった。

『健全学』では訳語に若干の揺らぎがみられ、「公行健全学」のめざす「衆人の健全」は、べつの箇所では「公共《トモドモ》の健全」と訳出された。とはいえ、同書は、ポンペの講義とともに、個々人の統御可能な範囲を越えでた病いの領域が存在し、それに対応する「openbar／öffentlich」な学問的・行政的営みが、すでにヨーロッパで「Hygiene」の応用として始動していることを、幕末の日本に伝えたのだった。

「健康」をかたちづくる身体空間の保護

明治期に入り、西洋医術が全面的に解禁されると、医学校における研究・教育や医師の養成は、西洋の制度をモデルにすすめられることとなった。それにともない、一八七四(明治七)年に通達された「医制」では、「Hygiene」をも医学教育の正規カリキュラムに入れる方針が打ちだされた。「医制」条文中の「公法医学(裁判医学及ヒ護健法ヲ謂フ)」にみえる、「護健法」がそれである。しかし、「Hygiene」の体系的な講義は、その後も数年間おこなわれず、専門の講座や教員を欠く状態がつづいた。

むしろ、日本でいちはやく「Hygiene」の教育がなされたのは、小学校だった。一八七二(明治五)年に制定された「学制」には、下等小学の教授科目のなかに、教員が八歳前後の生徒に週に一、二度、身体の健康を保護する方法を説く「養生法」が組みこまれていた。指導要領には、教員の参照するテキストとして、さきの杉田玄端訳『健全学』や、ポンペの一番弟子・松本順が書いた西洋の養生法の解説書が具体的に挙げられていた。文部省は、「Hygiene」を活用し、勉強する健康な身体をつくろうとしたのだった。

これと同じ頃、教室の外でも、ひとびとの健康を保護しようとする動きがあった。「国中を安静ならしめ人民の健康を保護する」ことを目的に、一八七二年より法制化のすすんだ、警察である。同年の東京府下を皮切りに、各府県下で順次、軽犯罪を取り締まるための法令「違式詿違《かいい》条例」が布達されると、警察はその取締りの実働組織ともなっ

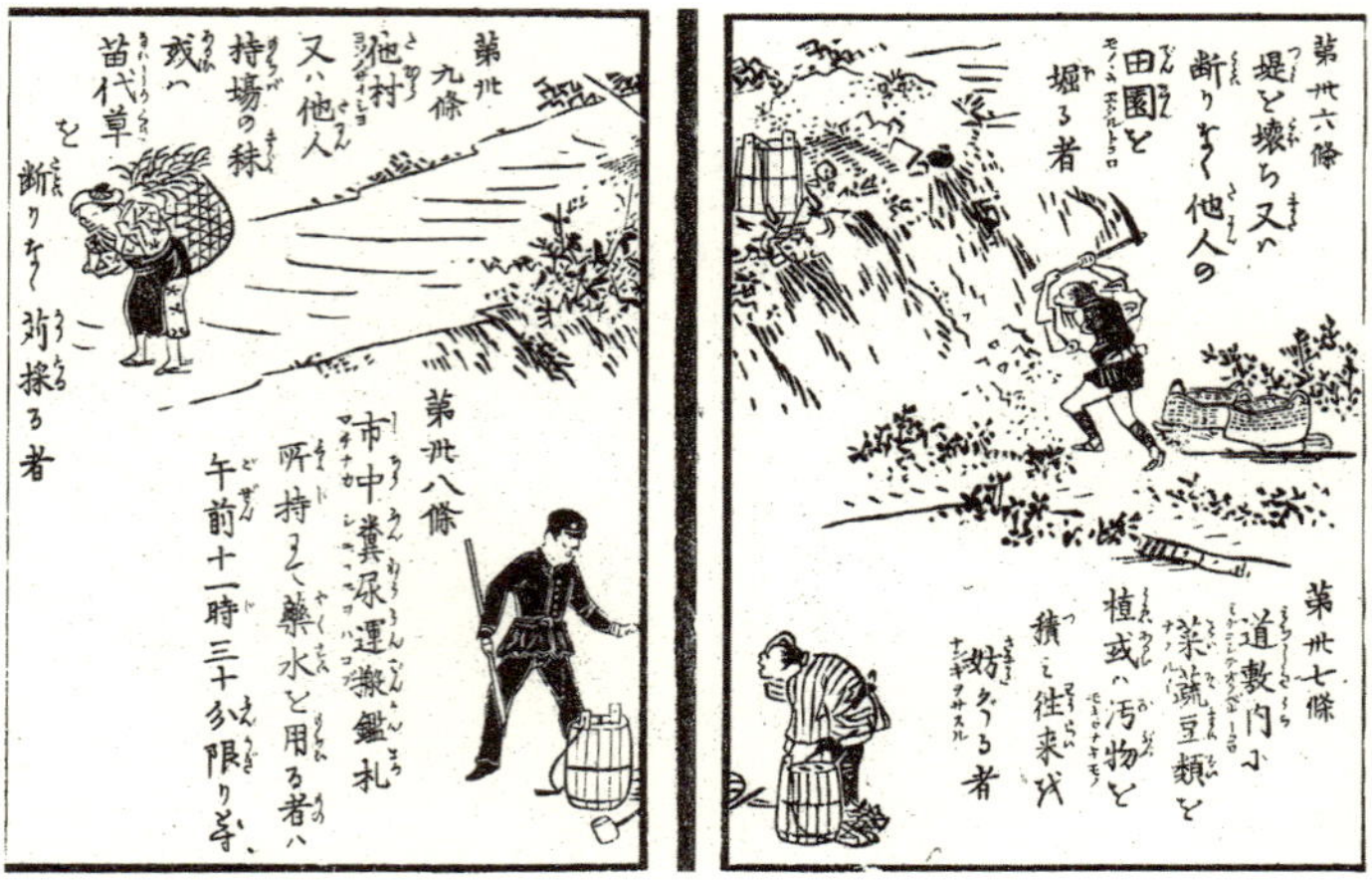
第卅六條
堤を壊ち又ハ断りなく他人の田圃を掘る者
第卅七條
道敷内ニ菜蔬豆類を植或ハ汚物を積ミ往来を妨ぐる者
第卅八條
第卅九條
他村又ハ他人持場の秣或ハ苗代草を断りなく苅採る者

図1 糞尿を嫌う「往来」
（出典：西村編 1876年，8ウ・9オ）

た。

違式註違条例は、使われる字句・文言が難解だったため、条文を図解した小冊子が各地で刊行された。そのうち、一八七六（明治九）年制定の京都府版全一〇五条にあわせて作成されたものを見てみよう（図1）。図中で、黒い制服を着用し警棒を持って、違反者に声をかけているのが警吏である。京都市街で汲みとられる糞尿は、数百年間、畑の肥えとして周辺地域に買い取られる商品であった。だが、条例では一転、汚物とされ、その「往来」での運搬には、防臭剤を入れたうえ制限時間内におこなうよう制約が設けられたのだった。

条例には、「往来」や「下水」（用水路）を糞尿や土芥でよごし、ひとびとの迷惑となるような行為を禁ずる条項が、ほかにも一割ほど盛り込まれていた。「道敷内に菜蔬《さいそ》豆類を植或は汚物を積み往来を妨ぐる者」（第三七条）、「往来にて死牛馬の皮を剝ぎ肉を屠る者」（第四五条）、「禽獣の死する者或は汚穢の物を往来へ投棄する者」（第五七条）、「市中往来筋に於て便所に非ざる場所へ大小便する者」（第六一条）などである。

「openbar／öffentlich」という観念がない世界で、「おおやけ」を具現していたのは、所有や管理責任のあいまいな「往来」や「下水」であった。「人民の健康」の保護を掲げる警察は、戦後に職務体系が変更されるまで、そこを取り締まる任にもあたったのだった。

「公衆衛生」という言葉の誕生

こうして、当初は日本で断片的に取りいれられた「健康」の保護活動であったが、一八七九(明治一二)年を境に、行政的にも学問的にも本格的に導入されることとなった。契機となったのは、全国的なコレラの流行である。コレラは、その二年前の西南の役のあった年にも各地で流行したが、同年ふたたび大流行をおこし、患者約一六万二〇〇〇人、死者約一〇万五〇〇〇人という人的被害をだした。当時の人口がおよそ三六五〇万人であったことを考えれば、そのインパクトは相当なものであった。

法制面では、「虎列剌病予防法心得」・「避病院仮規則」(以上、一八七七(明治一〇)年制定)にくわえて、矢継ぎ早に「虎列剌病予防仮規則」・「海港虎列剌病伝染予防規則」・「検疫停船規則」等が制定され、患者発生の届出、患者の隔離や周囲の消毒、伝染病流行地からの寄港船の扱いなどに関する事務手続きが定められた。

組織面では、内務省に、衛生政策の審議機関として「中央衛生会」が常設された。これは、内務省の部局としての衛生局(長与専斎を局長に一八七五(明治八)年に設立、衛生統計・売薬・種痘等の事務を管轄)とは別組織で、同一八七九年に各地方に創設された「地方衛生会」と連携しながら、伝染病の発生・蔓延などに迅速に対応してゆくことを期待された(3)。

学術面においては、一八七九年、数か月間の時限的なものではあったが、はじめて大学の医学部で「Hygiene」が講義された。東京大学医学部で生理学を担当していたドイツ人教員・チーゲルが、医学生のほか陸軍や内務省警視局等の医官らにむけて、ドイツ語で講義をおこなったのである(図2)。

後年になって日本語訳された備忘録『国政医論』によると、講義の原題は「Staatsarzneikunde」、すなわち「国家

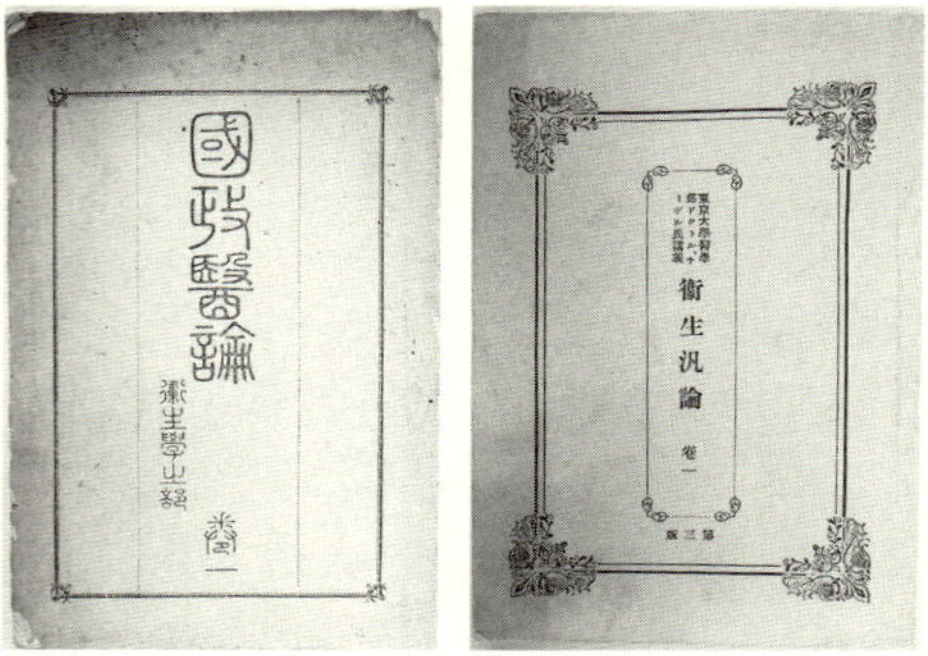

図２　チーゲルの講義の備忘録『国政医論』(左)と講義録『衛生汎論』(右)
(出典：チーゲル 1879 年，チーゲル 1880 年)

(Staat)の医術(Arzneikunde)」であった。チーゲルはまず、ヨーロッパで一九世紀初頭に興った、国民の健康の保護に関する司法・行政の分野「民間医学／メジシナ・フォレンシス(medicina forensis)」が、のちに三分野に分岐したことを説いた。[4] 「衛生学／ヒギアイネ」・「衛生警察／サニテーツ・ポリザイ」・「断訟医学／ゲリヒトリ・メジシン」である。講義は、それらを順に説明する形式ですすめられた。

『国政医論』の目次によると、第一部「衛生学」では「全国病・地方病・流行病・大気論・飲用水・食品および加味物・居民交際」が、第二部「衛生警察」では「屠児警察・排泄物・薬品警察・建築警察・砿山警察・鉛・酢・漆・肉類警察・囚獄医事警察・草究警察・穀物警察・硝子・獣毛・瘋癲警察・食塩・粧飾品・病院及ヒ産婦院・貧病院及ヒ貧婦院・伝染病衛生警察・製銅所・死体警察・脂油・船舶医事警察・学校医事警察・飲用水」が、第三部「断訟医学」では「生体上検査・死体検案・欧州医政概論」が教授されたようである。

このうち、第一部「衛生学」と第二部「衛生警察」は、内容の差異が聴衆に理解されづらかったとみえ、チーゲルはその説明に言葉を尽くしている。要するに、「衛生学」が、国法にのっとり「民間病」を撲滅・予防する不断の事業であるのに対し、「衛生警察」は、非常時に人民を諭し他に損害を与える者の振舞いを取り締まる事業ということであった。両者の差異は、端的に担い手の違いともされ、前者が「地方行政部」、後者が「中央政府」だとも説かれた。

チーゲルのこの講義は、翌一八八〇(明治一三)年、第一部「衛生学／ヒギアイネ」のみが切り離されて、講義録

『衛生汎論――公衆健康学（ヒゲエーネ）』として刊行された。興味深いのは、同書のなかに、備忘録『国政医論』では一度も使われなかった「公衆」という言葉が頻出する点である。ひとびとを表す名詞として、あるいは「健康」や「損害」などを修飾する冠称として、数ある訳語のなかから選択的に採用されているのである。目次をみても、「緒言・公衆健康学ノ理解・公衆兆病論（統計学ノ調査法）・公衆損害ノ診候論（全国病・局地病・流行病）・公衆損害ノ原因論（大気論・用水論・食料及嗜好品・人民交際）・公衆損害ノ預后論・公衆損害ノ治療論」と、「公衆」を冠した言葉がならぶ。

これにはおそらく、チーゲルの講義とほぼ同じ時期におこなわれていた、東京大学医学部の製薬学教授・柴田承桂の訳業(5)が影響している。柴田は、一八七〇（明治三）年よりドイツに留学し、ベルリン大学のホフマンのもとで有機化学を学んだ。その際、岩倉使節団の一員として現地をおとずれた長与専斎から、ヨーロッパの近代的な医事制度や「Hygiene」を学んで帰国するよう依頼をうけた。柴田は学業のかたわら、その任を果たし、日本に戻ったのちに精力的に関連書籍を翻訳・刊行した。

その成果の第一は、アイルランドの学者らが著した関連書籍の編訳『衛生概論』（一八七九（明治一二）年刊）である。「公衆衛生」という日本語の文字列は、そこにはじめて登場する。柴田は「衛生」を、「一箇人」に関するものと「公衆」に関するものとで訳し分け、それぞれに「衛生私法」と「衛生汎法（公衆衛生法又人民衛生法と名《なづ》く）」という訳語を充てた。二年後に刊行した同書の第二版では、それらを「私己衛生法（衛生私法）」と「公衆衛生法（衛生公法）」とに改めている。「公衆衛生（法）」という用例は、「衛生汎法」・「衛生公法」に代わり、明治一〇年代前半より定着をみせていたようである。

その後、柴田は第二の成果として、ドイツの医師・ザンダーの一八七七年の著書 *Handbuch der öffentlichen Gesundheitspflege* を翻訳し、一八八二（明治一五）年に、その名も『公衆衛生論』と題して刊行した。これは、原著の「総論」

の第一章「Der Begriff der öffentlichen Gesundheitspflege」を訳出したもので、校閲者は長与専斎であった。「Hygiene」は一九世紀後半のこのとき、英米では「社会学」(今日にいう社会科学)に列する営み(public health)となっていたが、ドイツでは医学・自然科学の応用分野に位置づけられていた。柴田はザンダーの著書の翻訳をとおして、この「学(Lehre)」と「方術(Pflege)」の乗り入れる「公衆衛生」という領域の特異性をつたえようとしたのだった。

「健康」の保護の「öffentlich」なあり方については、幕末にいちど日本に紹介されていた。それがここにきて、あらためて概念(Begriff)の内実を質されたのは、このとき日本で、「公衆衛生」の模索的実践とそれに付随する混乱が進行していたことの表れであったろう。くりかえされるコレラの流行をうけ、衛生家(官民を問わず衛生学・衛生関連事業にたずさわる専門家ら)は、衛生に関する知識を普及させ政府の施策を翼賛する必要性を認め、一八八三(明治一六)年に「大日本私立衛生会」を設立した。だが、「公衆衛生」とは何か、その実践において、中央・地方や、官民、公私の関係性はどのような様態が最適かは、手探りの状態がつづいたのである。

2 「公衆衛生」への疑義

さて、明治一〇年代のコレラの流行をうけ日本で興った新規事業に、都市部の水系の衛生工事がある。早くは東京市神田の暗渠《あんきょ》掘削が知られるが、明治二〇年代になると、東京市では市区改正事業の一環として上下水道の敷設計画がうち立てられた。横浜市・函館市・長崎市・大阪市では、市街地に実際に上水道が敷設され浄水の供給が開始された。ひとびとの「健康」を保護・増進する事業は、見方によっては、日本で着実に進行していた。

しかし、そうした状況に疑問を呈する者もいた。かの柴田承桂も、そのひとりである。柴田は、一八八九(明治二二)年に開かれた大日本私立衛生会の会合において、「衛生上公私ノ区域如何」という講演をおこなった。そして、衛生関連事業の進展は結構だが、それらの過半が政府の主導によるものであり、ひとびとの要望により市町村で実施されているものがほとんどない点を問題として指摘したのである。

柴田のみるに、ヨーロッパでは、「Hygiene」と政府所管の「衛生警察」（のちの医事行政）との分岐がおこった当初より、「Hygiene」は公私の領域に区別されていた(6)。これは、「公衆」と「一個人」とで、課される責務が異なるためであり、既存の個人的な養生法は、「私己衛生」として「Hygiene」の一領域に再定位されたのだった。ひとびとの健康は、政府ならびにこの公私それぞれの領域における責務が全うされてこそ保護されうる。にもかかわらず、日本では「公衆衛生」が未成熟で、政府や個人の努力に依存した状態にある。そこで柴田は、まず市町村レベルの衛生組織の強化に着手すべきことを説いたのだった。

この日本の「公衆衛生」の未成熟という点に関し、より徹底的に現状を批判した者もいた。後世に「鷗外」の号で知られる、衛生家・森林太郎である(7)（図3）。森は、東京大学医学部を卒業したのち、一八八四（明治一七）年から四年間、衛生学を学ぶためにドイツに留学し、ミュンヘンのペッテンコーファーやベルリンのコッホらに師事した。そして帰国後は、陸軍軍医学校で教鞭をとるかたわら、日本の衛生学や医事行政について活発に提言をおこなった。

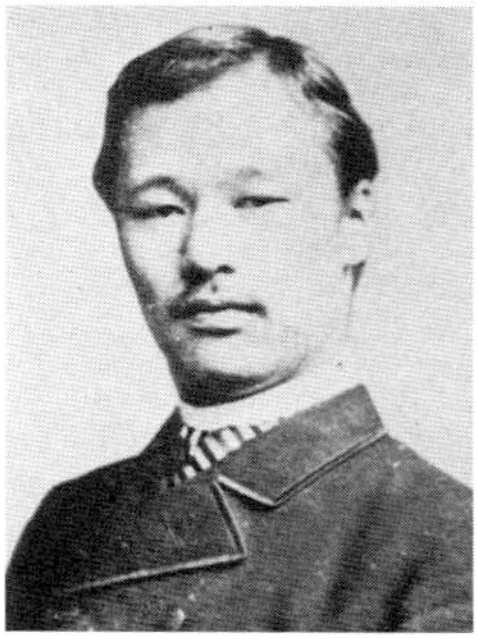

図３　衛生学者・森林太郎（出典：「留学時代の鷗外」野田・吉田編 1964年，８頁）

そのなかで森が注力したのは、世のひとびとに「正しい」衛生学の知見を周知させることであった。一八八九（明治二二）年に大日本帝国憲法が発布されると、これからは「官」に言われるままではなく、ひとびとが知識と判断力とを備えみずから健康を護れるようになるためにと、医学系啓蒙雑誌『衛生新誌』を創刊した。「公衆の衛生」は従来、「官」の先回りにより、コレラが流行れば溝を浚《さら》えよ井戸を修繕せよ果物の売買を中止せよと、さまざまな取締りがなされてきた。しかし、ただそれに従っているだけでは、「民」

は幼稚なままである。憲法を戴くということは、人民ひとりひとりが政治に関わることであり、衛生事業もまた政府まかせにしてはならないと、森は考えたのだった。

以後毎月、森は有志らと、『衛生新誌』上で衛生学の知見を説き学術的根拠のない俗説を「駁撃」しつづけ、一八九〇(明治二三)年七月刊行の第二五号では、満を持して、日本の「公衆衛生」の理解に異議を唱えた。「公衆衛生概論」と題する論考で、柴田も翻訳していたザンダーの著書に拠りつつ、日本では「公衆衛生」が二つの点で誤解されていることを指摘したのである。

一点目は、「公衆衛生」の原義である。森は「Hygiene」について、「公衆健康保護法と云へるは公衆健康といふものを護る法に非ず。人の健康を公衆的に護る法なり」(森 一八九〇:一三頁)と断じる。日本では、あたかも「公衆健康」なる対象があり、それを保護する営みが「公衆衛生」であると考えられているが、それは原語(形容詞としての öffentlich)の意味を捉えそこねている。「公衆衛生」は、「公衆(健康)」という対象によってではなく、その「公衆的(öffentlich)」な方法論およびそれのおよぶ領域によって規定される営みだというわけである(森は、こうした誤解を廃するには、「衛生公法」という呼称を採用するのが妥当だったと付記している)。

二点目は、「公衆衛生」の「学(Lehre)」と「方術(Pflege)」の混在からくる領域侵犯である。森によれば、「公衆衛生」の本義は、応用としての「方術(Pflege)」にではなく、自然科学・医学(「Hygiene」を含む)および行政学という原理原則としての「学(Lehre)」のほうにある。それにのっとり、「Hygiene」の実践領域も、個々人で制御できる範囲(私己衛生)と、もっぱら「公衆的」に管理される範囲(公衆衛生)とに分かたれている以上、「公衆の健康」を護るという名目で無法に私権を侵すような公私混同は認められない。「公衆衛生」は本来、「健康の公衆的保護法の学」である以上、健康保護の「公衆的」な必要性と、自然科学および医学にもとづく「公衆的」な方法論とを前提に、厳正な学問的検証を経てはじめて正当化される営みなのだった。

このように、明治二〇年代前半には、日本で実施される「公衆衛生」への疑義がおおやけに表明されるようになった。森は、一八九〇年六月に医学士仲間と「日本公衆医事会」を組織し、その本来の「公衆的」に厳正に展開されるあり方を実現させようとした。一八九七(明治三〇)年一月には同会の機関誌『公衆医事』を創刊し、官製の種痘用ワクチンの不良から医師の養成・資格認定制度の改正まで、「公衆」という領域における衛生・医事行政を問題とした。

しかしながら、日本の「公衆衛生」は、森らの批判をよそに、「公衆」を集団として実体的に捉え、その「健康」の保護を謳って、私的な衛生の領域(私己衛生)と融合する方向にむかった。その結果生じたのは、「家庭」という特有の衛生の領域と、「公衆」全体の利益(この場合は「健康」)という観点から個々人のふるまいを規定する道徳とであった。「公衆」概念の捉えがたさは、日本では「公衆」を受肉化させ、「公衆」たるべきひとびとの私生活と内面のなかに「公衆衛生」を展開させることとなったのである。

3 「Hygiene」の日本的展開

「家庭衛生」の勃興

まずは、「家庭」という衛生の領域の出現について見てみよう。言葉としての「家庭衛生」は、明治一〇年代にはすでに使われていた。さきに触れた大日本私立衛生会にも、「公衆衛生科」や「私己衛生科」・「学校衛生科」・「軍陣衛生科」・「海上衛生科」・「囚獄衛生科」・「嬰児保育科」・「疫病科」などと並んで、「家庭衛生科」の審事部会が設置されていた。しかし、「家庭衛生」という言葉が実質的な意味をもちはじめたのは、明治三〇年代頃からのようである。

「家庭」が衛生の一領域として日本で根づいた背景には、公私にわたる「Hygiene」の理念が、実地で首尾よく展開されなかったことがある。「公衆」の領域における衛生が問題含みであったことは、すでに見たとおりである。だが他方の、衣食住など個々人で統御できるはずの「私己」の衛生領域においても、問題がなかったわけではない。個人のなかには、わが身の健康を自身で十全に実現できない者がいた。乳幼児や病者である。この「私己」衛生の空隙を埋めるのを期待されたのは、女性であった。出産・育児・看病など、家内で生ずる個人で引きうけきれない衛生の課題は、すべて「婦人」や「母」の実践に紐づけられた(明治期以降に描かれた子どもの種痘の図が、すべて母に付き添われて描かれていることは象徴的である)。

かくて「私己」衛生の領域に生じる空隙は、それを代行して埋める「婦人」・「母」という拡張的な衛生の実践主体を創出することとなった。一八八七(明治二〇)年には、日本初の女医・荻野吟子らにより「私立大日本婦人衛生会」が設立され、「婦女子」による健康保持のあり方が追究されはじめた。二年後の一八八九(明治二二)年には、同会の機関誌『婦人衛生雑誌』が創刊され、またのちにロングセラーとなる衛生学者・三島通良の著『はは のつとめ』(親の巻・子の巻の二巻組)も刊行された。

その後、「婦人」や「母」の責務の範囲が、「家庭」全般にまで拡大され、ほかの成人の「私己」衛生も肩代わりしておこなうことが期待されるようになるまで、時間はかからなかった。衛生家らは、明治二〇年代から三〇年代にかけて、女性向けの雑誌や読み物を通して、「家庭」での衛生の重要性を説きはじめた。そして、「家庭」衛生の主宰者に措定された「主婦」に、衛生思想(衛生の法則に適う考え方)を理解し実践することを求めた。「婦人衛生」に代わり「家庭衛生」という言葉が汎用されるようになったのも、この頃からであった。

とはいえ、ここで看過されてならないのは、「家庭」がたんに「私己」衛生の総和的な実践領域としてのみ注目されたわけではなかったという点である。「家庭」は、他方で、「公衆」衛生の前衛領域とも目された。というのは、一八九八(明治三一)年より内閣統計局が人口動態統計や死因統計を本格的にとりはじめた結果、日本では、急性伝染病

（コレラ・赤痢・ジフテリア・チフス・天然痘など）の蔓延の陰で、慢性伝染病（らい・梅毒・結核など）や脚気《かっけ》が多くの死者を出していること、ならびに欧米諸国に比して乳幼児死亡率が非常に高いことなどが判明したためであった。明治初年より、官民問わず、急性伝染病の対策に軸足をおいてきた日本の衛生事業は、虚を突かれるかっこうとなった。そして、じつは「家庭」が、さまざまな悪疾を産出し、それらを水平的（同時代の他者にむけて）ないしは垂直的（次世代の家族成員にむけて）に伝播させている可能性が疑われはじめたのだった。

「家庭」は、「私己」衛生の実践の場であると同時に、「公衆」衛生にとって病理・病巣・病原ともなりうる場とみなされるようになった。以後昭和戦前期にかけて、衛生思想を涵養するための言葉が膨大に「家庭」に対して投下された事実は、その裏づけとなろう。井上通泰監修『家庭衛生叢書』全一二編（一九〇四―一九〇六（明治三七―三九）年）や博文館編『家庭衛生講話』シリーズ全九編（一九〇七―一九〇八（明治四〇―四一）年）、内務省衛生局編『家庭衛生の心得』全三三冊（一九一九―一九三四（大正八―昭和九）年）など、「家庭衛生」という括りの啓蒙書や小冊子も続々と刊行された。論題は、ひろく当時「社会病」とも呼ばれた「結核」や「花柳病《かりゅうびょう》」（梅毒・淋病など花柳界から広まるとされた性病の総称）の予防から、結婚・妊娠をするのに適当な年齢や結婚相手の選定法など、ごく私的で個別具体的な事柄にまで及んだ（図４）。

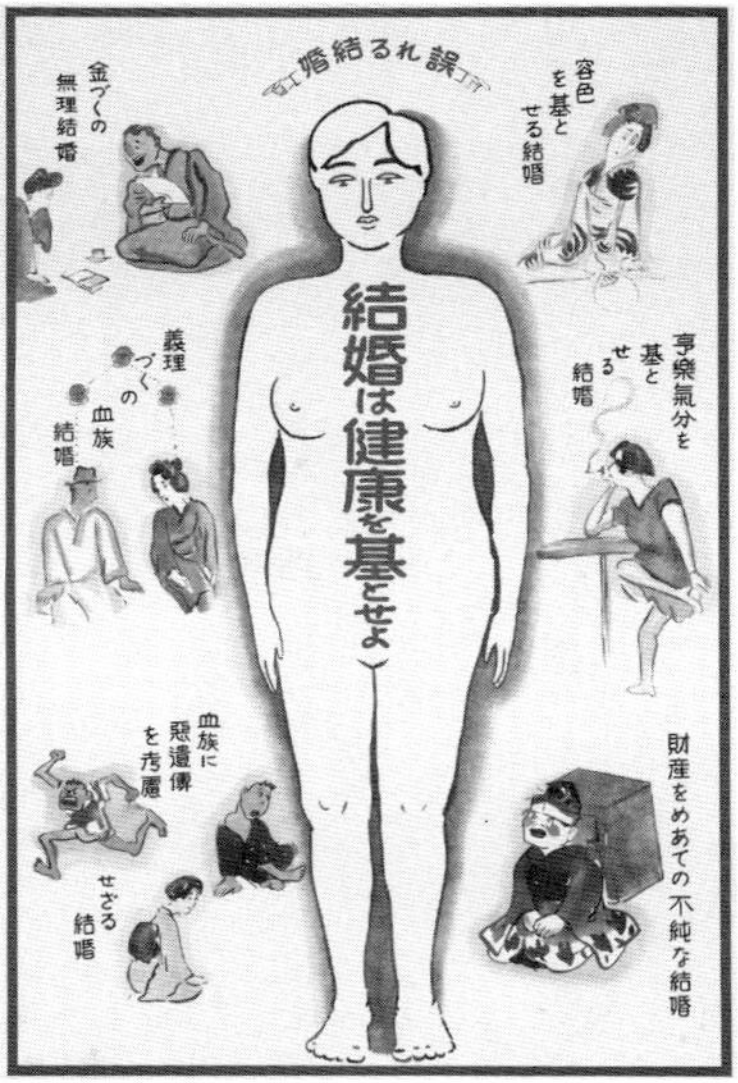

図４　結婚の衛生学を前に，むきだしとなる母体
（出典：内務省衛生局，作成年未詳）

修身としての「公衆衛生」

では一方、「公衆」なる実体の「健康」を護るための道徳のほうは、どのように出来《しゅったい》したか。その初

動は、「家庭」衛生が「私己」衛生と「公衆」衛生の相互に乗り入れる要衝となったのと時をおなじくする。「私己」衛生の実践をささえるモラルとして「自衛心」が説かれていたところに、明治三〇年代になり、あらたに「公衆」衛生のモラルとして「公徳心」が称揚されるようになったのである。

「公徳」という言葉は元来、明治初年の儒教的で閉鎖的な徳治主義を批判する議論のなかに登場した翻訳語だった。それが、皮肉にも、なかなか進展しない「公衆」衛生を推し進めるための、修身の徳目として賦活されたのだった。一九〇〇(明治三三)年に改正された「小学校令」に、「公徳」は「修身」課目の一修養徳目として組み込まれた。教員用の教授手引書によれば、「公徳」の教授目的は「公共物、および、公衆に対する心得を知らしむ」ことであり、四つ挙がる「教授上の注意」の一つは、「公衆衛生と、時間を守るべきこととにつきて、わが国の人のもっとも注意すべきこととなるを知らしむべし」というものであった。「公衆衛生」は、種々の「公徳唱歌」の題材ともなった。

一九〇八(明治四一)年には、文部省から、「衛生」の実践的な徳目を説く『修身衛生講話』という書籍も刊行された。著者は、日本に西洋近代医学を根づかせた医学者の代表格である三宅秀である。[8] 三宅は、明治二〇年代より、教育と「衛生」の架橋に尽力し、師範学校や高等女学校の教員に衛生学を講義した。

三宅は『修身衛生講話』のなかで、「公衆衛生」を「社会公衆の健康を保全する」ことと定義した(三宅 一九〇八:六四頁)。そして、「公徳」を説く段では、「結核」と「花柳病」という二つの「社会病」を問題とした。というのも、伝染病の予防・制圧は、本来、行政官の職掌だが、こと「結核」と「花柳病」に関しては、「社会の進度風教」によって蔓延状況が左右されるためであった。三宅はとくに、「結核」の蔓延予防における「公徳心」の重要性を諄々と説いた。「結核」は、全国の患者・死者の統計がとられるようになった明治三〇年代ですでに、年間八万人以上の死者を出していた。一九〇四(明治三七)年には、既存の急性伝染病対策の枠組みを援用した内務省令「肺結核予防ニ関スル件」が発令され、病原を消却・封印し蔓延経路を断つことが試みられたが、患者・死者の数は増加の一途をたどっていたのだった。[9]

決定打の見えない「伝染病」の蔓延に対し、「公徳心」は、ひとびとが「公衆」の「健康」を保護する行動をとるよう内面から律するとともに、それ反する行動をとる者を断罪する、強力な言葉となっていった。一九〇八(明治四一)年の天然痘流行時に、種痘を子どもに打たせない親が、「公徳心に乏しい輩」と非難されたことは、先に見たとおりである(I香西論文参照)。明治から大正期にかけて内務省衛生局が作成した、衛生思想の涵養のための掛図類にも、ひとびとの「公徳心」に訴えて「公衆」の領域での衛生を達成しようとする用例が見られた(図5)。「人《ひと》の群集《あつま》る処《ところ》には唾壺《たんはき》を置《お》きなさい。唾壺以外《たんはきのそと》に唾痰《たん》を吐《は》く者《もの》は公徳心《こうとくしん》のない者《もの》です」(図5上)。「市中《しちう》を流《なが》るる川《かは》にて洗面及《せんめんおよ》び含《がん》嗽《そう》をなすは自《みづ》から危険《きけん》を求《もと》むるものなり。又《また》、患者《くわんじや》の使用《しよう》せる物品《ぶつぴん》を小川《をがは》にて洗滌《せんてき》(ママ)するは公徳《こうとく》を傷《きづつ》くる行為《かうゐ》と謂《い》はざ

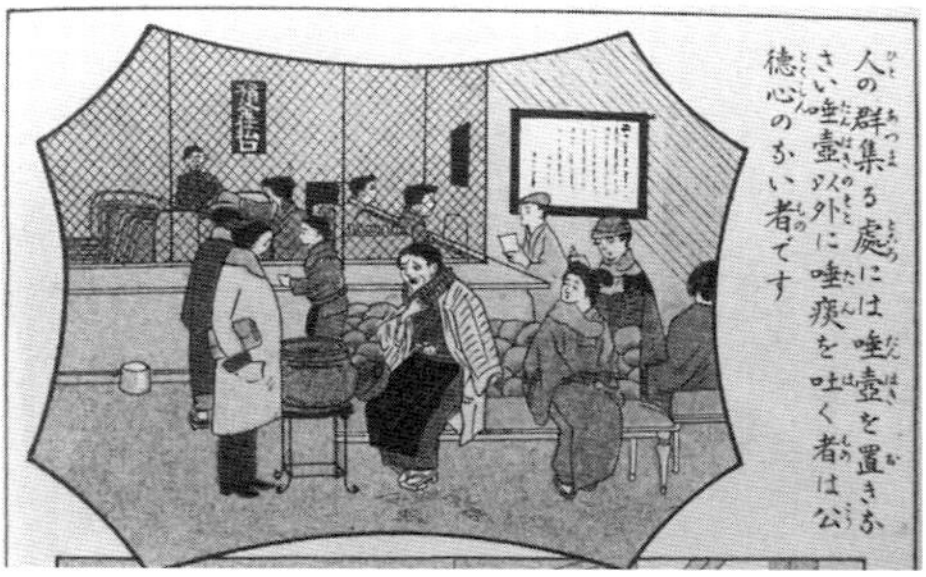

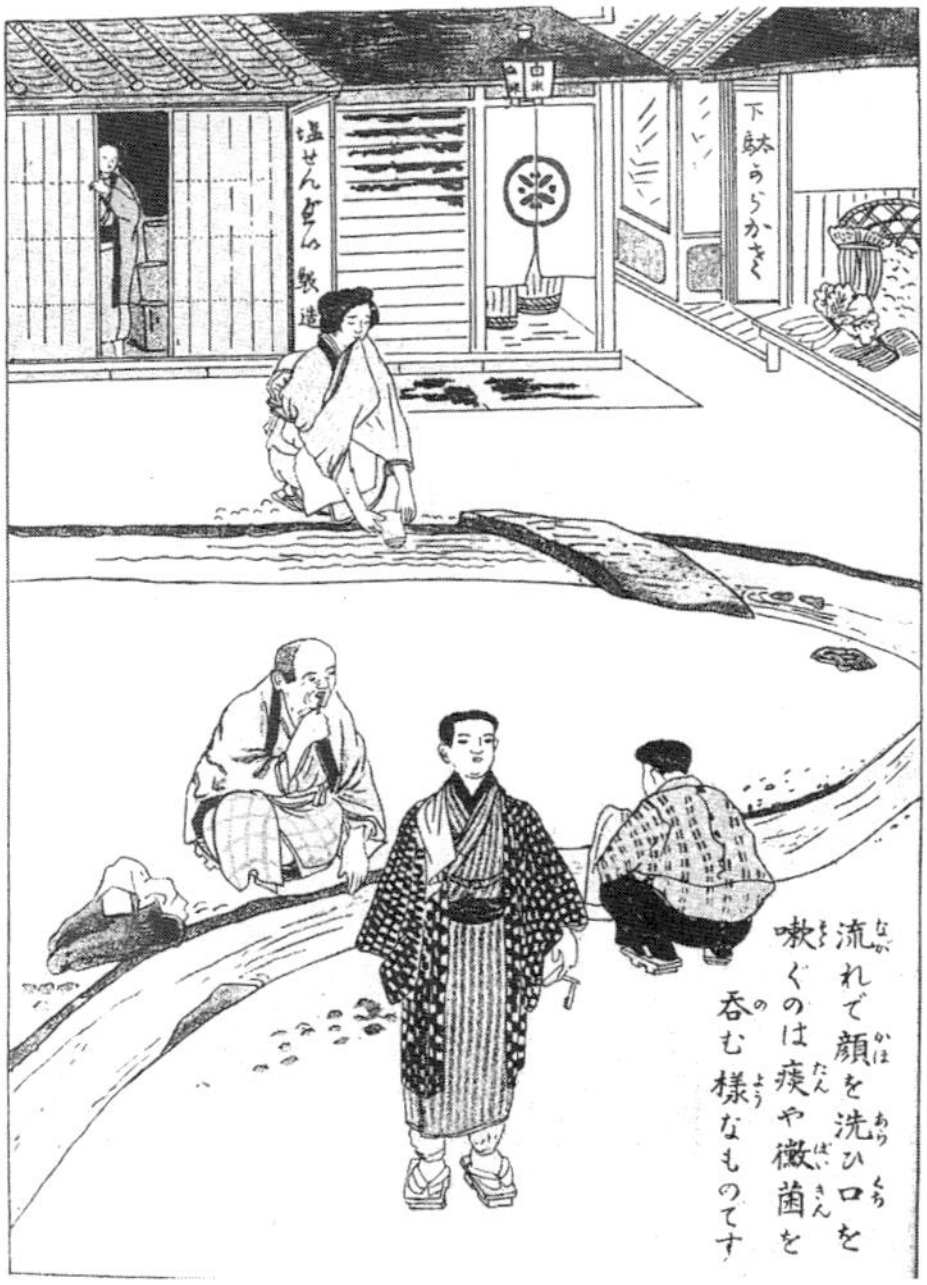

図5 「待合」や「河川」の汚染を制する「公徳心」
(出典：内務省衛生局 1918 年, 第 7 図(上)・第 8 図(下))

るべからず」(図5下に付された説明文)。個人の管理責任の外にあり不特定多数が共有する空間や水系の「健康」を、警察だけでなくひとびとの「公徳心」でもって保全させようとしたのである。

「公衆」の「健康」を保護するには、医薬品を開発したり、上下水道を整備したりという、より明確で具体的な方法も考えられたかもしれない。しかしながら、日本ではその後も、「公衆衛生」に大規模な予算が割かれることはなかった[10]。一九三七(昭和一二)年に「保健所法」が制定され、「保健所」や「保健婦」などの新制度が始動された。翌年には、衛生行政に関わる部署が内務省から独立するかっこうで、厚生省が新設された。国民の「健康」の保護・増進という課題は、この頃より、「家庭」衛生やひとびとの内面を迂回するのではなく、国民の私生活に直接的に介入する国の政策によって、解決を目指されることとなったのだった。

おわりに

戦後に作成された文書を読んでいると、日本の近代の「公衆衛生」を反省し、それがドイツ流の「Hygiene」であって、英米流の「public health」でなかったことを指摘する見解を目にすることがある。日本が前者の、細菌学や生理学・栄養学など実験室内で上がる成果を重視した対策をとったため、後者のような実際の生活環境に沿った保健機能が強化されないままになったという趣旨であろう。だが、その種の言明には、二つの点で修正が必要であろう。

第一は、「Hygiene」自体は歴史上、自然科学と社会科学の両方に軸足を置く「健康」保護の実践として登場したという点である。日本に導入された「Hygiene」は、すでに明治二〇年代に柴田や森らに感得されたように、地方自治の思想や個々人の衛生思想が涵養されないまま、中央集権的にすすめられていたきらいがある。「公衆」という本来は公共的な方法論ないし領域をあらわす概念に至っては、以来ついぞ原義のとおり理解されることなく、その「健康」を保護すべき衛生実践の対象として実体化された。だがそれは、「Hygiene」それ自体ではなく、日本での独自の展開のされ方の問題である。

第二は、「Hygiene」と「public health」に、後講釈的に優劣をもちこんでいる点である。「Hygiene」であれ「public health」であれ、その土地の「健康」の実情に応じて講じられるものであろう。とするならば、戦後に日本が「public health」を導入することにしたとはいえ、それは結果的にくりだされる「公衆衛生」の「正しさ」を、なんら保証するものではない。「Hygiene」の本義を捉えそこなった経緯のある国が、「public health」のそれ（とりわけ「public」という概念）ならば理解できるという理屈も、よく分からない。

おそらく、近代の日本流の「公衆衛生」が間違っていたという話ではないのだろう。日本では二一世紀のいまでも「公衆衛生」という言葉が使われ、列島がパンデミックに襲われれば、「公衆」の「健康」を護るための行動が促される。新型コロナウイルス感染症の流行時には、マスク着用や手指の消毒、「思いやり」接種など、「公徳心」の発揮が現代風に呼びかけられた。戦前にすでに死語となっていた「家庭衛生」もにわかに思い出され、「家庭」は、成員の緊急の退避先として、またケアの場として注目を浴びた。

日本の「公衆衛生」は国民頼りだという批判も聞こえた。しかし、それはある意味、日本という諸条件から導かれた、最適な「公衆衛生」のすがたかもしれない。一部のひとびとにケアを押しつけ「公徳心」の横暴を野放しにする様は、ときに非常に苦々しく、受け入れがたいものではあるが。

注

（1）社会学において、「公衆（the public）」は、戦後の市民社会論のなかに登場する用語であり、辞書の説明にもある通り、「群衆（crowd）」や「大衆（mass）」とは異なる、主体的・合理的に判断し行動する集団を指す。

(2) 長与専斎『松香私志』は、記録が比較的正確で、医学史研究においては高い資料的価値が認められているが、元来、内輪向けの回顧録として成立したことを忘れてはならない。西洋の近代的な「Hygiene」に「衛生」という訳語を充てたのも、師・緒方洪庵の息子にして朋友の緒方惟準が、専斎に先んじている。

(3) このほか、港湾の検疫所、衛生局試験所(従来の製薬の成分分析業務のほか消毒薬の石炭酸の製造や水質検査などを開始)、府県・市町村の衛生課、陸・海軍の衛生部などが、コレラの流行をうけて改組・創設された。

(4) このくだりでチーゲルは具体名を挙げてはいないが、オーストリアの宮廷医・ペーター・フランクの業績(『完全なる医事警察の体系(*System einer vollständigen Medizinischen Polizei*)』全六巻、一七七九―一八一九年)あたりを想起していたものと思われる。

(5) 柴田には、以下に取りあげる『衛生概論』・『公衆衛生論』のほかにも、『簡明衛生学』(刊年未詳)・『普通衛生学』(一八八二(明治一五)年刊)の翻訳書がある。

(6) 柴田は、衛生上の公私を考察するにあたり、イギリスの用例(public health)やフランスの用法(hygiène publique et privée)、ドイツの衛生学者・ペッテンコーファーの用法(individuell/sozial)を参照している。なお、ドイツ語の「sozial(社会的)」は、「öffentlich(公共的)」とはまた別の概念である。日本の衛生家らは、そうした多様なヨーロッパの「Hygiene」・「public health」を参照しながら、ありうべき衛生の様態を探った。

(7) 衛生家としての森林太郎の業績には、陸軍軍医学校における軍陣衛生学の教育やさまざまな媒体への啓蒙的な文章の執筆のほかに、日本語で書き下ろされた初めての衛生学の専門書『衛生新編』(小池正直との共著、一八九七―一八九八(明治三〇―三一)年)の刊行や、本章の後段でも触れる博文館編『家庭衛生講話』シリーズへの寄稿(『衛生学大意』一九〇七(明治四〇)年)などがある。

(8) 三宅は、「お玉が池種痘所」(東京大学医学部の源流)の設立に尽力した蘭方医・三宅艮斎を父にもち、早くから西洋近代医学を学んだ。明治初年より大学の教壇に立ち、一八七七(明治一〇)年の東京大学医学部設立時には、最初の日本人教授のひとりとして「病理学」を教えた。その後、同学部長(初代)、大学改組後の帝国大学医科大学の学長(初代)を歴任したのち、貴族院勅選議員に任じられた。

(9) 「結核」に対しては、その後一九一九(大正八)年に「結核予防法」が制定(一九三七(昭和一二)年改正)された。しかし、「結核」による死者は、明治四〇年代以降、毎年一〇万人以上にのぼり、「結核」は、昭和二〇年代半ばまで(大正期の「流行性感冒」の流行した一時期をのぞく)、日本における死因の第一位でありつづけた。

(10) 日本で上下水道の整備が進むのは、戦後の高度経済成長期である。一九三八(昭和一三)年には、「公衆衛生」の専門技官を育成する「公衆衛生院」(現在の「国立保健医療科学院」の前身の一つ)が設立されたが、これもロックフェラー財団の財政的支援によるものだった。

参考文献

NPO日本下水文化研究会屎尿研究分科会編『トイレ考・屎尿考』枝報堂出版、二〇〇三年。

香西豊子「「風土」と医学──幕末・明治初期の「衛生」概念の検討を通して」服部伸編『身体と環境をめぐる世界史──生政治からみた「幸せ」になるためのせめぎ合いとその技法』人文書院、二〇二一年。

香西豊子「「公衆」衛生の来歴」『啓迪』第三七号、二〇二三年。

香西豊子「モラル実践としての公衆衛生──三宅秀『修身衛生講話』にみる転換期の近代「衛生」のかたち」『医学史研究』第一〇三・一〇四合併号、二〇二三年。

香西豊子「日本的「公衆衛生」の黎明期──森林太郎「公衆衛生略説」を手がかりとして」『医学史研究』第一〇五号、二〇二四年。

香西豊子「「家庭」衛生の位相──日本の近代衛生史から考える」田間泰子・土屋敦編『家族と病い』法律文化社、二〇二四年。

柴田承桂「衛生上公私ノ区域如何」『大日本私立衛生会雑誌』第七一号、一八八九年。

チーゲル『国政医論』三潴謙三・谷口謙編訳、一八七九年。

チーゲル『衛生汎論──公衆健康学』大井玄洞編訳、一八八〇年。

内務省衛生局「(ポスター)結婚は健康を基とせよ」内務省衛生局、作成年未詳、国際日本文化研究センター蔵。

内務省衛生局『(衛生思想涵養資料)肺結核及消化器性(チフス・赤痢・虎列剌等)伝染病　蔓延系統図(附図解)』有朋社、一九一八年、架蔵。

長与専斎『松香私志』上、長与称吉、一九〇二年。

西村兼文編『京都府違式詿違条例図解』私家版、一八七六年、国立国会図書館蔵。

野田宇太郎・吉田精一編『近代作家研究アルバム(第三)』筑摩書房、一九六四年。

三宅秀『修身衛生講話』国定教科書共同販売所、一九〇八年。
森林太郎「公衆衛生概論」『衛生新誌』第二五号、一八九〇年。

日本資本主義のなかの流行性感冒

小堀　聡

はじめに

新型コロナ禍が始まった二〇二〇年、その先行事例として、一九一八—二〇年のインフルエンザ・パンデミックが盛んに紹介された。一九一八年当時、日本では「流行性感冒」（本来的には、特定の流行を指さない普通名詞であったが）などの名称で報じられたこのパンデミックについて、二〇二〇年時点でおもに意識されたのは、その新型コロナとの類似性であり、そして、なぜパンデミックを人びとは忘れてしまったのか、という問いだったと思われる。だが、新型コロナ禍の長期化は、インフルエンザ・パンデミックへの評価を変えていく。すなわち、パンデミックは忘却されたのではなく、そもそも当時から「人びとはその深刻さを、現在の人びとが新型コロナウイルスに感じるほど感じていなかった」のではないか、と（藤原 二〇二二）。事実、日本の新聞・雑誌でも、流行性感冒の扱いは、コロナ禍と比べて小さなものであった（仁科 二〇二二）。この点に、一〇〇年間を通じた人びとの意識の大きな変化をみることができるし、その具体的なありようや要因を追究することは、歴史研究の課題になりうる。

この課題を追究するうえで、日記などを通じて市井の人びとの意識に直接迫ることが重要なのは、言うまでもない。とはいえ、同時に押さえておくべきは、個々人の意識はそれをとりまく諸領域から極めて大きな影響を受けるということである。とくに、「経済」という生活に直結する領域が、流行性感冒にどう応じたのかを解明することは、市井の人びととの意識の検討の前提作業として、不可欠であろう。

そこで本章では、一九一八―二〇年のインフルエンザ・パンデミックを日本の資本主義経済を構成する諸企業がどう受け止めたのか、より具体的には企業の意思決定者たる資本家や経営者は流行性感冒の被害をどう認識し、どのような対策をとったのかを分析する。(1)

関連する先行研究としては、速水融の先駆的業績とコロナ禍をふまえた鎮目雅人の諸論考とが重要である。まず、流行性感冒の包括的検討である速水の『日本を襲ったスペイン・インフルエンザ』は、日本帝国圏での深刻な被害を超過死亡の算出や新聞記事の渉猟から解明すると同時に、マスク奨励など現在にも似た対策がとられていたことを指摘した(速水 二〇〇六)。これに対して鎮目の研究は、深刻な被害という速水の評価をふまえつつも、その対策が新型コロナと比べて限定的であり、経済活動への影響も小さかったことを論証した。そして一〇〇年間での違いの要因として、①死亡率の低下によって、死に対する人びとの意識が変化した可能性があること、②第二次世界大戦期の「総力戦」体制下で、企業活動や個人生活への政府の介入が強まったこと、③敗戦後の日本国憲法によって生存権が確立し、社会政策が拡充されたことを指摘する(鎮目 二〇二一/鎮目 二〇二三a/鎮目 二〇二三b)。本章では、鎮目の視点を受け継ぎつつ、企業が流行性感冒をどう捉えていたのかを、より同時代の文脈に即したかたちで明らかにしたい。

構成は以下の通りである。まず1節では、流行性感冒の人的被害とそれへの対策・影響を概説する。2節では、流行性感冒の経済への影響を諸企業がどう認識していたのかを、鉄道会社の営業報告書と経済記事を通じて検討する。3節では、娯楽産業と紡績業との事例を通じて、流行性感冒への対応をより具体的にみていく。そして「おわりに」では、他章での議論も念頭に置きつつ、新型コロナ禍の特徴を日本史のなかに位置づけたい。

1　流行性感冒の被害と対策・影響

流行性感冒の被害

流行性感冒には二つの大きな流行期があった。うち第一波が一九一八年一〇月―一九年五月で、ピークは一八年一一月、第二波が一九年一二月―二〇年五月で、ピークは二〇年一月である(速水 二〇〇六：二四二頁)。

まず、流行当時の経済状況がどのようなものだったのかを紹介しておく。今日的にみれば、流行に先立つ第一次世界大戦期(一九一四―一八年)は、重化学工業化が進展した時期として評価される。欧州の戦争が日本の輸出増大をもたらしたことを背景として、造船、鉄鋼、機械、化学などの諸産業が成長した。

もっとも同時代的には、これが順風満帆な成長期として認識されていたわけではない。大戦期にはインフレも進展した結果、実質賃金はむしろ低下した。これにシベリア出兵(一九一八年八月)が重なった結果、一八年七―九月には全国的な食料暴動＝米騒動が発生している。シベリア出兵の引き金である一七年のロシア革命も、米騒動と同じく、政府・資本家層の脅威であった。

しかも流行性感冒の蔓延は、大きな景気変動と重なる時期でもあった。第一波ピークの一九一八年一一月には、第一次大戦の休戦に伴う景気後退が始まっている(休戦反動)。もっとも、翌一九年春には、紡績業が主導する景気拡大に転じた(戦後ブーム)。ただし戦後ブームは一年後の二〇年三月に崩壊し(一九二〇年恐慌)、以後二〇年代の日本経済は慢性的な不況に突入する(武田 二〇一九：一八九―二〇三頁)。

では、流行性感冒の被害はどのようなものだったのか。推計に幅があるが、死者数は世界全体で三六九〇万―四六〇〇万人と言われる。うち日本では、少なくとも四五万―五三万人が死亡した。死亡率(人口比)は〇・八―一・〇％である（鎮目 二〇二三b）。日本の新型コロナの場合、五類移行前日の二〇二三年五月七日までで死者七・五万人、死亡率〇・〇六%であるから、[2]流行性感冒がいかに猖獗を極めたかが分かる。

被害には、地域間・職種間での偏在もあった。まず地域別でみると、京阪神三都（京都・大阪・神戸）の死亡率の高さが特徴的である。これは、当時の大阪が、「東洋のマンチェスター」や「煙の都」と称されるアジア最大級の商工都市・大気汚染都市であったことと無縁ではなかろう。また職種別では、鉱山労働者や製糸女工の犠牲者の多さが指摘されており、その職場環境が原因として推測される（速水 二〇〇六：一三六—一三八、二四八—二五〇、三五三—三五四頁）。製糸女工については、「家庭に於ける罹病者看護の為帰郷せる者少からず」というように、ケアに伴う離職も指摘された（臨時産業調査局 一九一九：八頁）。[3]

流行性感冒の対策

こうした深刻な被害に対して、どのような対策がとられたのだろうか。衛生行政を担う内務省は、一九一八年初秋時点で、マスクの使用奨励、流行地での密集回避、うがい、患者の隔離といった対策を提示している。これらは今日と類似した点といえよう。

とはいえ、全体的にみるならば、新型コロナ対策との相違の方が、やはり目立つ。要点は以下の三点である。第一に低予算である。そもそも、当時の衛生関連対策費は限られており、一九一七年度の一般会計歳出に占める比率は〇・一四%であった。これに対して、流行性感冒蔓延中の一八—二〇年度は、〇・一七、〇・二七、〇・二三で推移している。つまり、一般会計中の衛生費を〇・一%上げた程度というのが実態であった（以上、鎮目 二〇二一）。

第二に対策の限定性である。すなわち、経済活動を抑制してでも流行を抑えるという発想は、存在しなかった。たとえば、コロナ禍では極めて多くが閉鎖を余儀なくされた「興行場」でも、「一時的閉鎖」を行なった施設もあるとはいえ、多くは来場者への注意喚起に止まっている(内務省衛生局編 一九二二:一八七頁)。そして、こうした事態に対して、内務省が営業禁止などの強い姿勢で臨むこともなかった(鎮目 二〇二一)。

また、各道府県が実施した対策でも、特定の対象に限られたものが目立つ。たとえば、とくに第二波で行なわれたワクチン接種では、高リスク者への優先接種がとられた。貧民(東京ほか)、市電など電気局(東京)、接客業者、娼妓、貸座敷(茨城・千葉、京都)、流行地域(富山など)などである。なお、静岡県では御用邸周辺の優先接種が行なわれた。うがいもマスクほどには広がらず、「官公吏、有識者其他学校、工場等の団体に於て実行せられたるものを除き」、「一般人」にはあまり及ばなかったと内務省は総括している。言い換えるならば、「中流以下」(埼玉)や「有識階級」以外(鳥取)には普及しなかったのである。これは、近代水道が未発達な当時、うがいにはうがい液の調製が必要であったためであろう。

第三に、対策における地域間での不統一性である。たとえば府県別のワクチン接種対策をみると、無料か実費か、また実費の場合いくらかは統一されていない。接種を奨励するだけの県(長野、愛知)がある一方で、戸別勧誘をした県(埼玉)も存在した。これもあってか、ワクチン接種率(接種人員÷人口)は不均一である。全国平均接種率九・一%に対し、接種率上位県は新潟三九・一、山形二八・四、埼玉二五・一なのに対し、下位県は鹿児島一・〇、大分〇・六、石川〇・一であった。そもそも接種件数の正確な把握がなされていたのかどうかも疑われる(実際、大阪など四府県の接種人員は不明)(以上、内務省衛生局編 一九二二:一六一—二一〇頁。接種率は一九二〇年「国勢調査」も利用して算出)。当時は地方自治が未発達であったにもかかわらず、流行性感冒への対策は、現在よりも「自治」的であった。

流行性感冒の経済的影響

このように流行性感冒への対策は、経済活動を阻害しない範囲での、限定的・短期的なものであった。とはいえ、

表1　1918-20年における学校・工場の閉鎖状況比較

	学　校	工　場
東京	1918-19：小学校・幼稚園80校閉鎖．期間は2,3日-10日で多くは1週間前後 1919-20：17校に過ぎず	1918-19：4工場 1919-20：1工場
京都	流行の状況により1-2週間閉鎖	多数のものは流行時1-2週間閉鎖
長崎	1918-19：186校閉鎖．うち市部43校 1919-20：117校閉鎖．うち市部27校	前後を通して1工場あるのみ
栃木	小学校での1-2週間休校は29校	工場1か所休業
静岡	1918-19：54校閉鎖．うち，6日以内10校，7-10日25校，11日以上19校 1919-20：34校閉鎖．うち，6日以内6校，7-10日27校，11日以上1校	1918-19：8工場閉鎖．うち，6日以内1工場，7-10日5工場，11日以上2工場 1919-20：4工場閉鎖．うち，6日以内1工場，7-10日3工場
山形	生徒児童の欠席多数のため自然休校せるもの少なからず	工場に於ても学校と同じく職工の欠勤増加のため自然閉場せるものあり
和歌山	流行の極期に於て学校は3週間以内閉鎖	工場に於ても大多数同じく3週間以内閉鎖
佐賀	1918-19：201校・延べ1,153日閉鎖 1919-20：43校・延べ258日閉鎖	1918-19：1工場が5日閉鎖
熊本	多数患者発生の為，臨時閉鎖せるもの少なからず	工場に於ても一時的閉鎖せるものあり
鹿児島	数日間，長きは4週間位休校せり	職工多数休業の結果，一時閉鎖せるものあり

注：ほかに，学校の閉鎖のみ記した道県が26ある．
（出典：内務省衛生局編1922年，187-189頁）

罹患者の増大が経済活動を停滞させた可能性は、まだ残る。だが、結論から述べるならば、この可能性を考慮したとしても、流行性感冒が市場経済に与えた影響は、新型コロナのそれよりも遥かに軽微なものであった。重要な論拠を二つ紹介したい。

まず、工場の操業停止について。悉皆調査ではないと思われるが、内務省に報告された工場の閉鎖事例は僅かであり、また学校以上に工場が操業を続けたことが窺える（表1）。東京・静岡・佐賀の報告からは、第二波の方が閉鎖が少なかったことも分かる。これらの閉鎖が、①感染予防を目的としたものなのか、もしくは②罹患者増大の結果に過ぎないのかについては、山形・鹿児島が②であることを伝える以外は不明であるが、①・②の双方を合わせた工場への影響が、新型コロナ禍のそれよりも小さかったのは、明らかであろう。

また、人流の減少も限定的・短期的であった。鎮目は、鉄道の輸送人員統計の分析を通じて、人流の推移における流行性感冒と新型コロナとの違いを鮮やかに示している。すなわち、二〇二〇―二二年のコロナ禍における鉄道輸送人員は、一斉休校や緊急事態宣言が発動された二〇年三―四月に平年よりも三割以上落ち込んだのち、年単位で抑制され続けた。これに対して流行性感冒下での国鉄輸送人員は、一九一八年一一月と二〇年二月の二回、それぞれ一割前後落ち込むにとどまっていた（鎮目 二〇二三 a）。

2 資本は流行性感冒をどうみたか

このように、流行性感冒が経済活動にもたらした影響が、現代と比べて軽微なものであったのは明らかである。とはいえ、後からみれば軽微であったとしても、同時代の資本家や経営者が重要視していなかったとは限らない。この点に関しても鎮目は、国鉄関係者が流行性感冒に強い関心を有していなかったことを指摘しているが（鎮目 二〇二三 a）、以下ではどのような意味で関心を有していなかったのかについて、より具体的に迫りたい。

おもに利用する史料は、諸企業発行の「営業報告書」と神戸大学附属図書館「新聞記事文庫」である。[4] まず、営業報告書は企業が概ね半年毎に株主向けに発行した文書であり、資産や収支状況に加えて、各期の短評が付されている。全てに当たるのは困難なため、丸善雄松堂提供のデータベースから、鉄道会社のものを抽出・分析した。鉄道会社を選んだのは、人流減少への評価が窺えるからである。また、「新聞記事文庫」は、当時の神戸高等商業学校が収集した経済記事のスクラップをデータベース化したものである。企業経営者が直接語る資料ではないが、どのような記事にビジネスマン養成学校が注目していたのかを調査することで、当時の経済界の雰囲気を窺うことができる。

浮き彫りになった特徴は、以下の五点である。第一に、営業報告書をみると、そもそも流行性感冒について記していないものが大半である。流行期間中の営業報告書を確認できる鉄道業九九社中、流行性感冒に触れたのは一六社に過ぎない。品川―横浜を結ぶ京浜電気鉄道は、触れていない企業の代表例である。京浜電気鉄道は、一九一六年六―一一月期には雨天とコレラ流行に伴う海水浴客の減少を、一七年六―一一月期にも台風による設備被害の状況を株主に説明し、一八年一二月―一九年五月期には第一次大戦の終結が景気に及ぼした悪影響を指摘した一方で、流行性感冒については何も語らなかった。また、大流行地の阪神間を走る阪神電気鉄道も、流行性感冒を語らない一方で、一九二〇年四―九月期には「六月に入り財界変動の影響を承け稍閑散となれり」というように、一九二〇年恐慌の影響を特記した。これらに比べて流行性感冒は、資本にとっての一大事ではなかったのである。

第二に、流行性感冒に言及したとしても、他の要因によって挽回した結果、減収には至らなかったことが強調されている。営業報告書で流行性感冒に触れた一六社中一四社がこれに当たる。たとえば梅田―宝塚を結ぶ阪神急行電鉄は、一九一八年一〇月―一九年三月期について、「紅葉期の十一月に於て比較的増収率の少なきは流行性感冒の猖獗を極めたる結果」と記しながらも、期間中は増収であり、その原因として、好景気に伴う「遊覧者及沿線移住者の増加」や自社の経営する「宝塚新温泉設備の完成」をむしろ強調している。また、養老・大垣付近を走る養老鉄道も、「観楓季に際し悪性感冒流行の為め意外の不況に終り秋季学生の修学旅行等殆んと皆無」になったものの、日常利用者の増加や貨物輸送の増大によって「遊覧客の不況を挽回」し、むしろ増収になったと論じた(一九一八年六―一一月期)。

第三は、流行性感冒を複数の経営的インパクトの一つとして語る例である。営業報告書で流行性感冒の打撃を強調した二社は、いずれもこれに当たる。まず、名古屋の郊外路線である尾張電気軌道は、「諸物価の昂騰、(シベリア出兵による)第三師団一部の動員下令、流行性感冒の襲来、秋季天候不良等」が乗客を減少させたと記しており、流行性感冒をシベリア出兵などに続く一連の出来事の一つに位置付ける(一九一八年六—一一月期)。また、筑豊炭田の石炭輸送を行なっていた小倉鉄道も、「出炭量の激減」という「不可抗力」が経営に打撃を与えたことを強調した際に、その原因を、七月における炭鉱での「一種ノ熱病流行」、八月のシベリア出兵と「忌むべき暴動事件」(米騒動)、一〇—一一月の「流行性感冒蔓延」など「天災事変続出」に見出した(一九一八年七—一二月期)。

ここで新聞記事にも目を転じると、『福岡日日新聞』も、一九一八年下半期に筑豊の出炭量が減退した要因として、シベリア出兵、米騒動、流行性感冒を列挙している。また、仙台の酒造業も「流行性感冒の影響甚大」と報じられたが、これはあくまでも米価暴騰、秋の長雨に伴う米の供給不足、職工や雇人の不足、電力供給不充分に伴う精米の遅れなどの諸要因に付随したものであった(5)。

第四に、流行性感冒をむしろ肯定的にみる事例すらあった。たとえば、当時の主要産業である紡績業では、一九一八年一一—一二月に過剰生産対策として操業短縮(操短)を行ない、この結果「各社はまた未曽有の収益を挙げ」たが、『時事新報』はこれを操短だけによるものではないとして、以下のように論じている。「生産方面に於ても職工難の為め、強制的ならずとも止を得ず各社は相当の休錘(紡績機の運転停止)を余儀無くせしめられたりこと殊に十月十一月に亘る流行性感冒の打撃を蒙りたるなど自然生産額の減少を誘致したる事実あり(6)」。つまり職工不足と並んで「流行性感冒の打撃」によって各社の生産量が減少した結果、それが供給量の減少・製品価格の上昇を通じた高収益につながったとみたのである。

第五に、このように全般的に悪影響が語られないなかで、例外的に強調されたのが保険業である。それは、流行性感冒の死者に伴う保険金支払いの増加が、経営に打撃を与えると指摘されたからである。経済誌『東洋経済新報』は、

「打撃は戦争よりも甚し」の小見出しで、「日露戦争当時でさへ、被保険者の戦死者に対する保険金支払高は、全体で二三十万円に止まつてをつた。それが今度は、昨年中の流行性感冒死亡者丈けに、もう数百万円支払つてをる程である」と述べ、「我が生命保険界に与ふる打撃の鮮少ならざるを知るに足る」と論じる。もっとも、この記事が懸念をしたのは、「然らば之れが影響は、果して保険会社の株価の上にどう現はれるであらうか」というように、あくまでも株価であった。(7)

3　個別企業からみる流行性感冒

宝塚少女歌劇

以上、全体としてみるならば、その多くの死者にもかかわらず流行性感冒への対策は新型コロナよりも軽微であったこと、また資本家や企業経営者も重大な問題とはみなしていなかったことを論じた。だが、あくまでも全体は全体でしかない。以下では個別事例に注目することで、流行性感冒が資本にとって何だったのかをより具体的に探りたい。まず取り上げるのは、宝塚少女歌劇(一九四〇年から宝塚歌劇。以下、適宜「宝塚」とする)である。新型コロナでは、娯楽産業は不要不急業種と目され、宝塚も長期休演などの大きな影響に見舞われた。では、流行性感冒の影響はどうだったのか。

箕面有馬電気軌道(一九一八年二月に阪神急行電鉄、現・阪急電鉄)の経営者・小林一三(一八七三―一九五七)の主導によって一九一四年に発足した宝塚は、当時、正月・春・夏・秋の四公演を行なっていた。また、期間外も日曜、祭日、毎月一日・一五日に公演している。(8) 一八年には初の帝国劇場公演を行ない、雑誌『歌劇』も創刊。一九年にも宝塚音楽歌劇学校を設立するなど、当時の宝塚は発展初期にあった。

表2　1918年7月-19年4月における宝塚少女歌劇の興行・疾病等記事

年	月	日	事　項
1918	7	20	夏季公演開演(〜8月31日)
	8	17	第1期生由良道子死去．昨秋から闘病していた
		28	病人続出大番狂わせとなる
	10	16	秋季公演切迫の為め稽古夜間に及ぶ事頻々
		20	秋季公演初日(〜11月30日)，日曜で近来稀れな好晴だからパラダイス劇場ははちきれる程の大入満員
		25	世界的の流行寒〔ママ〕冒は歌劇団にも襲ふて来て雲井浪子，大江文子，天津乙女，天野香久子，関守千鳥，和田久子，宇治朝子等順々に休養，役割に大番狂わせを起す
		26	宇治朝子が舞台で倒れる
	11	3	雑誌『歌劇』第2号発行，全52頁．由良道子の追悼記事を4頁分掲載
		5	流行性寒〔ママ〕冒にて宝塚病院へ入院中の宇治朝子，其後経過不良肺炎となり死去，17歳
		17	豊中大運動場に快戦せし慶應明治両大学選手来観
	12	3	大阪市中央公会堂で協和会の為め歌劇開演
		14	大阪市中央公会堂で大阪毎日新聞社主催慈善歌劇会に出演(〜15日，計3回公演．『歌劇』第3号口絵写真によると，客席は満員)
		17	大阪毎日新聞社神戸支局主催慈善歌劇会に出演(計2回公演)
1919	1	1	正月公演初日より雨にも拘らず大入満員 『歌劇』第3号発行．全40頁．宇治朝子の追悼記事を2.5頁分掲載．「当時恐しい勢で流行した感冒はこの美しき人をも犯して日頃から少し心臓が弱かつたため其が累をなして，迚も此度はむつかしいだろうとは医師の診断であつた」(紅雨女「嗚呼！宇治朝子」)
		3	好天気で大入，観客がボックス迄なだれ込む．人気上々
		6	小川夏子病気欠勤中の処本日より出勤
		26	春季公演稽古始まる．吉野雪子病気の為め「うそ替」の町娘若菜君子代る
		29	原田潤先生風邪の為め御休み
	2	5	大阪市中央公会堂で開催の大阪市主催第四師団西比利亜出征軍歓迎会に出演
		15	小倉みゆき，篠原浅茅，初瀬音羽子，天津乙女などそろつて流行性感冒の為め咽喉を痛め，「鞍馬天狗」を「三人猟師」に代えたり，篠原の唄女を初瀬が代つたりなど大騒ぎ
		16	小倉みゆき引続き感冒の為め遂に欠勤，「花咲爺」の代りに「音楽カフェー」を出す，「唖(ママ)女房」は篠原浅茅の代りに初瀬音羽子，小倉みゆきの代りに三好小夜子がそれぞれ勤める
	4	2	高浜喜久子寒(ママ)冒の為め欠勤，「千手の前」の郎党，「家庭教師」の牛乳配達，「こだま」の椎葉を雪野富士子，沖野石子，初瀬音羽子それぞれ代る
		3	新築歌劇場座席予約開始大に歓迎さる．祭日に加ふるに申分のない好天気なので入場者一万を超え，新温泉開業以来のレコードなり
		16	有明月子発熱甚だしく宝塚病院へ入院
		20	雲井浪子病気の為め本日より1週間休養，重衡を高浜喜久子，イノを篠原浅茅それぞれ代る

(出典：『歌劇』第1-5号，1918年8月-19年8月(雄松堂出版復刻版，1997年．「宝塚少女歌劇養成会日誌」の項目をおもに参照)／小竹2023年，176頁)

『歌劇』には劇団の日誌が記載されており、流行性感冒への対応を垣間見ることができる（表2）。これによると、第一波に当たる一九一八年秋季公演や翌一九年一―四月に、団員の罹患が発生している。とくに、一八年一一月五日には、一〇月二六日に舞台で倒れた宇治朝子（一九〇一年生）が満一七歳で死去した。翌一九年一月刊行の『歌劇』第三号には、黒縁の追悼記事二頁と同僚の吉野雪子が詠んだ追悼歌半頁が掲載された。

もっとも、同時に注目すべきは、それでも興行への影響は限定的であり、観客は増加を維持していたことである。歌劇団の所在する宝塚温泉の客足について、その各年度下半期（一〇月―翌年三月）の対前年同期増加率を箕面有馬電気軌道および阪神急行電鉄の営業報告書からみると、一九一七年度の一八・四％に対して、一八年度は二四・七％、一九年度も一四・五％と順調であった（むしろ、一九二〇年恐慌下の二〇年度は、一・五％に止まっており、恐慌の打撃が推測される）。実際、流行下の『歌劇』を繰ると、日誌には「はちきれる程の大入満員」などの記述がならび、口絵には満員の客席の写真が収録されている（前掲表2）。

このような賑わいを可能にしたのは、団員の罹患にもかかわらず公演を続ける苦労であり、公衆衛生的にみるならば患者隔離の不徹底であった。まず一九一八年一〇月の公演は、団員の罹患により「役割に大番狂わせ」をもたらしながらも続行されている。また一九年二月も、「流行性感冒の為め咽喉を痛め」た程度の団員は出演を続け、配役や演目の変更をすることで乗り切った（前掲表2）。実際、天津乙女は、「軽い感冒」で声が出ないなか、「強て舞台へ出て」、「ベソを掻きながら」演じたと一九二一年に振り返っている（小竹 二〇二三：一七七―一七八頁）。

このようにしてまで公演が続けられた背景としては、そもそも当時の宝塚では流行性感冒以外でも団員の死者や疾病者が続いていたことがあろう。流行性感冒に伴う若者の死や病は、新型コロナによるそれと比較して、目を引くことではなかったのである。まず一九一八年八月には、第一期生の由良道子が死去している（前掲表2）。また、流行性感冒後も、脳貧血やパラチフスなどの疾病による舞台欠場がしばしば発生していた。

疾病の一因には、小竹哲が既に詳細に論じたように、団員が高額の手当や青年からの羨望と引き換えに、過酷な舞台生活を送っていたことがあろう(小竹 二〇二三：一七四—一八二頁)。当時、宝塚では公演期間が一—二か月に及んでもその間に休演日は設定されず、団員は休みなく出演していた。実際、『歌劇』の投稿欄では、工場の経営者か管理者と思われる人物が、「生徒を(公演期間中に)一日も休めさ、ぬは少し無理ではないか」との趣旨で、休演日の設定を提案している。曰く「自分は女工を使ふて居る、彼等は今日九時間労働に服して居るが、実際働らく時間は七時間位で而も余り緊張した労働はして居らぬ。今生徒達の勤労を察するに、決して女工に比較して楽とは云へぬ[9]」。

鐘淵紡績

紡績業は当時の日本の主要産業であり、その現場の主な担い手は宝塚と同じく女性であった。本項はなかでも最大手であり、かつ福利厚生に最も手厚かったといわれる鐘淵紡績(鐘紡)の状況と対策をみていく。一八八七年に東京綿商社として創業され、八八年に鐘淵紡績に改名した同社は、経営者・武藤山治(一八六七—一九三四)の名とともに知られる。一八九四年に三井銀行から派遣され、鐘紡兵庫支店支配人に就任した武藤は、当時としては先駆的な福利厚生と生産管理を工場の操業方針とした(経営家族主義)。武藤の狙いは、両者の組み合わせによって品質を改善し、利益率を上げることにあった。その後一九〇八年に専務取締役に就任した武藤は、トップダウン的な経営の下、経営家族主義を鐘紡全社に広げ、同社を鉱工業会社中総資産額五位以内の大企業へと発展させた。なお、武藤は一九二三年に実業同志会を結成し、政界にも進出する(山本 二〇一三／阿部 二〇二二：第一二章)。

武藤の経営を伝える資料として、鐘紡社内の稟議議事録「回章」が神戸大学に残されており、流行性感冒への対応も窺うことができる。まず感染状況をみると、鐘紡でも深刻なことに変わりなかった。一九一八年一〇月二九日の報告で、兵庫支店(職工数五〇八八人)は、「一時よりは多少減少」した数値で八三一人罹患中であり、死者も累計四人と伝えている。[10] その後、翌一九一九年五月の回章には、「猖獗を極め未曽有の死亡者を出し候」とあり、さらなる被害を生んだようである。[11] 武藤がかつて支配人に就任した兵庫支店は鐘紡のモデル的工場であったが、それでも多くの犠牲を出していた。また、三池支店（職工数一三四三人）も、罹患者数を一日最高四〇〇人・累計八〇〇人と、一九一八年末に報告している。[12]

この事態に対して、鐘紡はどのような対策を取り、そして何を学んだのか。要点は以下の三つである。

第一に、鐘紡は第一波の時点でそれなりの対策を取っており、さらにはこれを発展させていく姿勢をみせた。鐘紡の被害は感染を放置していたからというよりも、当時としてはかなりの対策を取った末でのことであったといえる。一九一八年一〇月末、兵庫支店は以下の対策を武藤に報告しており、さらに武藤はこれを他工場にも周知している。兵庫支店が取った対策は、①隔離病室バラックや寄宿舎大広間への患者隔離、②大声での談話の注意、③外出制限、④芝居・活動写真の中止、運動会の延期、⑤患者への見舞いをなるべくしない、⑥室内の通風・日光射入、⑦入浴奨励、⑧夜更かし・暴飲暴食の注意、⑨うがい液の常備と使用の奨励、⑩治癒後もすぐには出勤させない、などであった。[13] 患者の隔離や出勤抑制によって工場や寄宿舎内での感染拡大を抑止した上で、生活習慣の管理が図られたことが分かる。また、うがい液の常備は、家庭では上流階層に止まりがちであったうがいを、女工＝低所得層にも普及させる役割を果たしたと評価できる。

もっとも、こうした対策をもってしても、兵庫支店は蔓延を防げなかった。そこで兵庫支店は、流行性感冒予防規則を制定し、一九一九年五月一日、武藤はこれを他工場にも周知している。この規則は冒頭で、流行性感冒について「肺ペストに類似する所あるが故に流行性感冒は法定伝染病に準」じた扱いにすると述べ、今後流行した際には、第一波での対策に加えて以下も実施することとした。まず消毒の徹底であり、発症者の寝具等に厳重に行なうことになった。ついで、隔離もさらに徹底され、従来からの患者隔離に加えて、患者と同室にいた者も三日間隔離するとしている。最後にワクチンの奨励である。この際、ワクチンの副反応熱によって多数が欠勤し、操業上困難を感じる場合は、少人数ずつ行なうことも提言している。なお、こうした対策は新規採用した工員に、より厳重になされた。すなわち、彼女たちは工場到着後一一日間は寄宿舎とは別の建物に隔離され、この間にワクチンを二回接種することとされた[14]。

第二に、ケアワーカーへの「レワード(reward、報奨)」も実施される。一九一八年一一月二日付の報告によると、兵庫支店は、医師・薬剤師・看護婦(ただし、派遣看護婦は除外)・保健婦・病院受付は三―五割増給、寄宿舎やバラックの世話係は二―三割増給、衛生夫・炊夫・倉庫係などは一―二割増給とした。また、上記の者が「感冒に罹りし時」には特別公休を付与し、一般事務員等でも「感冒の為め特に繁忙なりし者」に慰労公休を付与した[15]。

兵庫支店が以上の措置を実施した背景には、感染拡大によって「医師看護婦等を臨時雇入る事困難に付き余程手廻しよく準備する事必要[16]」という事態が生じていたことを指摘できる。レワードは離職防止策だったといえよう。事実、のち一九一八年一二月、鐘紡は鐘紡看護婦養成所の設置を決定している。工場付き看護婦を企業内で養成し、修了者を工場に配置する方針とした。設置目的には、「病傷者の幸福増進に資すると共に流行性疾病発生等不時の場合に際し看護婦不足のため患者の取扱上困難を来すが如きことなき様致」と記されており、流行性感冒が設置の契機であったことが窺える[17]。

第三に、流行性感冒への対策は生産管理の成功体験としても認識されていた。そもそも、武藤がレワードに関心を示したのは、それが感冒流行下でも工場の「ヱフヰシエンシー(efficiency、効率性)維持」に寄与すると考えたからであった。パンデミック下で重要なのは工場を効率的に稼働させ続けることであり、そのためには人員逼迫下でも工場での勤務を続けた労働者の意欲を維持することが重要という、労務管理的な判断である[18]。そして、武藤のこの関心に適う取り組みを行なったのが三池支店である。武藤は三池支店の報告を「勿論必要有益」、「一の研究問題」と評価し、他工場にも周知した[19]。

三池支店の報告は、武藤が一九一八年の歳末所感の提出を各工場に要請した際に寄せられたものである。このなかで三池支店工場長は、同年の大きな出来事に伴う今後の課題として、米騒動の波及への備え、標準動作制定の議論に続いて、「流行性感冒に鑑み各科各係相互援助の習慣を養成する事」を挙げている。これによると、三池支店では工場長の罹患を初めとして感染が拡大し、先述のように職工一三四三人のうち一日最高四〇〇人、累計八〇〇人の患者を出したものの、「大努力により幸に停転を免れ操業上支障なきを得た」。この要因を工場長は、人員の少ない状況下で、各工員が自らの担当以外の作業工程に対しても「同情乃至段取の上に於ける「アンダスタンヂング〔understanding、理解〕」」を発揮した結果、「一同が壮健にて仕事に従事する際以上の能率を発揮」したためと分析している。そして、「平素に於て実行出来得るものは之を実行したく各自の研究を促」すことを一九一九年における三池支店の方針とした[20]。この「アンダスタンヂング」が「精神上の了解」のみなのか、それとも「平時相互に仕事の交換手伝」を行なうことまでも意味するのかは、武藤自身も指摘する通り不明ではあるが、武藤は仕事の「モノトナス〔monotonous、単調〕」から来る「疲労」を防ぐことの重要性を従来から指摘しており、三池支店工場長の提言はこれに沿うものと、高く評価したのである[21]。

このように鐘紡では、流行性感冒をふまえて、感染症対策の強化や生産管理への一層の関心がみられた。もっとも、この際には、以下の三点を同時に押さえておく必要がある。

第一に、このような対策も、第二波を完全に防ぐものではなかった。一九二〇年一月一五日付『神戸新聞』は、鐘紡兵庫支店の女工五〇〇〇人のうち、一三二一人が発病し、五三三人治癒、三五人死亡と伝えている（速水 二〇〇六：一九七頁）。

第二に、にもかかわらず「回章」における流行性感冒第二波への言及は、第一波よりも少ない。第一波の時点で対策がルーティン化したことが窺える。

第三に、武藤が一連の対策を経営家族主義の社外宣伝に活用していないということである。まず、武藤は一九一九年の第一回国際労働会議に雇用者側日本代表として出席し、自社の感染症対策など福利厚生を宣伝する資料を配布しているが、流行性感冒には言及していない。強調された感染症は、結核やトラホーム(伝染性の結膜炎)である(平井編一九二一)。実際、鐘紡における一九一六年一月―一八年八月の結核患者は累計一七二五人(全社職工数は三万一一二九人)であり、兵庫支店で四七五人、三池支店で二〇九人に達していた。[22] 石原修が『女工と結核』で深刻な被害を明らかにしたのが一九一三年、結核死亡率ピークが一八年、結核予防法制定が一九年という深刻な時代状況を思い起こす必要があろう(新川 二〇二三)。また、武藤が政治運動を開始する際に意識したのも、流行性感冒ではなく米騒動であった。武藤は米騒動を「悪い者があればその悪い者の為めに正しい者も焼かれる」(武藤 一九二一:二一頁)現象と理解しており、これを防ぐには政治家や実業家が階級調和に努めるべきだと考えたのである(山本 二〇一三:一六三頁)。武藤にとって、結核や米騒動に比べれば、流行性感冒は付随的な出来事であった。

おわりに

その深刻な被害にもかかわらず、日本における流行性感冒への対応は、経済活動の維持に反しない限りでの、限定的なものであった。しかも、米騒動、シベリア出兵、第一次大戦の休戦、一九二〇年恐慌といった他の経済的インパクトと比べても、資本家や経営者が流行性感冒をとりわけ危惧していたとは言い難い。最も熱心に対策した企業の一つと言いうる鐘紡においても、結核に比べれば重大事ではなく、工場を止めてまで感染を防止するという発想も皆無であった。

したがって全体としてみるならば、今日の日本資本主義は、一〇〇年前に比べれば、新興感染症に対応する経済構造になったといえる。この背景としては、高死亡率のみならず貧困、暴動、対外出兵、急激な景気循環など、一九一八年の流行性感冒を相対化した日常的危機が、かつてよりは後景に退いたことが挙げられよう。一〇〇年間でのこの改善を見逃すのは、経済成長の恩恵や、生存権を求めた社会運動の蓄積の過小評価につながると思われる。

そして、こうした日本国内での平均的な改善は、次の二つの含意を有するであろう。

第一に、改善を世界史的な視点から位置づけるならば、インフルエンザ・パンデミックと新型コロナとを分けるのは、前者が大加速（ＧＤＰの上昇やエネルギー消費量の増加など、一九五〇年頃から生じた人類活動の急拡大）以前のパンデミックだったのに対し、後者は大加速以後のパンデミックだということである。中野聡が指摘したように、大加速は深刻な環境破壊の引き換えとして、自由と尊厳、権利の平等、平均余命の上昇といった恩恵を「先行するどの時代よりも多くの人々」にもたらした（中野 二〇二三：五九頁）。日本における一〇〇年間での改善は、大加速の成果の一つでもある。

ただし、恩恵の分配には、先進国とグローバル・サウスとの間で、深刻な偏りが生じている。中野はこの偏在にも注目し、「地球環境問題が、戦争責任や植民地責任問題とならんで、早晩、二〇世紀後半の世界史をめぐる歴史認識問題の新たな焦点となる」と予見したが（同上）、新型コロナ禍のワクチン囲い込み等が示した先進国の自国優先主義や国際協調の低下（飯島 二〇二四）は、やがて来たるパンデミックが二一世紀の歴史認識問題にさらに加わる可能性を示している。

第二に、日本国内に目を転じると、平均的にみれば改善したとはいえ、そのなかに無視しえぬ大きな分断が存在していることは、見逃されてはなるまい。新型コロナ禍では、そのしわ寄せが特に大きかった人たちとして、一部の自営業者、低所得の高齢者、ひとり親世帯、ヤングケアラーなどが指摘された。これらの層は、コロナ禍以前からその貧困や生活困難が指摘されながらも、十分には顧みられなかった人たちである（宮本 二〇二三）。

ここでさらに問題なのは、新型コロナ禍によって、弱者間での分断も鋭く表面化した、ということであろう。コロナ禍では上記以外にも多様な人たちが比較的強い負担を強いられ、そして今でも強いられている人たちがいるが、これら多様な人たちを包括するメッセージは弱かったのではないか。むしろ目についたのは、自営飲食店の営業の自由とより徹底した感染対策を求める声との対立、高齢者の利益と子どもの利益との対立、果ては何を子どもの利益とみるのかをめぐる対立など、負担を強いられる人同士での対立やその流れに棹差す言説ではなかったか。

これに対して、流行性感冒では、感染症対策が不徹底であったことの裏返しとして、感染症弱者間の分断は見出し難い。たとえば、一九二〇年代に小作農、中小自営業者、職工など広範に及んだ無産運動は、内部に深刻な路線対立を抱えながらも、また最終的にはファシズムに回収されてしまいながらも（林宥一 二〇〇〇）、あくまでも結果論ではあるが、感染症弱者を広く包含していたのではないか。新型コロナ禍は、ライフスタイルや生きづらさの多様化の一つ一つに丁寧に向き合ってきた各種社会活動に対して、横断的なつながりをいかに両立させていくかという難題も提示したように思われる。

日本は果たして、どのような国際的役割をパンデミックに備えて担えるだろうか。そして、そもそもこの前提として、どのような社会を作り出せるだろうか。

注

（1） 台湾、朝鮮など植民地の被害や対策については、速水（二〇〇六、第九章）／林采成（二〇二四、第一章）。

（2） ＮＨＫ「国内の感染者数・死者数」（https://www3.nhk.or.jp/news/special/coronavirus/data-all/）最終閲覧日二〇二四年五月一四日。

（3） もっとも、当時の離職率は、現在よりもかなり高かった。したがって、ケアに伴う離職が及ぼす損失は、現在の方が深刻かもしれない。

(4) 丸善雄松堂「企業史料統合データベース」(https://j-dac.jp/infolib/meta_pub/G0000004kigyo)、神戸大学附属図書館デジタルアーカイブ「新聞記事文庫」(https://da.lib.kobe-u.ac.jp/da/np/)。以下、引用文は片仮名を平仮名に改めた。

(5) 草野「大正七年の筑豊炭(一)」『福岡日日新聞』一九一九年一月九日、「本年の酒造高——感冒の影響大」『河北新報』一九一八年一二月二□日(以上、「新聞記事文庫」)。

(6)「紡績操短消滅——影響漸次出現」『時事新報』一九一九年一月一一日(「新聞記事文庫」)。

(7)「悪性感冒と保険株」『東洋経済新報』一九一九年二月二五日、四〇頁。実際、この時期に保険金の支払いは増加しており、中小生保ほど影響を受けている。ただし、この影響がその後の企業行動に変化をもたらすことはなかった。「日本の生命保険会社にとっては、「スペイン風邪」の経験は、伝染病リスクを深刻に認識するほど手痛いものではなかった」のである(米山二〇一九)。なお、以上の記述はいずれも第一波に関するものである。第二波については、一層指摘を見出し難い。

(8)「宝塚少女歌劇新作曲年中行事」『歌劇』第二号、一九一八年一一月、裏表紙。

(9)「高声低声」『歌劇』第一九号、一九二一年九月、八〇—八一頁。小竹(二〇二三、一七八頁)も参照。なお、宝塚大劇場が定期的な休演日を毎週水曜(二〇二三年から月曜)に初めて設定したのは、一九七六年のことといわれる。もっともトップスターの場合、「雑誌などの取材がぐんと増えてめちゃくちゃ忙しくて、休演日でも取材や撮影が入って」おり、休日の感覚はなかった(「四七年ぶりの「一大事」 揺れる歌劇の街 宝塚の休演日が水→月に」「朝日新聞デジタル」二〇二三年五月二日、https://digital.asahi.com/articles/ASR5141OMR4FPIHB00W.html)。

(10) 兵庫支店工場長/専務取締役宛「流行性感冒ニ就テ」一九一八年一〇月二九日(『一般回章 自第一三三一号至第一六〇〇号』綴、神戸大学経済経営研究所附属企業資料総合センター「鐘紡資料データベース」https://centerdb.rieb.kobe-u.ac.jp/kanebodb/ 409-109-13)。以下すべて、専務取締役は武藤山治のことである。また、各工場の職工数は、一九一八年一月一日現在(農商務省商工局工務課編 一九一九:一七六—一八五、二三六、四〇九頁)。

(11) 専務取締役「流行性感冒予防規則送付ノ件」一九一九年五月一日(『一般回章 自第一六〇一号至第一八四〇号』綴、「鐘紡資料データベース」409-110-1)。

(12) 三池支店工場長/専務宛「本年中ノ出来事ニ対スル歳末所感」一九一八年一二月三一日(『一般回章 自第一六〇一号至第一八四〇号』綴)。

(13) 兵庫支店工場長、前掲「流行性感冒ニ就テ」。

(14) 専務取締役、前掲「流行性感冒予防規則送付ノ件」。

(15) 兵庫支店工場長／専務取締役宛「流行性感冒ト執務並ニ操業上ノヱフキシヱンシー維持ニ就テ（回答）」一九一八年一一月一二日（『一般回章　自第一三三一号至第一六〇〇号』綴）。

(16) 兵庫支店工場長、前掲「流行性感冒ニ就テ」。

(17) 専務取締役「鐘紡看護婦養成所設置ノ件」一九一八年一二月二六日（『一般回章　自第一三三一号至第一六〇〇号』綴）。

(18) 専務取締役「流行性感冒ト執務並操業上ノヱフキシヱンシー維持ニ就テ」一九一八年一一月一日（『一般回章　自第一三三一号至第一六〇〇号』綴）。

(19) 専務取締役「三池支店工場長ノ注意ニ就テ」一九一九年一月四日（『一般回章　自第一六〇一号至第一八四〇号』綴）。

(20) 三池支店工場長、前掲「本年中ノ出来事ニ対スル歳末所感」。

(21) 専務取締役、前掲「三池支店工場長ノ注意ニ就テ」。

(22) 調査役／専務取締役宛「自大正五年一月至同七年八月末各店結核患者ニ就テ」（一九一八年）一〇月二五日（『一般回章　自第一三三一号至第一六〇〇号』綴）。

参考文献

阿部武司『日本綿業史――徳川期から日中開戦まで』名古屋大学出版会、二〇二二年。

飯島渉『感染症の歴史学』岩波書店、二〇二四年。

林采成『健康朝鮮――植民地のなかの感染症・衛生・身体』名古屋大学出版会、二〇二四年。

小竹哲『宝塚少女歌劇、はじまりの夢』集英社インターナショナル、二〇二三年。

鎮目雅人「感染症の歴史から何を学ぶか?――明治大正期の日本の経験を踏まえて」『経済研究』第七二巻第三号、二〇二一年。（https://doi.org/10.15057/71967）

鎮目雅人「感染症の社会経済史的考察――COVID-19対応への含意を見据えて」『社会経済史学』第八九巻第二号、二〇二三年a。（https://doi.org/10.20624/sehs.89.2_101）

鎮目雅人「感染症の歴史から何を学ぶか?――経済学と他分野との協業に向けて」日本経済学会編『現代経済学の潮流二〇二

二』東京大学出版会、二〇二三年b。(https://doi.org/10.11398/keizaigakuchoryu.151)
新川綾子「戦間期から戦時期の工場医と「健康管理」——鐘紡工場医会を中心に」『大原社会問題研究所雑誌』第七七二号、二〇二三年。(https://doi.org/10.15002/00026492)
武田晴人『日本経済史』有斐閣、二〇一九年。
内務省衛生局編『流行性感冒』内務省衛生局、一九二二年三月。(https://dl.ndl.go.jp/pid/985202)
中野聡「「大加速」の時代」『岩波講座世界歴史』第二三巻、岩波書店、二〇二三年。
仁科幸一「大正のパンデミック——スペイン風邪顚末記」『みずほ情報総研レポート』第二一号、二〇二一年。(https://www.mizuho-rt.co.jp/publication/report/2021/pdf/mhir21_pandemic.pdf)
農商務省商工局工務課編『工場通覧』大正八年一〇月、日本工業倶楽部、一九一九年。(https://dl.ndl.go.jp/pid/93190)
林宥一『「無産階級」の時代——近代日本の社会運動』青木書店、二〇〇〇年。
速水融『日本を襲ったスペイン・インフルエンザ——人類とウイルスの第一次世界戦争』藤原書店、二〇〇六年。
平井国三郎編『鐘淵紡績株式会社従業員待遇法』鐘淵紡績営業部、一九二一年七月。(https://dl.ndl.go.jp/pid/965314)
藤原辰史「パンデミックが歴史学の課題であるとはどういうことか」『学術の動向』第二六巻第一二号、二〇二一年。(https://doi.org/10.5363/tits.26.12_28)
宮本太郎「分断社会の「見えない貧困」」『世界』五月号、二〇二三年。
武藤山治「文明擁護運動を起せ(三)」『経済雑誌ダイヤモンド』一九二一年七月一日。
山本長次『武藤山治——日本的経営の祖』日本経済評論社、二〇一三年。
米山高生「戦前における生命保険再保険の導入の経緯——現代の再保険市場の理解の糸口」『東京経大学会誌(経営学)』第三〇二号、二〇一九年。(http://hdl.handle.net/11150/11302)
臨時産業調査局「製糸職工に関する調査」『調査資料』第四七号、一九一九年一一月。(https://dl.ndl.go.jp/pid/929480)

手洗いと石鹼の一〇〇年
――統治されない身体の可能性へ

岩島　史

はじめに――新型コロナウイルスパンデミックと石鹼・手洗い

新型コロナウイルスのパンデミックにおいて、私たちの日常生活により深く組み込まれるようになったのが、手洗いや手指の消毒といった予防法である。なかでも石鹼による手洗いは、日本の厚生労働省のウェブサイト「国民の皆さまへ（新型コロナウイルス感染症）」において視覚的には半分以上を占めるほど、その啓発にスペースが割かれている。WHO（世界保健機構）が同様に新型コロナウイルス感染予防を一般の人びとによびかけるウェブサイト“Advice for the public: Coronavirus disease（COVID-19）”（新型コロナウイルス感染症に関するアドバイス）では、ワクチン接種、一メートル以上人との距離をとること、マスクを正しく着けること、アルコール消毒液もしくは石鹼と水による手洗い、咳やくしゃみをする際に肘で口を覆うこと、感染したら自己隔離をすること、という六つが並列されているのに対し、日本は「手洗い」の比重が大きい。医学的には同じ疾患に対する予防策の重点が国や地域によって異なるのは、予防という営為が社会的影響も受けて形成されているからであろう。

ではなぜ、日本では「石鹼による手洗い」がとりわけ重視されているのだろうか。結論を先取りすると、日本において石鹼を用いた手洗いは、必ずしも疾病予防や衛生などの言説のみに基づいて重要視されるようになったわけではない。一九六〇年代に始まる石鹼業界による「石鹼で手を洗う運動」は、医学的言説を部分的に用いながらも、身体（入浴）、衣服（洗濯）に加えて、「手」という新たな「洗う対象」の存在を人びとに認識させることに意味があったと思われる。石鹼企業の市場拡大という資本の論理もまた、手洗いをめぐる言説と実践に影響を与えていた。石鹼で手を洗うという極めて個人的でささいな行動は、国家や資本の論理や衛生の言説と、それに従ったり、従うべきだと意思表示しながら実際の行動には反映させていなかったりする個々人の身体がせめぎ合う場であったといえる。本章では、日本において「石鹼で手を洗う」という行為が、いつごろからどのようにして重視され、人びとの生活に根付いていったのか／いかなかったのか、また「石鹼で手を洗う」ことにまつわる言説と実践がどのように変遷してきたのかを明らかにすることをめざす[1]。

1　日本における「手洗い」のはじまり

「手洗い」という言葉はいつからあったのだろうか。『日本国語大辞典』によると、「てあらい」「てあらひ」という語の最初の説明として、「手を洗うこと。特に神仏に祈るときに、手を洗うことによって身を清めることをいう」とあり、更級日記（一〇五九年頃）の用例が掲載されている。次に、「手を洗うのに用いる水や湯。手洗い水。また、それを入れる容器。たらい」、そして三番目に「用便をする場所。おてあらい」と記載されている。「ちょうず（手水・小用）」については「「てみづ」の変化した語」と書かれている。こちらも「手や顔などを洗い清めるための水。また、洗い清めること。特に、社寺などで参拝の前に手や口を清めること」とあり、一〇世紀終わり頃からの用例が掲載されている。二番目に「(用便の後、手を洗うところから)小便をすること。用便に行くこと。また、大小便」とあり、一六九二年の用例などが紹介されている。

このように、手を洗うという行為はまず神仏の前で身を清める行為として行われ、のちの時代になって清潔・衛生のための行為としても行われるようになったことがわかる。本章が主に対象とするのは、清潔・衛生のための手洗いである。近代以降、日本に石鹼工業が成立してからの約一〇〇年の間に、清潔・衛生のために石鹼で手を洗うことはどのように推奨されてきたのだろうか。

公衆衛生の発展と手洗い——一九世紀末から第二次世界大戦

日本ではじめて、政府/国家によって手洗いの必要性が提唱されたのは、一八七〇年代のことである。一九世紀に世界中で流行した消化器系の感染症であるコレラは、日本政府に西洋医学に基づく公衆衛生制度の必要性を強く認識させるものであり、一八七四(明治七)年の医制公布以降、感染者と住居の消毒、患者の隔離といったコレラ対策が講じられた。一八七七(明治一〇)年九月にコレラが流行した際に政府は、人びとに「不潔」を排除し、「清潔」と「消毒」を求める心得を発し、そこでは「手洗い」も提唱されていた(内海 二〇一六:七—九頁)。日本の衛生行政は内務省衛生局を中心にすすめられたが、コレラの流行は、一八八〇—九〇年代の細菌学の進展(病原菌の発見)と相まって、上下水道の整備や家屋の清掃といった環境衛生を大きく前進させた(厚生省医務局編 一九七六)。

内務省は、人びとの衛生意識の欠如を問題と認識しており、一九一六(大正五)年に保健衛生調査会を設置すると、一九二二(大正一一)年までに九つの村の衛生状況と寄生虫症罹患率の調査を行った。当時、寄生虫予防は、衛生や健康の問題としてだけでなく、寄生虫症の予防が満足にできなければ人びとは社会主義的思想に傾斜するかもしれないという懸念に基づいていた可能性があるという(ベイ 二〇二二:二一七頁)。寄生虫症の撲滅のためには、生活習慣の改善や衛生運動、大規模な糞便検査、駆虫薬の投与、そして便所の改善と肥料として用いられる糞便の中性化が重要だとされた（同上：二一九頁）。一九三一（昭和六）年の寄生虫病予防法の一部改正に伴い、政府は国家からの支出により地方財源を増強し、改良便所の建設を奨励した。改良便所普及運動の一環として、農村住民に適切な衛生習慣を身につけさせることも重視され、手洗いについても啓蒙がはかられた（同上：二二一頁）。内務省衛生局が一九三二（昭和七）年に発表した『消化器伝染病及寄生虫病撲滅実験報告』では、改良便所において大量の手洗い水を便槽に流すべきでないと記載されており、用便後の手洗いという行為が想定されていることがわかる。

他方で、一九一八（大正七）年から二一（大正一〇）年にかけて大流行した「スペイン風邪」パンデミックでは、新聞記事や啓発ポスターでマスクの着用や帰宅時のうがいは推奨されているが、手洗いについての記載は見当たらない[2]（小島・徳田 二〇二二：一二三頁）。この時期には、「スペイン風邪」の病原であるウイルスはまだ発見されておらず、未知の存在であった。手洗いはあくまでもその病原体としての存在が「見えて」いる寄生虫や病原菌といったサイズのものへの対策として行われていたといえる。

ではこのように国家によって宣伝された手洗いの重要性は、当時の人びとの日常生活に根付いていたのだろうか。一九一八（大正七）年から一九二二（大正一一）年にかけて、京都市の高等女学校の生徒だった井上正子が学校の課題としてつけていた日記には、スペイン風邪の流行やチフスに感染した様子が見られる。「いやな風」の流行に「気をつけよ」と言われたとの記述や、赤痢やチフス予防のため「夏になって氷のかいたのを飲んだことはございません。夏中飲まないというつもりです」との記述はあるが（井上編 二〇二三：五六、八九頁）、手洗いについては記録されていない。東京女子高等師範学校の卒業生に聞き取りを行った宝月理恵は、父親が東京帝国大学を卒業して銀行員であった一九三〇（昭和五）年生まれの卒業生の語りを次のように紹介している。

父がね、すごい潔癖症だったんですよ。よくいえばきれい好きだったんですけどね。それだから手を洗うことと
か、うがいするとかうるさかったです。家で。(宝月 二〇一〇：二一四頁)

都市の高い経済階層の人びとにとっても、消毒をしたり、手を洗ったり、清潔に気をつけるということは、「神経質」や「潔癖症」として記憶されるほど、珍しいことであったといえよう。

手洗いの習慣がないことは、一九四〇年代の農村においても同様であった。長年、農村の農繁季節保育所[3]で「保母」として働いてきた著者が、若い「保母」の講習のためのテキストとして執筆した『実践季節保育所』(根岸 一九四二)では、農繁季節保育所における衛生の積極的方途の第一に、「清潔の習慣」として次のように述べている。

農繁保育所の子供達は、顔を洗わず、口も漱がずに来ると云ふ風で、不衛生な事に平気な子供が多い。それを先づ手を洗はせ、顔を洗はせ、又頭を洗ってやる事を必ず、必須行事として実行したい。(同上：二四五頁)

一日の子どもたちの生活の時間割のなかで、午前一〇時のおやつ、一一時半のお弁当の用意、午後三時のおやつの前に「洗手」と記載されているが(同上：一九九―二〇〇頁)、登園後は「顔を洗って来ない子供、手足の汚れて居る子供は洗ってさっぱりとしてやり、髪の乱れた子供は梳いてやること」、おやつの前には「手足の汚れを拭わせて」とあり、子どもたちの「汚れ」は「手」のみでなく、足、顔、髪の汚れや乱れと並列されていることがわかる(同上：二〇六、二二一頁)。「保母」として働く著者の目から見て、「田舎の無智な母親や子供は不潔な習慣に馴れている」状態が問題であり、伝染病の経口感染を防ぐ目的よりも「清潔であること」を「教育」すること(同上：三六―三七頁)、「清潔と云ふ衛生習慣を付ける」こと(同上：二四六頁)に重点がある。そして「田舎」の人びとにとって、手を洗うと

いう習慣が根付いていなかったことも明らかである。
内務省の衛生行政のもとで地域での保健指導を担った「保健婦」たちが、活動状況を報告した『保健婦の活動状況』では、島根県の「保健婦」が、生活指導の項目の一つとして「手洗ひ運動」を、「窓あけ運動」「蒲団干し運動」「薄着運動」「母乳確保運動」「赤ちゃん肺炎予防運動」「常習性早流産防止運動」「無結核運動」「食事改善運動」と並んで挙げている(三浦 一九四三:一五五頁)。手洗い運動とは、下記に示すように糞便から手を介して経口感染する伝染病予防のための手洗いの推進であり、石鹸とたわし、石鹸が無いところでは灰汁《あく》を用いて手を洗う習慣を身につけさせるものである。

土いぢりをする農村の人に手洗ひ習慣をつけさせる事はむづかしい事の様ですが、いつも手を洗へと云ふのではなし大便後に洗へと云ふのでありますから、一日多くて二回、特に丁寧にたわしと石鹸で洗ふのであります。石鹸の手に入らぬ所は灰汁。厚生省防疫課長の南崎先生の実践成績を見ましても如何に日本の伝染病予防に手洗ひが大切であるかが分かります。なほ下痢してゐる時の手洗ひはぜひ厳重に実行させる事にして居ります。(同上:一五六頁)

しかし同時に「此の内一つでも保健婦が自分の受持地区に徹底させるには真剣な努力なしには出来ないのでありまして、此等の一つがもし徹底したら此こそ大きな生活の基礎にもなるのであります」として、その実現の難しさも述べられている(同上:一五五頁)。同書では、乳児死亡率の削減や出産時の衛生、無医村における「保健婦」の役割、衛生思想の普及、結核予防、栄養改善などについて五八の章でそれぞれ扱われているが、手洗いについて言及しているのはこの島根県の「保健婦」一名のみであり、必ずしも優先度の高いものではなかったといえよう(4)。

石鹸の伝来と普及

このような伝染病予防のための手洗いに用いる「手洗い用石鹸」は、どの程度普及していたのだろうか。『日本清浄文化史』によると、日本に石鹸が渡来したのは安土桃山時代であるという。スペインやポルトガルからキリスト教宣教師とともにやってきた「しゃぼん」は、戦国武将に献上され、財宝として所蔵された(花王石鹸株式会社資料室編 一九七一：六二頁)。江戸時代には、草を焼いた灰汁でうどん粉をこね、石のように固めた中国由来の「石鹸」がすでにあったが、徐々に南蛮由来の「しゃぼん」を指して「石鹸」と呼ぶようになっていったという(同上：六三頁)。当時の「しゃぼん」はまず薬用として用いられており、洗濯には植物やその灰汁が、洗顔や入浴には糠袋が使われることが多かった(同上：六三―六四頁)。一八七二(明治五)年、当時の京都府知事が産業の近代化のために設置した京都舎密局《せいみ》で石鹸製造が始められた。翌年には初めての民間における石鹸製造が横浜で始まった(同上：一〇六頁)。その後、長崎、神戸、東京、大阪などに次々と石鹸工場が作られ、一八八〇(明治一三)年には国内消費の六五%をまかない、中国向け洗濯石鹸の輸出も始まったという(同上)。これらの石鹸の用途は主として衣類の洗濯用であったようだ。他方で、一八九一(明治二四)年六月二日に東京で発行された『郵便報知新聞』に掲載された花王石鹸の広告には「色を白くし美艶はだとなり」「衛生上欠くべからざる」とあり、「にきび、そばかす、はたけ」などへの効果が謳われていることから、浴用もしくは洗顔用としての利用も始まっていたと考えられる。花王石鹸の価格は一個一二銭、桐箱三個入三五銭であった(『郵便報知新聞』)。一八九三(明治二六)年の銭湯の入湯料が大人三銭だったこと(花王石鹸株式会社資料室編 一九七一：一〇七頁)と比較して、かなり高価だったことがわかる。

英国のリーバ・ブラザーズ社が一九一〇(明治四三)年に日本支社を設け(尼崎)、日本の魚油と満州の大豆を用いて一九一三(大正二)年から石鹸・グリセリン・硬化油の量産を始めた(同上：一三〇頁)。その多くは中国などへの輸出向けだったものの、日本国内における石鹼生産量は増加を続け、一九三九(昭和一四)年に軍需景気により戦前のピークをむかえている。一人あたり年間消費量も、昭和初期の平均一キログラムから増加を続け、一九三五(昭和一〇)年頃に二・一キログラムと戦前のピークを記録している(全購連 一九五三：六八頁)。「東京大学総合研究博物館画像アーカイヴス」に所蔵されている新聞広告(一八九一―一九四五年)においても、一九一〇年代以降、多様な製造会社による石鹼広告が掲載されるようになっており、朝鮮や台湾で発行された新聞の広告も確認できる。これらの石鹼も浴用もしくは洗濯用としての品質の高さをアピールするものだった。

このような近代日本の保健衛生や医療の体系は、帝国―植民地関係とも不可分であった(飯島 二〇二三／李 二〇一三／福士他編 二〇二二)。植民地行政において、衛生は近代の象徴、文明の表象として植民地支配の正当化のために重要であったと同時に、支配に対する同意を可能にする擬制としても重要であった(李 二〇一三：六一三頁)。国家や社会のレベルでは西洋医学と医療制度の摂取が、「衛生」を有する文明の側に立つ条件であったのに対し、個人のレベルでは、石鹼を用いた入浴がその条件であったという(平井 二〇二一：五六―五七頁)。植民地台湾では、台湾人の「同化」のためには入浴習慣の獲得が必要不可欠であるという考え方が、総督府を始めとした日本人に共有されていたという。一九二〇(大正九)年頃まで、台湾に供給された石鹼のほとんどは日本産であり、当初は化粧石鹼が多かったが、第一次大戦期に石鹼の消費額が増大するなかで洗濯石鹼が過半を占めるようになった(同上：七八頁)。化粧石鹼が高価だったため、一九二〇年代には多くが洗濯石鹼を入浴に用いていたという。日本の石鹼工業にとって、植民地は重要なマーケットであった(同上)。たとえば、資生堂の製造した香料入り高級化粧石鹼は、「モダンガール」の表象を伴って植民地へも移出されていたが、そこで表象される女性像は西欧・日本・植民地間の権力関係を反映していた(足立 二〇一〇)。

他方で、浴場施設や水と燃料の不足、経済的な理由、そして女性が人前で肌を露出することを嫌う習慣などによって、入浴という行動は必ずしも台湾の人びとの間に浸透したわけではなかったという(平井 二〇二一:七〇―七六頁)。このように、石鹼に象徴される「衛生」は植民地行政の中で重要な位置を占めたが、石鹼の多くは入浴と洗濯に用いられていたと考えられる。石鹼を用いた手洗いが植民地行政の中で近代や文明の象徴としての役割をどの程度果たしたのかについては、今後の検討が必要である。

太平洋戦争勃発後から石鹼生産は統制下に入り、生産量が減少する。一人あたり年間消費量も一九四五(昭和二〇)年には〇・一キログラムまで減少したという(全購連 一九五三:六八頁)。

2 戦後の手洗いと石鹼

占領期の石鹼消費

衛生や清潔で上位にたつことが優位性を示す帝国―植民地関係は、敗戦後の日本と占領軍との関係にもみてとれる。占領軍GHQ/SCAPの公衆衛生福祉局(Public Health and Welfare Division, PHW)にとって重要な仕事は、日本の公衆衛生ではなく、あくまでも占領統治の安定化と占領軍の健康維持であった。そのため、「占領軍兵員の健康が日本人の保健状況によって危険にさらされぬよう守る」限りにおいて「日本人の健康を最大限に守り増進させる」(二至村 二〇一五:三九頁)が、それは占領前の公衆衛生の基準を超えない程度に抑えられていたという(平体 二〇二一:一五五―六六頁)。米軍兵員は日本人の食べ物を一切食べてはいけないことになっていたが、それは日本の状況が占領軍にとって「不衛生」であるためだった(二至村 二〇一五:四七頁)。京都軍政部の公衆衛生課長だったグリスマン軍医が両親に送った手紙を軸に占領下京都の生活を描いた『米軍医が見た占領下京都の六〇〇日』(二至村 二〇一五)には、トラホームや天然痘、チフス、結核、そして性病については記述されているが、手洗いについての記述は無い。石鹼に

表1　1951年度の石鹸生産量および消費量

	生産(t)	1人あたり(kg)	農村消費(t)	農村1人あたり(kg)
化粧用	36,779		3,100	0.09
洗濯用	90,940		16,200	0.45
工業用	9,834		nd	nd
粉末	10,218		300	0.01
その他	53		nd	nd
計	147,824	1.75	19,600	0.55

（出典：全購連 1953年，69頁より作成）
注：生産は通産省資料が原典．農村消費は農林省物財統計が原典．輸出量僅少のため，生産量即消費量と推定．

ついて言及されるのは占領軍兵士の性病予防に関してで、米軍兵卒への講義のなかで「米兵の年間性病感染率は四〇〇パーセントだ。〔略〕いちばんの予防法は、前後にアイボリーせっけん[5]でよくあらうこと。それからでかけるときはコンドームをもっていく[6]」よう述べているのみである（同上：六九頁）。

当時の日本社会では、戦時下での石鹸の生産統制に加え、戦争中の空襲で生産工場が焼失したところもあり、石鹸の生産量・消費量とも減少しているなかで、石鹸は闇市の花形商品となっていた（ライオン家庭科学研究所　一九八六：一三頁）。一九四六（昭和二一）年六月から配給統制が復活し、一九四九（昭和二四）年四月からの予約クーポン制を経て、一九五〇（昭和二五）年七月二〇日に「石鹸配給規則」が廃止されてから、自由競争の時代が始まる（同上：一三―一五頁）。しかし一人あたり年間消費量では、表1に示す通り、一九五一（昭和二六）年度時点では全国平均で一・七五キログラムまで回復したものの、農村においては〇・五五キログラムであり、その大部分を洗濯用が占めている。この数値は、諸外国と比べても低く、乳幼児死亡率を引き下げるためにも早急に石鹸消費量を回復すべきと論じられていた（全購連　一九五三：六八頁）。一人あたり石鹸消費量の全国平均が戦前の水準にまで回復するのは占領終結後の一九五四（昭和二九）年ごろであり、石鹸の生産量が戦前のピークを超えるのは、一九六五（昭和四〇）年、電気洗濯機の普及を背景にしてであった（ライオン家庭科学研究所　一九八六：一三―一五頁）。したがって、この時期の石鹸消費の大部分は洗濯用であり、日常生活の中で石鹸で手を洗うという行為が根付いていたとは言いがたい。

他方で手洗いに必要な水については、一九五〇年代に水道の敷設が都市では進んでいた。一部の大都市では一九五〇年代末ごろには普及率が八〇%を超えるところも出てきたが、農村においては一〇%にも満たなかった(7)(労働省婦人少年局編 一九六一:一七三頁)。

伝染病予防のための手洗い——一九五〇年代

一九五〇年代に入ると、様々なアクターによって「手洗い運動」が推進され始める。この年代の「手洗い運動」の多くは、赤痢や腸チフス予防のために推進されていたようである。厚生技官・東京大学教育学部講師の宮坂忠夫が執筆した「手洗いについて」では、大便から手を経由して感染する伝染病の病原菌を洗い流すために、どのような手洗いが必要か、汲み置きの井戸水、水道水、湯、流水、石鹸、リゾールなどの洗浄剤を使った手洗いによる病原菌の落ち方の違いを図示し、「石鹸を使って流水で」手洗いをすることが最も効果的であることを指摘している(宮坂 一九五四)。

戦後創刊され、都市を中心に人気を博した生活雑誌『暮しの手帖』でも、一九五九(昭和三四)年七月発行の第五〇号に「手を洗う読本」と題して、手洗いの仕方を取りあげている。ここで、手洗いが重要であるとされている理由も、赤痢の予防のためとされている。同記事では、神奈川県衛生研究所長との対談形式で、日本に赤痢が多いこと、これらは予防できるものであるにもかかわらず感染者・保菌者が多いのは恥ずかしいことであると述べられている。赤痢は手についた「バイキン」を通して感染するものであり、用便時に質の良いチリ紙を使うこと、上手に手を洗うことが重要であるという。同記事では、医療関係者が手を洗う場合、食品関係業者が手を洗う場合と、一般の人が手を洗う場合に分け、一般の人は用便のあと、調理の前、食事の前、洗濯の後、外出から帰ったときに洗うべきであるとしている。一般の人の場合は、「いままでよりは少していねいに手を洗う」心がけで十分だが、なによりもまず手洗い設備が無い世帯に、手洗い設備をつくることが重要である。食品関係業者の場合は洗浄剤としてはクレゾール石鹸の三％溶液と、表2に示すような逆性石鹸[8]が推奨されており、これらを使えば菌がゼロになるとされている。クレゾール石鹸は匂いが強いのが欠点だが、逆性石鹸であれば、匂いがなく、食品に触れても無害であるという（兒玉 一九五九：二〇八—二〇九頁）。また、赤痢が子どもに多いことなどを述べ、早いうちから手洗いの習慣をつけさせることが重要であることから、小学校に手洗い設備を整備し、手を洗う習慣をつけさせることも提唱された（同上：二一二頁）。

表2 『暮しの手帖』第50号記事中で紹介されている市販の主な逆性石鹸液

銘柄	容量	値段(円)	会社名
オスバン液	100 cc	130	武田薬品工業
チアミトール	100 g	85	丸石製薬
ハイアミン	100 cc	150	三共
バンモール	500 cc	420	科研薬化工
ラザール	500 cc	360	塩野義製薬

（出典：兒玉 1959 年，209 頁より作成）

北海道の中央に位置する東神楽村（現・上川郡東神楽町）では、無医村であったことから、住民の健康管理に強い関心を抱いており、一九五八（昭和三三）年に「明るい健康農村建設運動」の指定村として北海道の指定を受けると同時に、村内各関係機関団体の代表からなる保健福祉地区育成協議会を設置し、「農夫症」とよばれた農村特有の成人病の防止にむけて活動を推進していた。ここでは伝染病、とくに赤痢の発生が絶えないことが問題となっていた。そこで一九六〇（昭和三五）年一月、村内六つの行政地区、五五の部落から、「婦人を主体とした」代表が集まり、保健活動推進委員会を発足させている。この推進委員は、地区担当の「保健婦」と緊密な連絡を保ちながら、部落の保健衛生普及のリード役としての任務を担った。ここで、第一年度の実践目標とされたのが、「手洗い運動」であった。赤痢は手を伝って口に入り感染する病気である。推進委員の調査によって、便所に手洗い器を備えている家庭は全村の約一〇％に過ぎないことがわかり、家庭用手洗い器の普及を手始めに、手洗い運動が進められた。村の助成により、手洗器および逆性石鹸が推進委員の手によって全村に普及され、それまで手洗い設備のなかった学校や職場にも手洗い設備が設けられた。有線放送での朝夕の呼びかけ、学校での生活学習、若妻学級・青年学級の衛生教育などによって、食前および用便後の手洗いは住民の間の一つの習慣として根付いていったという(石川 一九六三：四一—四二頁)。第二年度はハエと蚊の撲滅に焦点が当てられ、住民と村で「伝染病のない村づくり」に努力した成果は、第三年度の一九六二(昭和三七)年、一件も村から伝染病を出さないという成功として実を結んだ(同上：四三頁)。

手洗いによる伝染病の防止は、企業の損失防止を目的とした工場労働者の健康管理においても注目されていた。雑誌『工場管理』一九五六(昭和三一)年四月号では勤労者の負傷などによる損失を年間一〇〇〇億円、疾病による損失を年間三〇〇〇億円と計算し、従業員の健康を守るために各地で取り組まれた事例を紹介している。たとえば東洋レーヨン滋田工場では、女子従業員の七〇%が寄宿舎で生活しており、その健康を守るため、結核の早期発見にむけた健康診断や寄生虫駆除、水虫防止のための通気性作業靴の作成と合わせて、「伝染病予防月間」を設けて「手洗い運動」を励行している。ここでは食堂入口、工場内のすべての便所、その他各所に消毒液を置き、手洗いを進めている(大原 一九五六：五六—五七頁)。

このように、一九五〇年代には、赤痢を中心とした伝染病予防の観点から、手洗いに関心が集まり始めた。手洗い設備が無い所も多い状況が問題視され、改善が進められていく一方で、現在、「手洗い」といえば一番に連想される流水と石鹸という組み合わせはまだ自明ではなく、湯、井戸水、流水などと、当時市場に出回り始めた石鹸、消毒液、中性洗剤などの洗浄剤の中で、最も効果的な組み合わせをめぐって、試行錯誤が行われていた段階であった。

石鹸業界による「石鹸で手を洗う運動」

このような状況の中、「石鹸で手を洗う」ことの普及に力を入れたのは、石鹸を製造・販売する業界団体である日本石鹸洗剤工業会(9)だった。同会によると、前身の日本石鹸工業会が全国手洗いＰＲ運動を開始したのは一九五一(昭和二六)年のことである(日本石鹸洗剤工業会ウェブサイト)。この年は、石鹸の価格統制が撤廃され自由販売が再開された最初の年であった。日本石鹸工業会および日本油脂加工工業会は、これを機に、ＰＲ運動を開始した。この運動は、「清浄運動（クリーンリネス・キャンペーン）」と名付けられ、米国から導入されたばかりのＰＲという手法を先駆的に活用したものと位置づけられている（日本油脂工業会 一九七二：二三三頁）。一九五二（昭和二七）年には厚生省の防疫映画「のぞかれた手」、文部省の教育映画「洗濯の科学」の制作に協賛し、一九五三（昭和二八）年から一九五八（昭和三三）年には全国小・中学生石鹸彫刻コンクールを開催している（同上：二三七―二三八頁）。一九五七（昭和三二）年一〇月に全日本石鹸協会が設立されると、新聞広告、中元・歳暮ポスター、鉄道駅や旅館浴場のポスター、ラジオ、テレビ、広告短編映画、スライド、宣伝カー、パンフレットなど様々な媒体を用いて、「お歳暮に石鹸を贈りましょう」「おふろも毎日入りましょう」「汚れた肌着はカゼのもと、肌着は毎日洗いましょう」といった石鹸の消費拡大を目的とした業界共同のＰＲの展開がなされた[10]（同上：二四二―二四四頁）。一九六五（昭和四〇）年以降は、浴場での石鹸利用や洗濯のための石鹸ではなく、特に「石鹸で手を洗う運動」として、小学校・幼稚園などへ化粧石鹸を寄贈し、ポスターや「手洗いステッカー」、手洗い啓発ソングのソノシート[11]を配布し、学校教育を通した手洗いの啓発・広報活動を開始している（同上：二四六頁）。毎日、給食前に校内放送でこの曲が流された学校もあった（小島・徳田 二〇二二：一二三頁）。

同協会では一九九〇年代以降も「手洗いミニポスター」を全国の小中学校、幼稚園に配布し、二〇〇九（平成二一）年からは現在まで毎年、小学生以下を対象に「手を洗おう、きれいな手！――ポスターコンクール」を主催している。また二〇一八（平成三〇）年からは、正しい手洗いの習慣化を目指した教材「手洗い授業プログラム」を開発し、教育現場をサポートするため無償提供を開始している（同上）。

一九六〇年代に始まった石鹸製造業界による「石鹸で手を洗う運動」では、石鹸の寄贈・配布とテレビコマーシャルや啓発ソング、ポスターコンクールなどを用いて、伝染病予防といった目的のための啓発ではなく、「石鹸で手を洗う」ということそのものを繰り返し人びとに見せ、聞かせるという方法によって、生活の中に組み込もうと力を注いだことがわかる。

戦後、人びとはどれぐらい石鹸で手を洗っていたのか

では人びとは、このようなＰＲを受けて、実際に手を洗うようになったのだろうか。ライオン家庭科学研究所は一九七二(昭和四七)年八月に東京、広島、秋田の三都市において、一五歳から五九歳までの男女個人一二〇〇人を対象に、「日本人の清潔な暮らし」について面接調査を行っている。同研究所では、都道府県別の「清潔度」の指標を作成し、その上位、中位、下位を代表させる地域としてこの調査地域を選んだという(ライオン家庭科学研究所編 一九七三：二頁)。同調査から、人びとの手洗いに関する意識を抜粋してまとめた表3と表4によると、食事の前に手を洗うべき、そうしないと「気持ちがわるい」という清潔観が七〇％以上の人に広まっているが、

表3　とくに不潔だと思うもの

ことがら	◯をつけた人の割合(%)
お金をさわった手で生の食品をあつかう	51.40
ふだん使うタオルがうすぐろくなっている	52.20
外から帰って手を洗わないで食事をする	40.20

(出典：ライオン家庭科学研究所編 1973 年，6 頁より作成)
注：「あなたが，ふだん暮していく上で，とくに不潔だと思われるものに◯印をつけて下さい」より手洗いに関連するものを抜粋.

表4　清潔についての考え方のうち「そうだ」と思うもの

ことがら	◯をつけた人の割合(%)
手を洗うことや歯をみがくことは習慣どおりにしないと気持がわるい	77.60
不潔にしている人は病気にかかりやすい	49.20
よごれをとりさると気分がさっぱりする	86.80
人から不潔だと思われないように心がけている	65.80
手洗いや入浴などの清潔行動にはみんながするからしかたなくすることもある	4.80
自分の家には，たとえば食事の前に手を洗うといった清潔についてのルールがある	31.20
食事の前には必ず手を洗うべきだ	72.70

(出典：ライオン家庭科学研究所編 1973 年，17 頁より作成)
注：「次にあげた清潔についてのいろいろな考え方のうち，あなたが「そうだ」と思うもの全部に◯をつけて下さい」より手洗いに関連するものを抜粋.

表5　石鹸(水石鹸も含む)をつかっている場所(単位：%)

洗面所	84.9
風呂場	90.6
台所	76.7
便所	21.8
その他	17.5
不明	2.9

(出典：ライオン家庭科学研究所編 1973年, 34頁より作成)
注：回答数583, 1972年5月BLC(ベターリビングサークル＝新聞社が主催する, よりよい暮らしを考え, 研究実行活動を行うサークル)会員への調査に基づく.

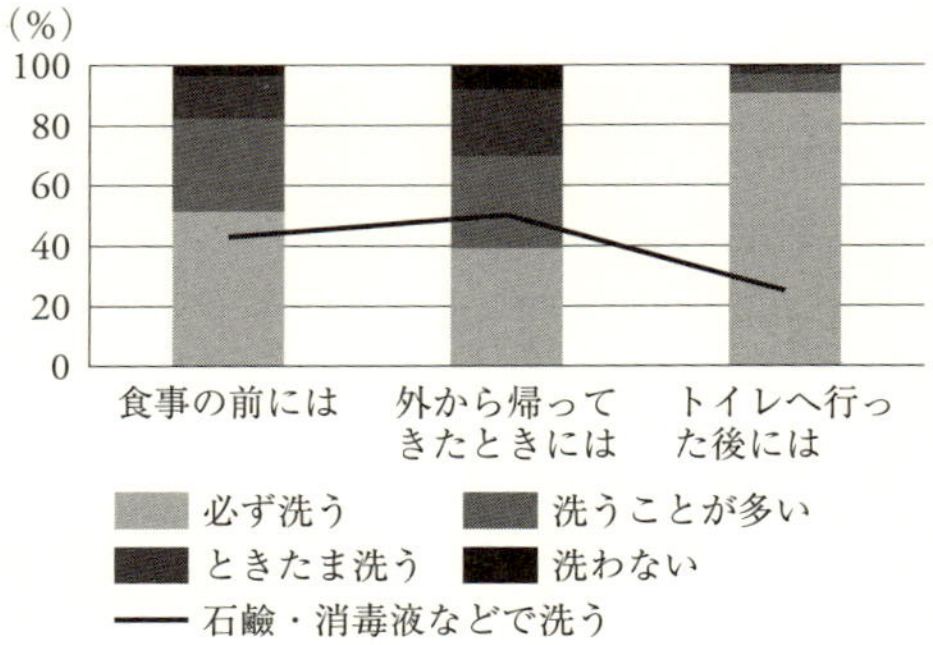

図1　手洗いをいつするか
(出典：ライオン家庭科学研究所編 1973年, 33頁より作成)

「とくに不潔」とまで思う人の割合は高くないことがわかる。

また、表5および図1からは、外出からの帰宅時や食事前の手洗いは「必ず洗う」割合は高くない一方、洗う場合は半数程度が石鹸や消毒液を用いるのに対し、トイレへ行った後は、「必ず洗う」人が九割以上いる一方で、石鹸や消毒液はあまり用いられていないことがわかる。

このような手洗いと石鹸の利用傾向は、二〇〇〇年代においても同様であった。花王株式会社生活者研究センターが二〇〇四―二〇〇七(平成一六―一九)年に首都圏の小中高等学校で行った「子供の手洗い実態」に関する調査によると、二二八人の調査対象高校生のうち、九八・一%が「トイレの後」、九〇・六%が「食事前」に手洗いが必要と回答している。実際に手洗い場にビデオカメラを設置した調査によると、夏期(二〇〇五年六月)にはトイレから出た生徒の八〇・八％が、手を洗っていたものの、石鹸を利用していたのは約四％にとどまるという（小島 二〇〇七：五頁）。固形石鹸の設置率は一〇〇％であるが、石鹸の使用頻度は小学生から高校生にかけて、年齢があがるごとに低くなり、手洗いの時間も同様に短くなる傾向にあるという（同上：六頁）。

一九七二（昭和四七）年のライオン家庭科学研究所の調査と、二〇〇〇年代の花王株式会社生活者研究センターの調査の間には、三〇年以上の期間があり、その間には一九九六（平成八）年の腸管出血性大腸菌O157による小学校給食を介した集団食中毒事件[12]のように、手洗いと衛生に関する象徴的な事件が起きている。O157事件をきっかけに、厚生労働省は一九九七（平成九）年に「大量調理施設衛生管理マニュアル」を整備し、手洗い設備の設置・管理と、石鹸と水を用いた「手洗いマニュアル」に基づいて正しく手を洗うことが定められた。同マニュアルは、給食などの大量調理を行う調理施設や調理従事員を対象とした食中毒予防のためのマニュアルではあるが、食中毒防止における手洗いの重要性や、正しい手洗いの仕方について、一般の関心も高まった。現在では、日本の学校保健教育のなかにも「手洗い」が組み込まれており、「保健」の教科書に正しい手洗いの方法や手洗いをしなかった場合の細菌量などが提示されているほか、養護教諭を中心に石鹸の補充・管理がなされ、ハンカチ・ティッシュを各自が持参することが推奨されており、日常生活の中に組み込まれた形で手洗い教育が行われている（Sugita 2022: 5）。それにもかかわらず、上記の調査結果が示すのは、手洗いの必要性という認識は普及しているものの、「石鹸を用いた手洗い」という実践が人びとの日常生活に必ずしも根付いていないという現実である。

おわりに

これまで見てきたように、一九五〇年代中頃から、赤痢などの伝染病予防のため、用便後の手洗いが保健衛生行政によって提唱されるようになった。用便後に手を洗う習慣がないために伝染病が蔓延する状況において、「石鹼を用いた手洗い」が最も伝染病予防に効果的で重要であることがはじめて保健衛生行政に強く認識された時代であったといえる。保健所の設立や「保健婦」活動とも並行して、行政と住民による保健活動推進委員会の活動や手洗い運動が推進され、手洗い設備の充実と手洗い習慣の啓発がすすんだ。その際、しばしば女性がその担い手とされた。同時に一九五一(昭和二六)年から、石鹼の販売自由化に伴う、石鹼製造業界の販売促進PRキャンペーンが始まり、現在では「手洗い」といえばすぐにイメージされる「流水と石鹼」という手洗いの組み合わせがつくりあげられていく過程をたどった。特に一九六五(昭和四〇)年以降は、学校と子どもに焦点をあてた「石鹼で手を洗う運動」が石鹼製造業界によって展開されている。これらの試みによって、手洗い設備と石鹼を設置すること、「手洗いは必要である」という認識は、広く根付いてきたといえる。

他方で、「石鹼で手を洗う」という行動は現在に至っても深く根付いているとはいえない。図2および図3は、二〇二〇(令和二)年からの新型コロナウイルスパンデミック前後の、手洗い用液体石鹼の年間販売量と、洗濯用や浴用も含む石鹼の一人あたり年間消費量を示したグラフである。手洗い用液体石鹼の販売量も、石鹼の一人あたり消費量も、二〇二〇年にパンデミックを受けて急増しているが、翌年の二〇二一(令和三)年には二〇一九(令和元)年を下回る水準に落ち込んでいる。販売量は二〇二三(令和五)年に増加傾向に復帰しているが、これは二〇二二(令和四)年に輸入量が減少し輸出量が増加していることによるものとみられる(日本石鹼洗剤工業会 二〇二三:二一頁)。他方で、一人あたり消費量は二〇二三年度も減少を続けている。つまり、輸出を除くと、石鹼の国内消費量は二〇二〇年から減少を続けているということである。この背景には、新型コロナウイルスのパンデミックに伴って二〇二〇年に手洗いのための石鹼を設置する箇所が増加し、購入量が増えたものの、人びとが「石鹼で手を洗う」という実際の行為に関しては、感染による重症化率および致死率が下るとすぐに日常生活の中から失われたため、在庫をかかえた消費者が二〇二一年から現在にかけて、コロナ禍以前よりも石鹸購入量を減少させている可能性があるのではないだろうか。

二〇一五(平成二七)年に採択された国際連合の持続可能な開発目標(SDGs)では一七の目標のうち六つ目の「安全な水とトイレを世界中に」の中に石鹸による手洗いを指す「衛生行動」が明記されるようになったが、「衛生行動」の指標は、世帯、学校、保健医療施設において、水と石鹸が利用可能な手洗い「設備」の存在である(杉田 二〇二三:九六頁)。手洗い場を設置する、そこに石鹸を置くという「設備」の拡充は、国際機関や政府、企業の働きかけによって達成することが可能であり、指標によって評価することも可能であるが、「石鹸で手を洗う」という「行動」そのものについては、国際機関や政府、企業の働きかけによって徹底させることも、それを評価することも難しい。植民地政府という明白な権力と、警察による管理といった強制力を伴っていてさえも、植民地台湾で入浴という行動を徹底することがさまざまな理由から難しかったように、人びとの実践を管理することは、衛生観念のような知識・意識

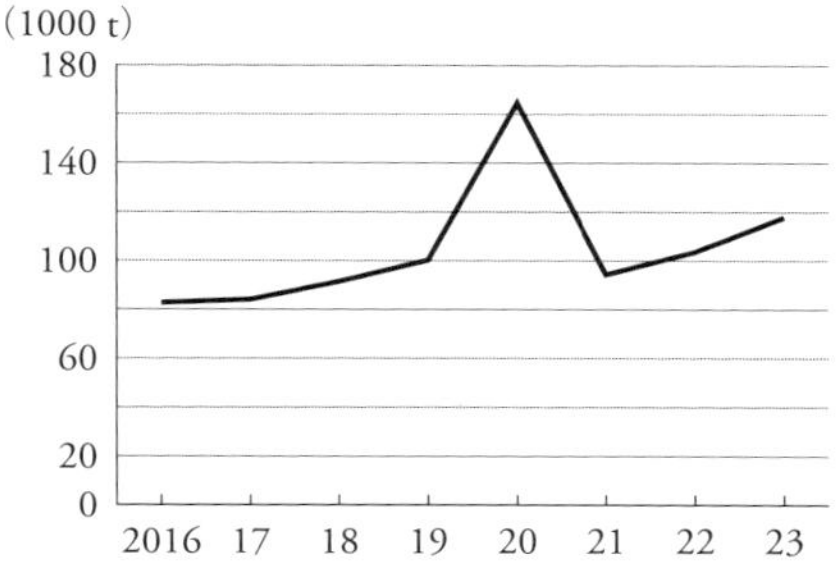

図2　手洗い用液体石鹸の販売量の変遷(出典:日本石鹸洗剤工業会年間製品販売統計年度版より作成. 国内の製造メーカー(従業員10名以上)が, 生産または輸入し, 国に届け出た数値に基づく)

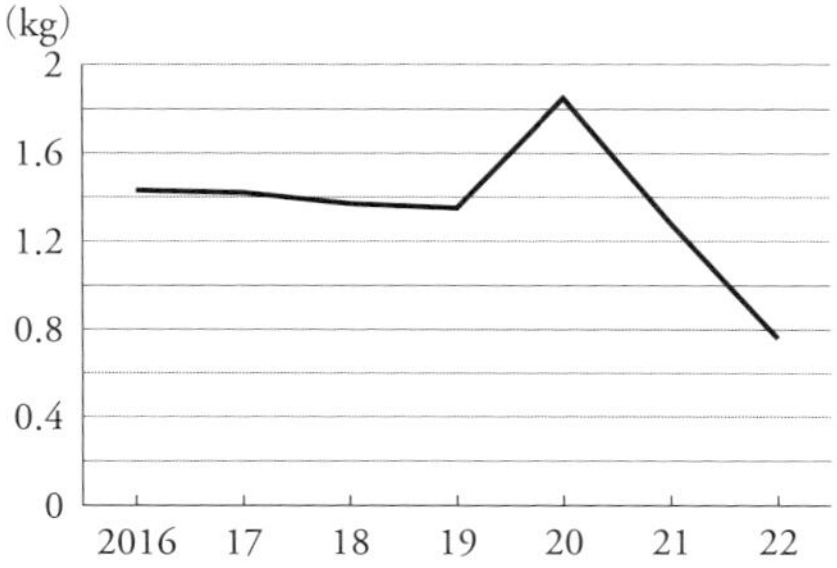

図3　石鹸の一人あたり消費量の変遷(出典:日本石鹸洗剤工業会2021年, 2022年より作成. 国内消費量は, 経済産業省発表の「生産量」に, 財務省関税局の輸入統計の数値を加算し, 同輸出統計の数値を減算したもの)

を管理することよりも難しい。
西川純司(二〇二二)は、フランスの哲学者ミシェル・フーコーの「統治性」の概念を参照しながら、近代日本において、公衆衛生が発達し感染症予防が図られるなかで、衛生を実践する人びとのふるまいが導かれ、人種やジェンダー、帝国—植民地のような人間社会のなかにひかれた境界線を強化するかたちで、健康を享受できる人とできない人の境界線がつくられていく過程を描いている。しかし、宝月(二〇一〇)も論じているように、衛生言説がただ社会空間に充満するだけで、それらの知識や経験が身体化されるわけではない。本章が示したように、「石鹼で手を洗う」といった些細で日常的なことがらが、一〇〇年間にもわたる啓発を受けても、新型コロナウイルスのパンデミックを経てもなお、人びとの行動に定着していない実態は、近代的統治に簡単には包摂され得ない身体というものの可能性を示しているともいえるのではないだろうか。

注

(1) 本章では、人びとの日常生活における手洗いを対象としており、医療従事者や食品製造業者の手指衛生は含まない。
(2) 『流行性感冒——「スペイン風邪」大流行の記録』(内務省衛生局編 一九二二)ではワクチンとマスクの着用に紙幅が割かれている。
(3) 農繁季節保育所とは、農村において田植えや稲刈りといった農繁期に季節的に開所される保育所を指す。
(4) 川上(二〇一三:三四頁)によると、昭和戦前期の保健衛生政策で最も重要かつ喫緊の課題とされていたのは、結核罹患率の上昇であり、都市農村問わず、結核療養所の増設や結核予防相談所の開設、結核予防の社会教育の徹底が焦眉の課題となっていた。
(5) 米国の企業プロクター・アンド・ギャンブル(P&G)の石鹼ブランドであり、戦前から日本にも多く輸入されていた(齊木 一九九九:一六頁)。
(6) 当時の京都では東山区の京都第一赤十字病院が接収されて第三五陸軍病院になっていた。グリスマン軍医がそこに発注した三四五六個のコンドームが一八カ月でなくなるほどのペースで消費されていた。平均すると米兵一人あたり月一五個の計算になる。なかには一月に二五個使い切った者もいたという(二至村 二〇一五:七〇―七一頁)。その他、結核やトラホームの治療に関しては、治療薬の購入や集団検診に主眼が置かれており、手洗いに関する記述は見当たらない。

(7) 戦前の水道の最高普及率は一九四一(昭和一六)年ごろの約二割程度であったという(労働省婦人少年局編 一九六一:一七三頁)。

(8) 陽イオン界面活性剤の一種で、殺菌剤の原料として用いられる。通常の石鹼が陰イオン界面活性剤の一種であることから、反対の性質をもつものとして逆性石鹼と呼ばれる。手指の消毒に使用するには毒性が強く、近年では手指の消毒に用いられることは少なくなりつつある(文部科学省ウェブサイト)。

(9) 一九二六(大正一五)年に設立された業界団体である硬化油共販組合を前身とし、戦後、油脂工業会連合会が新たに設立されるも、いったん解散。一九五〇(昭和二五)年九月に日本油脂加工工業会及び日本石鹼工業会を設立し、現在の体制を確立。新団体設立と合併を経て、一九七三(昭和四八)年四月に日本油脂工業会と日本家庭用合成洗剤工業会とが合併し、日本石鹼洗剤工業会と名称変更、現在に至る。正会員二一社、賛助会員四五社・団体(日本石鹼洗剤工業会ウェブサイト「沿革」及び、「JSDAのあゆみ」)。

(10) このPR活動には、石鹼の原料である牛脂の輸入元である全米牛脂生産者協会との共同PRも含まれる。日米共同PRの詳細については別稿で論じたい。

(11) ソノシートとは、安価で大量生産しやすい簡易なレコードの一種で、一九六〇年代から七〇年代にかけて、雑誌の付録などに広く用いられた(国立国会図書館ウェブサイト)。

(12) 一九九六(平成八)年七月、堺市の学校給食に起因する腸管出血性大腸菌O157による学童集団下痢症が発生し、児童七八九二人を含む九五二三人が罹患し、三名の児童が死亡した事件。二〇一五(平成二七)年には、当時発症した児童一名がその後遺症を原因として亡くなった(堺市ウェブサイト)。

参考文献

足立眞理子「奢侈と資本とモダンガール――資生堂と香料石鹼」伊藤るり・坂元ひろ子・タニ・E・バーロウ編『モダンガールと植民地的近代――東アジアにおける帝国・資本・ジェンダー』岩波書店、二〇一〇年。

飯島渉『増補新装版　マラリアと帝国――植民地医学と東アジアの広域秩序』東京大学出版会、二〇二三年。

石英輔・鈴木益太郎・相沢稔子・近藤邦成「主婦の洗たく行動に関する実態調査」『繊維製品消費科学』第一二巻第三号、一九七一年。

石川四郎「伝染病を追放した村――東神楽村の保健福祉活動」『月刊福祉』第四六巻第七号、一九六三年、四〇―四三頁。

井上迅編『ためさるる日――井上正子日記一九一八―一九二二』法蔵館、二〇二三年。

内海孝『感染症の近代史』山川出版社、二〇一六年。

大原敏男「女子従業員の健康を守る七つの手段――水虫退治に通気性作業靴の試作」『工場管理』第二巻第四号、一九五六年、五六―五八頁。

花王石鹼株式会社資料室編『日本清浄文化史』花王石鹼、一九七一年。

川上裕子『日本における保健婦事業の成立と展開――戦前・戦中期を中心に』風間書房、二〇一三年。

川端美季『近代日本の公衆浴場運動』法政大学出版局、二〇一六年。

厚生省医務局編『医制百年史』ぎょうせい、一九七六年。

小島みゆき「学校生活における子供の手洗い実態――小学校〜高校における手洗い実態調査から」『KAO INFORMATION』二〇〇七年。

小島みゆき・徳田一「日本の手洗いとその啓発の歴史」国立歴史民俗博物館・花王株式会社編『〈洗う〉文化史――「きれい」とは何か』吉川弘文館、二〇二二年。

兒玉威「手を洗う読本」『暮しの手帖』第五〇号、一九五九年、二〇〇―二一二頁。

齊木乃里子『日本石鹼業界における戦前期のマーケティング活動』京都大学博士学位論文、一九九九年。

杉田映理「石鹼による手洗い推進――国際的動向と国際学校保健コンソーシアムへの期待」『小児内科』第五五巻第一号、二〇二三年、九五―九八頁。

全購連「石鹼と洗濯の仕方」『農業協同組合』一九五三年六月号、六八―七一頁。

戸部健「健やかな小学生――近代中国の教科書からみる健康観」福士由紀・市川智生・アレクサンダー・R・ベイ・金穎穂編『暮らしのなかの健康と疾病――東アジア医療社会史』東京大学出版会、二〇二二年。

内務省衛生局編『流行性感冒――「スペイン風邪」大流行の記録』一九二二年（平凡社電子ブック、二〇一九年）。

内務省衛生局編『消化器伝染病及寄生虫病撲滅実験報告』内務省衛生局、一九三二年。

西川純司『窓の環境史——近代日本の公衆衛生からみる住まいと自然のポリティクス』青土社、二〇二二年。

二至村菁『米軍医が見た占領下京都の六〇〇日』藤原書店、二〇一五年。

日本石鹼洗剤工業会『石鹼・洗剤・油脂製品・原料油脂統計年報　二〇二一年版』二〇二一年。

日本石鹼洗剤工業会『石鹼・洗剤・油脂製品・原料油脂統計年報　二〇二二年版』二〇二二年。

日本油脂工業会『油脂工業史』一九七二年。

根岸草笛『実践季節保育所』山雅房、一九四一年。

樋浦郷子「帝国日本の清潔と清潔感」国立歴史民俗博物館・花王株式会社編『〈洗う〉文化史——「きれい」とは何か』吉川弘文館、二〇二二年。

平井健介「日本植民地における「同化」の経済的条件——台湾人の入浴習慣の変容」『甲南経済学論集』第六一巻第三・四号、二〇二一年、五五—八八頁。

平体由美「子供の健康と占領政策——日米の文脈比較」福士由紀・市川智生・アレクサンダー・R・ベイ・金穎穂編『暮らしのなかの健康と疾病——東アジア医療社会史』東京大学出版会、二〇二二年。

福士由紀・市川智生・アレクサンダー・R・ベイ・金穎穂編『暮らしのなかの健康と疾病——東アジア医療社会史』東京大学出版会、二〇二二年。

ベイ、アレクサンダー・R「総力戦的予防——日本における住血吸虫症対策」福士由紀・市川智生・アレクサンダー・R・ベイ・金穎穂編『暮らしのなかの健康と疾病——東アジア医療社会史』東京大学出版会、二〇二二年。

宝月理恵『近代日本における衛生の展開と受容』東信堂、二〇一〇年。

三浦貞「島根県保健婦活動状況について」日本保健婦協会編『保健婦の活動状況』南江堂、一九四三年。

宮坂忠夫「手洗いについて」『社会保険』第五巻第六号、一九五四年、九頁。

ライオン家庭科学研究所『ライオン家庭科学研究所設立五〇年記念資料集』ライオン家庭科学研究所、一九八六年。

ライオン家庭科学研究所編『クリーンライフ白書——日本人の清潔な暮らしとは』ライオン家庭科学研究所、一九七三年。

李炯植「一九一〇年代植民地朝鮮における衛生行政と地域社会」松田利彦・陳姃湲編『地域社会から見る帝国日本と植民地——朝鮮・台湾・満洲』思文閣出版、二〇一三年。

労働省婦人少年局編『生活時間白書――婦人のレジャー・タイムについての研究』大蔵省印刷局、一九六一年。
Sugita, Eri. "Water, Sanitation and Hygiene (WASH) in Japanese Elementary Schools: Current Conditions and Practices." *Pediatrics International* 64, no. 1 (2022).

〈ウェブサイト〉


厚生労働省「国民の皆さまへ（新型コロナウイルス感染症）」（https://www.mhlw.go.jp/stf/seisakunitsuite/bunya/0000121431_00094.html）最終閲覧日二〇二四年八月一五日。

国立国会図書館「ソノシート」（https://ndlsearch.ndl.go.jp/rnavi/avmaterials/post_549）最終閲覧日二〇二四年九月二八日。

堺市「O157 堺市学童集団下痢症を忘れない日」（https://www.city.sakai.lg.jp/kosodate/kyoiku/gakko/yutakana/anzen/o157/o157wasurenai.html）最終閲覧日二〇二四年九月二八日。

日本石鹸洗剤工業会「日本の衛生と手洗い教育の歴史［一］――衛生的な環境をつくった戦後の政策・教育・モノ」（https://jsda.org/w/01_katud/ca263_history1.html）最終閲覧日二〇二四年八月一六日。

日本石鹸洗剤工業会「ＪＳＤＡのあゆみ」（https://jsda.org/w/00_jsda/1ayumi_1.html）最終閲覧日二〇二五年一月一一日。

日本石鹸洗剤工業会「沿革」（https://jsda.org/w/00_jsda/1about_2.html）最終閲覧日二〇二五年一月一一日。

文部科学省「洗浄・消毒マニュアル　14 3. 用語解説」（https://www.mext.go.jp/component/a_menu/education/detail/__icsFiles/afieldfile/2009/05/26/1266277_14_1.pdf）最終閲覧日二〇二四年九月二七日。

WHO "Advice for the public: Coronavirus disease (COVID-19)" (https://www.who.int/emergencies/diseases/novel-coronavirus-2019/advice-for-public#:~:text=Clean%20your%20hands%20frequently%20with, when%20you%20cough%20or%20sneeze.) 最終閲覧日二〇二四年八月一六日。

感染症予防啓発のメディア史
——戦前日本の衛生映画に注目して

藤本大士

はじめに——メディアを駆使して感染症対策を広める

新型コロナウイルス感染症の感染拡大を防ぐため、政府や自治体は様々なメディアを活用し、市民に適切な感染症対策を伝えようとした。新型コロナウイルス感染症対策分科会会長の尾身茂や、東京都知事の小池百合子が記者会見で話す姿がテレビで連日報道されていたことは記憶に新しい。その内容は、テレビ、新聞、インターネットだけでなく、有名人・芸能人やアニメ・漫画とコラボした、ポスターやコマーシャルなどを通じても伝えられた。

興味深いのが、感染症予防啓発が十分に届いていないと思われる層に向けて、YouTube や Instagram などのソーシャルメディアが活用された点であろう。とくにＳＮＳに積極的であったのが小池である。小池は、若年層での感染症対策が十分に広がらなかったときや、ワクチン接種率の伸び悩んだときに、若者に人気のインフルエンサーとコラボした。たとえば、二〇二〇年四月一〇日に YouTuber の HIKAKIN（ヒカキン）のチャンネルに出演し、「若者代表」の HIKAKIN からの新型コロナウイルス感染症に関する質問に答えてみせた。やがて政府やその他自治体も、新聞やテレビを利用しない若年層向けに、積極的にＳＮＳを使うようになっていった。

歴史的にみても、政府・自治体や医療機関・専門家は多様なメディアを駆使した感染症予防啓発を何度も繰り返してきた。たとえば、二〇世紀初頭からは、雑誌・小冊子、ポスターや衛生講演会のような手段が一般化した。それらの目新しさが薄れていくと、今度は劇、落語、シール、歌、衛生展覧会などの新たな伝達手段が模索された(青木 二〇〇四)。

その中で、一九一〇年代に新しい啓発のメディアとして映画が注目を浴びるようになり、そういった映画は「衛生映画」と呼ばれた。これまで衛生映画に関する研究は、英語圏では Reagan et al. eds. (2007) や Bonah et al. eds. (2018) などがあった。一方、日本の衛生映画史研究は、田中・杉田・丸井(二〇一三)や澤田(二〇一五/二〇二一)のように、個別の衛生映画の分析をおこなったものはあるが、どういった背景のもと、衛生映画が製作・利用されたかは十分に明らかになっていない。そこで、本章では、日本でいつ、誰がどのような衛生映画を作っていたかを明らかにしたい(1)。とくに、コロナ禍における政府・自治体がそうであったように、戦前の日本で政府が映画を通じた衛生啓発を試みた際に、どういった困難に直面し、試行錯誤を重ねたかを明らかにしたい。さらに、衛生映画が一時的なブームをみせる中、映画事業者がそれにどのように反応したかも示す。

1 戦前日本における衛生映画の興隆

最初期の衛生映画――大阪府衛生会と日本結核予防協会

日本における衛生映画のはじまりは、一九一六年にコレラ予防の啓発のために大阪府衛生会によって作られた映画(タイトル不明)だと考えられる(『婦人衛生雑誌』第三二四号、一九一六年/佐藤 一九三七:二一一頁)(2)。一九一六年七月下旬、横浜でコレラ患者が確認され、その後、全国に広がり、七〇〇〇を超える死者が出た。大阪にも広がりをみせる中、大阪府衛生会は映画を通じた衛生啓発を思い立った。もともと同会は、通俗本や小冊子などを頒布することで、大阪の人々に衛生思想を広げようとしていた。コレラの確認から二カ月も経たないうちに同会は映画を完成させ、すぐに府内で上映会を実施した（大阪府医師会編 一九六七／『大阪毎日新聞』一九一六年一〇月四日）(3)。

東京で衛生映画を最初に製作したのは日本結核予防協会であった。同会は、結核予防・治療に関する啓発をおこなう感染症予防団体として一九一三年に設立された。たとえば、衛生講演会の実施、パンフレット・ポスターの頒布などを通じ、人々に結核の早期発見・早期治療および予防の重要性を説いていた。一九一八年には、「悪魔の生涯――結核菌の告白」という結核予防映画を製作している。同作は、佐藤敏夫・長田幹夫両医師が同会より出版した『結核菌の告白』がもとになっており、遠山椿吉医師によって脚色された。映画「悪魔の生涯」は一九一八年四月に大日本私立衛生会において試写会がおこなわれた。上映に先立ち、日本結核予防協会の理事長である北里柴三郎の挨拶がおこなわれた。上映会には会員や記者ら三〇〇名が集まり、その中には北里をはじめとして、当時の医学界の重要人物が多く含まれていたと考えられる。そのため、この上映会は映画による衛生啓発の可能性を医師たちに印象づける最初のケースであっただろう。

映画「悪魔の生涯」は二部で構成されている。第一部「悪魔の活躍」では、役者の扮する結核菌の悪魔が、魔法で分身していき、人間社会をみるみる侵食していく様が描かれる。探偵に見立てられたドイツの細菌学者コッホが結核菌の研究を日々おこない、ついに結核菌の悪魔たちの巣窟を探し当てる。悪魔は大いに慌てるが、感染症の媒介となる蠅を飛行機のように利用し、なんとか勢力を広げようとするのであった。第二部「一陽来復」は、古い振袖を手にしたことで結核にかかってしまった若い女性が主人公の物語である。これは、「振袖火事」という伝承を翻案したものであった。伝承では、ある振袖が明暦の大火の原因となったとされた。その振袖は、恋に落ちた娘に対し、両親から買い与えられたものであったが、彼女が若くして亡くなり、その振袖を引き継いだ娘も病死した。そのため、振袖を寺で焼いて供養することになったところ、火をつけられた振袖から大きな炎が立ち上がり、周辺に燃え広がり、明暦の大火につながったというのである。この伝承を翻案した遠山は、伝承で病死していた娘は結核であり、結核菌が付着した振袖を通じて、別の者へと結核が広がったと見立てた。それを踏まえ、映画の中では、留学帰りの医学博士が、最新の結核研究をもとに、誤った衛生思想を正し、結核の女性を全治させ、無事に結婚するという物語に変えてみせている(『朝日新聞』一九一八年四月一八日)。

スペイン風邪流行後の内務省衛生局による衛生映画製作

その後、日本は一九一八—一九二〇年にスペイン風邪の脅威にさらされ、感染症予防・衛生啓発の重要性が強く認識されるようになった。「悪魔の生涯」試写会の四カ月後には、スペイン風邪の一回目の流行が発生し、半年後には全国で死者数が急増し始めた。内務省衛生局や各自治体の衛生課は、さまざまなメディアを駆使して、感染症の流行拡大を食い止めようとした。ただし、この頃に活用されたメディアは以前と同様、ポスターや講演会などが主であった。製作された衛生映画の数がきわめて少なかったこの時期に、映画を用いた衛生啓発がおこなわれた記録はごく稀で、兵庫県や岡山県の事例が記録されている程度である(内務省衛生局編 二〇〇八:一九〇、一九五頁)。

スペイン風邪の流行が落ち着いた一九二一年からは、内務省衛生局が映画製作に乗り出すことになる。この時期に作られた映画は、「水泳」、「登山」、「林間学校」などの実写映画であり、感染症予防というよりは、国民の体力向上を目指したものであった。明確に感染症予防を目的とした映画と思われる最初のものは「妖雲散じて」という腸チフス予防映画であった。[4] 監督を内務省衛生局の防疫官・飯村保三がつとめ、製作の指導は権田保之助がつとめた。[5] 映画の製作は関東大震災前にはじまっており、一九二三年八月上旬の時点で映画は七割が完成し、八月中に完成される予定であったという(『朝日新聞』一九二三年八月六日)。しかし、九月一日に発生した震災により、最終的にいつ完成したかは不明である。少なくとも、翌年八月には映画が購入された記録があり、その後、多くの自治体でも購入されている。[6]

内務省衛生局だけでなく、各種感染症予防団体も衛生映画製作に乗り出している。とくに多くの衛生映画を生み出したのが先述の日本結核予防協会であった。[7] 同会は、「悪魔の生涯」(一九一八年)を製作してからは、「再生」(一九二一年)、「善悪鑑」(一九二二年)という映画を立て続けに作り、映画を使った衛生啓発を推し進めようとしていた。一九二三年の関東大震災によって映画を含む資料がほぼすべて焼失し、しばらく映画製作から離れた時期はあったものの、一九二八年から一九三三年頃までほぼ毎年のように新作(推薦映画含む)を発表している。[8]

関東大震災後の教育映画ブームと衛生映画の発展

一九二三年に発生した関東大震災は数多くの犠牲者を出したが、皮肉にもそれは日本における教育映画・文化映画の発展につながった。というのも、震災の被害を伝えた映画が全国で広く求められたことを受け、社会教育のために映画が有用であるとの考えが省庁の間に広がったからである。その後、各省庁はこぞって、映画を通じた市民の教化・教育を進めていくことになる。たとえば、一九二七年に文部省は社会教育局庶務課に映画部を設置している(吉原 二〇一一：八頁)。

教育映画のサブジャンルでもある衛生映画もまた、震災後、多く製作されるようになる。衛生映画のブームは、『映画検閲時報』からも明らかである(内務省警保局編 一九八五—一九八六)。同資料は、一九二五—一九四六年にかけてのすべての映画の検閲記録である。記録には、映画のタイトル、映画製作者、検閲申請者(映画購入者・保有者)などの基礎情報が含まれている。また、映画の分類も付されており、たとえば、「妖雲散じて」には「日、現、宣、衛」と記されており、それが意味するのは「日本で製作された衛生を主題とする、現代劇の宣伝映画」である。ただし、この分類は完全ではなく、明らかな衛生映画に「衛」がつけられていないこともあるし、衛生啓発を目的としない手術映画などに「衛」がつけられていることもある。

図1は、「衛」という分類に入れられた映画をすべて取り上げ、年ごとの推移をあらわしたものである。なお、資料中には同じ映画が異なる時期に何度も掲載されていることがある。そのため、グラフにある数字は、その年に製作された衛生映画の数とは必ずしも一致しない。グラフからまずわかるのは、関東大震災後、一九二七―一九二九年に最初のピークがきていることである。その後、昭和恐慌期に衛生映画の利用は急減し、低迷期が続いた。しかし、一九三九年に「映画法」が施行されると、衛生映画の利用が急増し、終戦までその勢いは続いた。なお、「映画法」下の衛生映画については4節で述べる。

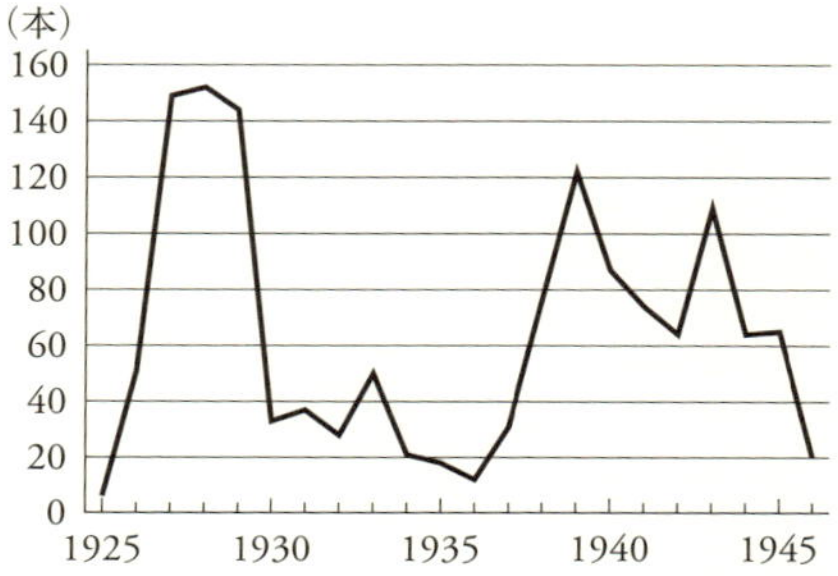

図1　衛生映画製作・利用の推移（1925-1946年）
（出典：内務省警保局編　1985-1986年）

2　衛生映画はどこで誰のために上映されたのか

自治体主催の衛生講演会や学校・職場での上映会

衛生映画は娯楽ではなく教育を目的としていたため、市中の映画館で上映されることはほとんどなかった。代わりに、各自治体の衛生課がそういった衛生映画を購入し、市民に衛生思想を普及させることを目的とした講演会などで上映することがほとんどであった。文部省が一九三一年に発行した資料には、当時、道府県や主要都市で娯楽あるいは教化目的で利用されていた映画のタイトルがプログラムとともに掲載されている。その中には、衛生映画の上映記録が多く確認できることから、自治体での衛生映画を通じた啓発が一般的になっていることがわかる。観衆が数百人集まることも多く、一〇〇〇人を超えることもあった(文部省編　一九三一)。衛生映画は自治体の講演会以外にも、小学校、工場、会社などで上映されることもあった(9)。

ただし、衛生映画というのは基本的に、教育的・啓発的な内容なので、衛生映画を上映しただけでは、観衆を集めることはできなかった。そのため、衛生講演会では、衛生映画を上映するだけでなく、その前後に娯楽映画を入れることで、少しでも多くの観衆を集めようとした。たとえば、一九二七年に大阪市内でおこなわれた衛生講演会では、衛生映画である「毒矢を受けて」だけでなく、人情映画の「国を挙げて」、風景映画の「二見ヶ浦」、そしてアニメーション映画の「天国と地獄」が同時上映されており、一日で二〇〇〇人もの観衆を集めることに成功している(鷺洲衛生組合二十年史編輯委員会編　一九三三：四四―四五頁)。

海を越える衛生映画――植民地台湾から南米まで

映画というメディアを通じた衛生啓発は、視覚優位であるため、日本語を十分に理解しない植民地統治下の人々に対してとくに効果的であると考えられた。台湾総督府の医師・下條久馬一は、台湾での衛生啓発が非常に難事業であったと述べる。というのも、下條によれば、彼らは「文盲」であるため、講話・パンフレットなどの言葉・文字を通じた衛生啓発を十分に解せないという。そのため、台湾では、映画や衛生展覧会など、視覚に訴える衛生啓発の方法が主に用いられた。とくに衛生映画の巡回上映は人々の関心を集めやすかったため、しばしばおこなわれた(下條　一九三二：八六八頁)。

実際、台湾では衛生映画の製作・上映記録が多く残されている。最初に製作されたのは、一九二一年のコレラ予防映画(タイトル不明)である。その背景には、一九一九・一九二〇年に東アジアでコレラが流行し、台湾でも多くの犠牲者が生まれていたことがあった。それを踏まえ、一九二一年五月、台南・台中・高雄の三州の衛生課が合同してコレラ予防映画を製作することにした。それにより、その年に再流行する可能性があったコレラに備えようとしたのである（『臺南新報』一九二一年五月七日）。同年六月には、台南州庁においてその映画の最初の上映会がおこなわれ、数千人もの観衆を集めた。上映に際し、日本人と台湾人の弁士が用意されたため、日本語・中国語のどちらの言語でも内容を伝えることができたという（『臺南新報』一九二一年六月一二日）。

視覚を通じた教化・啓発は、十分な教育を受けていないことが多い労働者階級の人々にも効果的であると考えられた。そして、出稼ぎのために海外に赴いた日本人労働者たちにまで衛生映画は広がっていく。たとえば、一九三一年に在ブラジル日本人同仁会はサンパウロ総領事に対して、内務省衛生局によるトラホーム予防映画の貸付の可否を問い合わせている。貸付を希望する理由は、同会がブラジルの日本人移民のあいだのトラホーム撲滅に尽力していたところ、さらに一層の効果をあげるために映画が有用であると考えたからであった。興味深いのが、映画を通じて、トラホームの恐ろしさを現地の日本人に知らしめるだけでなく、同地には娯楽施設がないため、映画で同胞をなぐさめたいと述べられている点である。この請願を受け、在ブラジル日本人同仁会が映画複製代を負担することを条件に、トラホーム予防映画が送られている（JACAR: B04012594200）[10]。

3　衛生映画は誰が製作したのか

衛生映画で一攫千金をねらう映画事業者たち

衛生映画の脚本・立案には医師などの専門家が関わることが多かったものの、実際に俳優をキャスティングし、映画を撮影・製作していたのは、専門の映画会社であった[11]。たとえば、内務省衛生局の衛生映画製作を頻繁に請け負ったのが都商会である。都商会は、先述の「妖雲散じて」の独占販売を担っていたが、その後、衛生局の委託を受けて衛生映画を製作した。それが「花柳病」(一九二七年、内藤和行監修)、「結核予防」(一九三三年、高野六郎監修)、「腸チフスの話」(一九三五年、勝俣稔監修)などで、いずれもアニメーション映画(一部、実写映像含む)であった(『人生の幸福』第二〇巻第六号、一九三七年)[12]。図2は、日本アニメーションクラシックスで公開されている「結核予防」の一場面である。戦前の衛生映画は、脚本が残っていることはあるが、映画自体が残っていることはきわめて少ないため、この動画は貴重である。

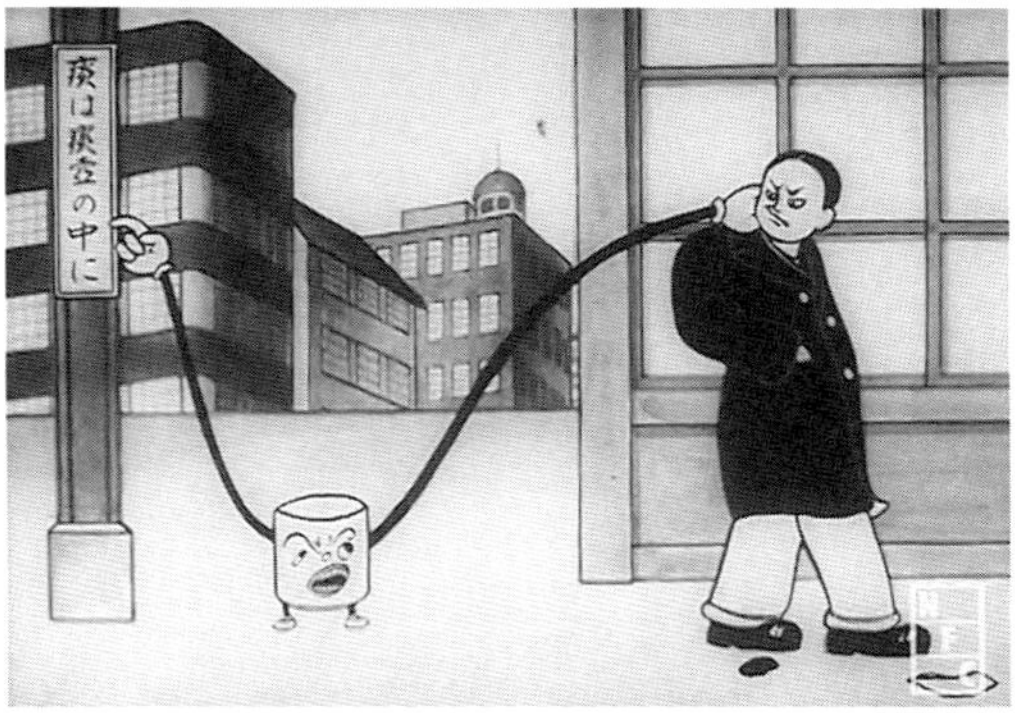

図2 「結核予防」の1コマ
(出典：内務省衛生局・都商会 1933年)

一時期の内務省衛生局は、自ら衛生映画を作るというより、民間で作られる衛生映画に専門的な指導を与え、できあがった映画に推薦を与えていた。こうすることで、映画製作にかかる費用を抑えようとしていた(佐藤 一九三七：二一二頁)。一方で、ひとたび衛生局から推薦を得ることができれば、自治体や学校に多く購入され、大きな利益を上げることができる[13]。こうして成功した事例が、朝日キネマである[14]。朝日キネマは一九二七—一九二九年にかけて複数の衛生映画を劇映画形式で製作し、推薦を得ている。たとえば、腸チフス予防映画「手の戯」(一九二七年、額田豊・佐藤正監修)、結核予防映画「人類の敵」(一九二七年)には内務省衛生局から推薦が与えられ、さらに後者には日本結核予防協会からも推薦が与えられている。

都商会や朝日キネマは、内務省衛生局から委託を受けたり、推薦を受けることで一稼ぎすることに成功した。たとえば、都商会が結核予防映画「青春」(一九三六年)を製作した際、衛生局から製作費として三〇〇〇円程度を支払われている。そのほとんどは製作費だけで消えてしまったものの、内務省衛生局から委託された作品であったことから、一本三〇〇―五〇〇円する映画は七〇本以上売れたという(立花 一九三七)。つまり、ひとたび内務省衛生局から衛生映画の委託・推薦・後援を受けることができれば、全国の自治体の衛生課で購入され、大きな利益が見込めたのである。

そのため、一攫千金をねらって、自ら進んで衛生映画を製作する事業者が出てくる。たとえば、一九三〇年および一九三七年当時の教育映画事業者のリストによれば、衛生映画を製作・販売していた会社は一九三〇年・一九三七年ともに一六社であった。しかし、両年で名前が掲載されているのは、アクメ商会、朝日キネマ、岩松洋行、中央フィルム商会、東京シネマ商会、都商会の六社だけである(文部省編 一九三〇／全日本映画教育研究会編 一九三七)[15]。このことからも、衛生映画(ひいては教育映画)の一時的なブーム、および、業界の移り変わりの早さをうかがい知ることができる。結局のところ、こういった事業者が作る衛生映画に内務省衛生局から推薦が与えられることは稀であった。その理由はおそらく、多くの衛生映画が専門家の適切な指導を受けていなかったからであろう。そのため、衛生映画が売れないことがわかると、早々に衛生映画製作から撤退したのであった。

映写機販促のための衛生映画輸入・販売

衛生映画を作り、内務省衛生局からの推薦を得ることで、一山当てようとした事業者がいた一方、衛生映画販売とセットで、映写機の販促を試みた者もいた。一九二〇年頃までの日本では、映写機はイギリスで開発されたアーバン型のものが主であった。しかし、それは大型であるため携帯するのに不便で、出張上映には不向きであった。一九一九年頃から、軽量化され、携帯しやすい、アメリカのデブライ社による携帯用映写機が日本でも急速に広がっていく(福島 二〇二二：三五八―三五九頁)。たとえば、一九二九年当時、道府県庁の各課(衛生課、社会課、教育課など)で保有されている映写機は合計で二一三機あり、その多くがデブライ社のものであった。次いでアクメ社が多く、アーバン型の映写機はこの頃にはかなり少なくなっていた（文部省社会教育局編 一九三〇：二八―二九頁）。

当初、デブライ社製映写機を日本で独占販売していたのが岡本洋行であった。同社でデブライ社製映写機の販売促進を担当した青地忠三によれば、関東大震災が発生した一九二三年から、日中戦争が開戦する一九三七年までというのは、教育映画の全盛の時代であり、映写機が飛ぶように売れたという。デブライ社の映写機は一台で一〇〇〇円もしたが、月に三〇―五〇台が売れ、その購入元はほとんどが中央官庁・地方自治体であった。たとえば、福岡県だけでも二〇〇台の映写機が購入されていたという（青地 一九五四：二〇頁）[16]。

岡本洋行は学校や自治体への映写機販売を促進するため、主としてアメリカから輸入した教育映画を同時に販売した。その中には衛生映画も含まれており、一九三〇―一九三四年にかけて、「蠅」、「血の循環と働き」といった映画が輸入されている（全日本映画教育研究会編 一九三七：二八―二九頁）。これらもまた、自治体の衛生講演会や学校での衛生啓発のために用いられたと思われる。

大阪の初期の衛生映画に深く関与していた寺田清四郎商店もまた映写機の販促を試みていた。同店は、一九二二年に二代目が襲名してから、国産初の携帯用映写機ビクトリーを開発し、デブライの映写機に対抗しようとした。同時に、テラダ映画製作部を立ち上げ、教育映画を多数製作した（福島 二〇二二：三六〇頁）。ただし、衛生映画の製作には以前のようには関わらなくなったようで、代わりに、一九二九年から一九三六年にかけてドイツのオペル社から衛生映画を多く輸入している（文部省編 一九三〇：六五、一一四―一一五、一一八―一一九頁）。その内容は、小児衛生に特化しており、自治体の衛生講演会で使うというよりは、学校の講堂映画会などで利用されることを期待していたと考えられる。

4　衛生映画の限界

娯楽性に欠ける衛生映画

以上みてきた衛生映画というのは、小規模な映画製作会社によって作られ、その多くがその後なくなっている。さらに、ほとんどが衛生講演会などで上映されただけである。そのため、映画の内容がまったくわからないものも多く、ましてや、その映画に対する人々の感想が残っていることはほとんどない。しかし、ごくまれに、市中の映画館で上映された衛生映画の中には、映画雑誌に論評が載るものもあった。

衛生映画に対する数少ない論評の一つとして、ハンセン病予防映画「青春の頃」(一九三三年)に対する論評をみてみたい。同映画は、内務省衛生局と日活が癩予防協会の監修のもと製作した。物語の主人公は帝国大学法学部を卒業した青年で、帝大医学部卒の友人、そして友人の妹で主人公の婚約者であった女性の三人を中心に物語は進む。三人は前途洋々であったが、ある日、主人公の体に斑点があらわれる。友人は主人公に、それはハンセン病の初期症状であるから早く治療を受けるよう勧める。しかし、失望した主人公は、婚約者である友人の妹を残し、忽然と姿を消す。放浪を続ける中、友人がハンセン病研究を成功させたと知り、すぐにハンセン病療養所に向かう。そこで看護婦として働いていた婚約者と再会し、三者の協力と努力により病気が快癒するのであった。

「青春の頃」は疾病の早期発見・早期治療を啓発するという、典型的な衛生映画であったものの、日活との共同製作ということもあり、市中の映画館で上映されることもあった。そのため、『キネマ旬報』に映画評論家の岸松雄による論評が掲載されている。岸は、その映画が内務省衛生局によって啓発目的で作られた映画であると指摘しながら、興行的価値がきわめて低く、学校やその他団体で利用されるべき映画であると述べる。つまり、映画館でみる価値がないとこき下ろしているのである。そして、この映画はさらに学術的にするか、あるいはさらに劇的にするかのどちらかにすべきであったと結んでいる(『キネマ旬報』第四八八号、一九三三年)[17]。

岸による「青春の頃」の論評は、この時代に作られた他の衛生映画にも当てはまっていただろう。実際、衛生映画の製作者たちは衛生啓発と娯楽の二つのバランスをとることに常に悩まされていた。そのことは、内務省の防疫官・佐藤正も指摘していた。佐藤は、種々のメディアを通じた衛生啓発に従事しており、また、日本結核予防協会の理事として、結核予防映画の脚本を書いた経験もあった。佐藤によれば、衛生映画が作られはじめた頃、大衆の興味をひくようなものが多く作られていたが、医師による指導・監修が入っていないため、そこで提示される衛生思想が不正確で、ともすれば誤謬を含むことさえあったという。ここで佐藤が想定しているのは、前節でみたように、内務省衛生局の推薦を得ることで、一攫千金をねらおうとする小規模な教育映画事業者による衛生映画のことだろう。同時に佐藤が指摘するのは、医師が関わっている衛生映画の場合、理論にとらわれすぎていたり、衒学的になりすぎていたりするため、一般大衆が興味を失ったり、理解できなかったりすることである。そのため、佐藤は、映画製作者と医療専門家の緊密な協力の上で、「宣伝(propaganda)」と「大衆的興味(human interest)」を両立する衛生映画が作られることを期待したのであった(佐藤 一九三七：二一三―二一五頁)。

衛生映画の課題克服のために——脚本公募と大手映画会社との協力

そのような問題を乗り越えるべく、内務省衛生局や感染症予防団体は種々の工夫を凝らし、教育的かつ娯楽的な衛生映画製作を目指していく。その方法の一つが、衛生映画の脚本を公募することであった[18]。たとえば、一九三三年に日本結核予防協会は、以下の二つの理由により結核予防映画の脚本を公募する。第一に、これまで官庁や結核専門家が様々な衛生映画を考えてきたが、大衆生活に即し、大衆の興味・思想にあうようなものを作れずにいたからである。

第二に、脚本募集を通じ、応募者が結核予防について周りと話し、考えることになり、それを通じて衛生思想の普及が期待できるからである。応募者は北海道から台湾に至っており、その数は七〇を超えた。選ばれたのが久方月郎の「何を掘りあてたか」であった。[19] 彼の脚本は一部改変が加えられ、「地上の真理」というタイトルで映画化された。

「地上の真理」は一九三三年の時局をうまく反映させた映画であった。主人公は東京の大学に通う男子学生である。音楽学校に通う妹と同居し、かなり裕福な生活を送ることができていた。というのも、昭和恐慌で一気に悪化していた経済状況が、一九三三年になると回復しており、その際に二人の父親が投資で一山当てていたからである。しかし、同年三月の国際連盟脱退により株式市場が混乱し、父親はついに破産してしまった。学資が途絶えた兄妹であったが、せめて兄だけでも大学を卒業させようと、妹は学校を辞め、踊り子となった。彼女は一躍人気となったが、劣悪な生活・労働環境により肺結核を患ってしまう。試験を前にうろたえる兄であったが、結核の早期発見・早期治療および日本結核予防協会に所属する看護婦の献身により、妹の病状は順調に快方に向かった。一方の父親は、破産後も懲りずに一攫千金を夢見て、裏山を掘り続けていた。結局何も掘りあてることはできなかったが、代わりにそこに立派な土地が開墾されていた。その土地は娘が療養生活をおこなうのに適していたため、そこにささやかな家を建て、娘と一緒に暮らしはじめる。主人公も大学を無事卒業し、内務省衛生局へと入局し、衛生啓発に携わるようになる。ラストシーンでは、主人公の街頭演説が示される。そこで、国際連盟を脱退し、満洲での戦闘が続く中、国民全員が結核の脅威を知り、その撲滅のために結束することで、国民の健康、ひいては国力の伸展を目指すべきである、と人々に訴えるのであった(『人生の幸福』第一六巻第二号、一九三三年b)。

脚本公募と並ぶ別の工夫は、大手映画会社との協力であった。たとえば、内務省衛生局は、一九三三年から一九三五年にかけて、大手の日活と協力し、いわゆる「日活癩予防三部作」を製作した。先ほど取り上げた「青春の頃」(一九三三年)はその一つであり、残りの二つが「夢に見る母」(一九三四年)と「春光」(一九三五年)である。衛生局がこのような映画を製作した背景には、一九三一年に「癩予防ニ関スル件」が法改正され、「癩予防法」が成立し、癩予防協会が設立されていたことがあった。興味深いのは、同会が映画製作にあたって、全国のハンセン病療養所入所者から、脚本の公募をおこなっていることである。全国から九〇前後の応募があり、三二が佳作として選出された[20]。そして、応募作品を脚色したものが「青春の頃」であった（癩予防協会編 一九三四：一九頁）。しかし、大手映画会社と共同し、脚本を公募したにもかかわらず、前述の通り、「青春の頃」は映画評論家によって酷評を受けている。

「映画法」が衛生映画に与えた影響――広がる官民の協力

衛生映画製作は、戦局が進むとさらに官民をあげて進められるようになる。とくに大きかったのが、一九三九年四月に公布、一〇月に施行された「映画法」である。同法下では、映画の娯楽色が排され、国策に沿った映画製作・上映が奨励された。とくに、文化映画・時事映画の上映が義務づけられたことにより、衛生映画への期待も高まっていた。

この時期の衛生映画の最重要テーマはやはり結核予防であった。一九三八年に内務省衛生局が厚生省へと改組され、一九三九年五月に結核予防会が設立された。同会は皇后の令旨を受けて設立されていたため、これまで以上に大々的な結核予防キャンペーンを進めた。同会設立に伴い、これまでに多数の結核予防映画を製作していた日本結核予防協会は解散し、結核予防会へと合流している。こうして、厚生省と結核予防会が、大手の東宝文化映画部と協力して、「結核の話」、「太陽の赤子」などの結核予防映画を製作した。こういった映画は、これまで衛生講演会のような場所に限定されていた衛生映画の上映を、市中の映画館にまで広げた。それにより、多くの人々に衛生思想を普及させ、健康な国民を増やし、国力を増強することがはかられたのであった。

民間でも厚生省と同様の動きがみられた。たとえば、「映画法」公布を受け、医学雑誌・医学書の出版社である日本医事新報社は映画部を新設し、その最初の作品製作のため、結核予防映画の脚本を公募している。審査委員会には、海軍省医務局長の高杉新一郎をはじめとして、厚生省から予防局長の高野六郎、予防局結核課長の勝俣稔、勅任技師の古屋芳雄ら、ビッグネームの医師が多くみえる。しかし、この脚本公募でユニークであったのは、吉川英治、倉田百三、林芙美子という著名作家を委員に含めたことであろう。たとえば、この頃の吉川は「宮本武蔵」(一九三五―一九三九年)を『朝日新聞』に連載することによって、大衆小説作家としての地位を不動のものにしていた。また、一九三七・一九三八年には中国で従軍記者をつとめていた。そのような有名作家を招くことで、万人受けするような衛生映画の脚本を見出そうとしたと考えられる。

その脚本公募でもやはり、単調になりがちであった衛生映画に、新しい風を吹かせるような作品が求められた。とくに、「マンネリズムに堕せざる清新潑剌たるもの」が期待された。興味深いのが、審査員・古屋による言葉である。古屋は、もし自分が応募するなら、吉川英治の許可を受けて、宮本武蔵とお通の恋物語を解決するような脚本を書いてみたいという。古屋によれば、お通は明らかに結核であり、そうであれば、武蔵がせっかく帰ってきても、結核によって死別してしまうという。そこで、お通が闘病の結果、無事回復し、武蔵と晴れて一緒になるという脚本を提示するのであった(『日本医事新報』第八八二号、一九三九年)。ここからは、ベストセラーとなった『宮本武蔵』の人気にあやかろうとしていることがわかる。

こうして選出されたのが、高橋新二による「太陽学校」であった[21]。「太陽学校」のストーリーは以下の通りである。主人公はハイヤーの運転手で、新婚の妻とともにアパートで幸せに暮らしていたところ、ある日、隣に母子が越してきた。父は戦死し、息子は肺病を患っているという。夫妻は当初、少年が肺結核であると疑い、病気を移される恐怖から母子と関わらないようにしていた。しかし、知り合いの教師や少年の主治医などから、結核は死病ではなく、適切な治療によって治る病気であると知らされる。以来、夫妻は母の看病を手伝い、結核に良いとされる様々な健康法を少年におこなう。長年にわたる医師、家族、近隣の協力、衛生的な生活実践などが奏効し、少年は快癒し、少年航空兵になるという夢を叶える。ラストシーンでは、海軍の全面協力のもと撮影された、主人公が航空兵として飛び立つ姿が描かれている(『日本医事新報』第八九三号、一九三九年)。この映画のユニークさは、これまでの結核予防映画が、主人公と近親者の罹病・治療経験を軸としていたのに対し、近隣住民の視点をとっている点であろう。つまり、近親者だけでなく近隣住民もまた、結核の早期診断・早期治療を監視・協力する必要性・重要性が訴えられたのであった。

このように、「映画法」の時流に乗り、衛生映画はさらに発展していくかに思われたが、そうはならなかった。というのも、戦局が進むにつれ、戦時統合が進み、映画会社の統廃合がおこなわれたからである。これにより、衛生映画を作ることが多かった小規模な映画事業者も解散あるいは他社へと吸収される。さらに、物資不足のため、金属製品の使用が限定され、フィルムの民間利用も制限されるようになる(加藤 二〇〇三)。そのため、図1でも示されているように、戦中も衛生映画は引き続き多く上映されたが、この頃に新たな衛生映画が製作されることはほとんどなかったようである。

おわりに——感染症対策と動画メディアの今昔

戦前日本において衛生映画というジャンルは、とくに関東大震災以降、内務省衛生局や感染症予防団体を中心に発展していった。衛生映画のブームに乗じて、多くの映画事業者が衛生映画を製作し、政府から推薦を得て、各自治体に映画をまとまって購入されることで、一山当てようとしていた。一方、衛生映画というジャンルは、常に啓発と娯楽とのバランスに苦労していた。その両立のため種々の試みがなされたが、結局のところ、「青春の頃」に対する岸松雄の論評に示されるように、衛生映画は中途半端な性格から脱することはできなかった。

以上の衛生映画の歴史を踏まえた上で、コロナ禍における政府・自治体によるメディア(とくに動画)の利用を振り返ってみたい。メディアを通じた啓発という点では、やはり政府に比すると小池都知事の対応の早さ、柔軟性が目立つ。とりわけ若年層で感染症対策が十分に浸透していなかった際やワクチン接種率が伸び悩んだ際には、有名YouTuberと積極的にコラボし、若年層に声を届けようとした。そこで示される内容は、YouTuberからの新型コロナウイルス感染症やワクチンに関する質問に小池が答えるだけで、その他の場所で繰り返している内容と変わりない。にもかかわらず、いずれの動画でもコメント欄はコラボに対して好意的なコメントで埋め尽くされている。たとえば、YouTuberにコラボを呼びかける小池の度量を絶賛するものや、都知事とコラボできるまでになったYouTuberの成長を喜ぶものなどである。そのため、小池やコラボしたインフルエンサーの両者の支持率・好感度を上げるという意味では、このようなメディア戦略は成功したのであろう。しかし、その呼びかけにどれほど効果があったかは定かではない。

一方、小池都知事は日本に住む外国人に対してもなんとか声を届けようとした。たとえば、自らベトナム語、タガログ語、ネパール語、やさしい日本語を話し、感染症対策を呼びかけた動画を東京都のYouTubeチャンネルにアップしている。そういった試み自体は意味のあるものであっただろう。ただ、ターゲットとなった視聴者層による動画へのコメントは少なく、その意味では効果は極めて限定的であったと考えられる。近い将来、また起きるであろうパンデミックに備え、日本に住むすべての人々に、医療に関する情報を届けるためのインフラ(ソーシャルメディアを含む)が整備される必要があるだろう。

注

(1) 衛生映画は医学映画というジャンルのサブジャンルとして、あるいは、教育映画というジャンルのサブジャンルなどとしてみなすことができるだろう。医学映画のサブジャンルとしては、他に顕微鏡映画、手術映画があった。顕微鏡映画は、病原菌や寄生虫を顕微鏡を使って撮影したもので、医学研究および大衆啓発に利用された。手術映画は、医師の手術の手法を撮影したもので、海外からの最新の手術法を学ぶため、医学生を教育するため、学会発表のためなどに用いられた。前者については、吉原(二〇一一)などを、後者についてはFujimoto (2020)を参照せよ。

(2) 『婦人衛生雑誌』には、一九一三年に香川県で「衛生活動写真上映会」が開催されたという記述があり、これが日本でもっとも古い衛生映画であった可能性がある(『婦人衛生雑誌』第二八二号、一九一三年)。しかし、この資料以外に上映された情報を示す資料は見つかっていない。

(3) 一九一九年には、大阪府衛生会の二本目となる衛生映画「我蠅は悪魔である」が、大阪府衛生課と共同で作られている(『大日本私立衛生会雑誌』第四三九号、一九一九年/上村 一九一九)。

(4) 一方、文部省も衛生映画の製作をこの頃から進めるようになっているが、内務省衛生局のそれとは特徴が異なっていた。大学行政を管轄する文部省は、大学医学部や研究所の教授などと協力し、顕微鏡撮影技術を駆使して、細菌の動きを映像として捉えようとした。衛生啓発の目的はあったものの、より学術的な色彩が強かった。たとえば、文部省は一九二五年「伝染病の病原体」という映画を製作しており、コレラや赤痢などの細菌を顕微鏡を使って撮影することに成功している。その際、伝染病研究所技師の佐藤秀三が内容指導にあたり、東京シネマ商会が映画の撮影・製作をおこなった。文部省はその後も同様の映画を多く製作しており、全国の大学医学部で広く流通し、医学研究・教育にも利用された(吉原 二〇一一:八頁/白井 一九八三:五八—五九頁)。

(5) 権田は一九一四年に『活動写真の原理及応用』(内田老鶴圃)を著し、活動写真による社会教育に関する委員を帝国教育会や文部省から委嘱されていた。また、一九一八年より内務省保健衛生調査会の保健衛生に関する実施調査事務取扱もつとめていた。

(6) 残存する最初の購入記録は台南州衛生課によるものである。当時、台湾ではチフスが流行していた(『臺南新報』一九二四年八月三〇日)。

(7) 結核と並んで、映画を通じた感染症予防啓発の対象となったのが、性病とトラホーム(眼病)である。性病予防啓発は、一九二〇年に日本花柳病予防協会(一九〇五年設立)が日本性病予防協会へと改称され、翌年に財団法人化されてから本格化し、一九二二年にはアメリカから性病予防映画が取り寄せられ、上映会が実施されている(『医海時報』第一四五八号、一九二二年)。その後、日本国内でも「哀残の秋」という性病予防映画が製作されている。トラホーム予防映画は、日本トラホーム予防協会によって「闇よりの光」(一九二九年)、「愛憎の瞼」(一九三五年)などが製作されている(佐藤 一九三七：三三一―三五頁)。

(8) 日本結核予防協会が製作・推薦した映画については、澤田(二〇二一)を参照せよ。また、それらの映画が製作された背景については、青木(二〇〇四)を参照せよ。

(9) 『映画教育』という雑誌には、衛生映画が教材として利用された事例がいくつか載っており、教員や児童の衛生映画への反応をうかがい知ることができる(『映画教育』第二二号、一九二九年／『映画教育』第二三号、一九三〇年)。

(10) 同様に、一九三一年にはシアトルの日本人移民コミュニティ向けに、日本から結核予防映画が送られている。その際、アメリカにはすでに結核予防映画はあるものの、英語での説明であるため、日系移民二世には問題ないが、一世には不都合であることが指摘されている(JACAR: B04012594100)。

(11) たとえば、大阪府衛生会によるコレラ予防映画(一九一六年)や「我蠅は悪魔である」(一九一九年)には、同地の寺田清四郎商店の関与が大きかった(『婦人衛生雑誌』第三二四号、一九一六年／文部省編 一九三〇：一二〇頁)。同店はその後、一九二四年頃まで複数の衛生映画を製作している(文部省編 一九三〇：一一四―一二〇頁)。寺田清四郎商店については、福島(二〇二二：二〇〇―二一四頁)を参照せよ。

(12) 都商会がアニメーション映画を多く作った背景として、金井喜一郎の存在が大きかったと思われる。金井は、日本最初期のアニメーション作家・北山清太郎が主宰する北山組(のち北山映画製作所)で撮影・作画を担当していた。その後、金井は東京線画フィルム製作所を興して独立し、アニメーション映画を世に出していた。いつからかは不明であるが都商会に関わるようになっており、一九三二年頃には都商会の経営を担当するようになっている(津堅 二〇〇七：一五九―一六二頁／『視聴覚教育』第八巻第一三号、一九五四年：三四頁)。

(13) これは衛生映画に限ったことでなく、文化映画・教育映画でも同様のことが起きている。たとえば、横浜シネマ商会を興した佐伯永輔は、「アテナ・ライブラリー」という有名な教育映画シリーズを立ち上げるなどしたが、それらが金儲けになったと語る。つまり、この頃の教育映画は有望な市場であった(『視聴覚教育』第八巻第一三号、一九五四年：四二頁)。

(14) 朝日キネマの主宰者は長谷川清であるが、詳細は不明である。長谷川と並ぶ、朝日キネマのもう一人の中心人物が井上麗吉である。井上はもともと劇団員であったが、のちに映画俳優へと転身し、朝日キネマ設立を契機に、脚本・出演・監督を自らつとめる映画を製作するようになった。しかし、すぐに朝日キネマを離れ、一九二五年に振進キネマを興し、個人で教育映画製作をおこなった。いくつかの衛生映画も製作しており、結核予防映画「怒濤を越えて」(一九三〇年頃)は衛生局の推薦を得たようだ(佐藤 一九三七:二一二頁/青地 一九五四)。

(15) 一九三〇年だけにみえるのは、極東映画社、桑野商会、社会教育資料研究会、正徳堂映画部、中外活動写真協会、太陽キネマ、東亜キネマ、寺田清本店、日本フィルム協会、ヨコタ教育活動写真協会の一〇社で、一九三七年だけにみえるのは、大木剛明会社、奥商会、奥田商会、加治商会、十六ミリ映画教育普及会、振進キネマ、東宝映画社、千葉商会、日本教育映画社、日本電報通信社の一〇社であった。

(16) この頃に、デブライ社と並んで日本に多く輸入された映写機が、同じくアメリカのアクメ社の映写機であった。日本では、西五辻朱仲が一九一九年にアクメ商会を創業し、アクメ社の映写機の販売をおこなった。岡本洋行と同様、アクメ商会も映写機を売るだけでなく、種々の教育映画を販売していた。その中には衛生映画も含まれており、トラホーム予防映画「目の無い小鳥」(一九二四年頃)や、アメリカやフランスから輸入した衛生映画があった(文部省編 一九三〇:一一五―一二〇頁)。

(17) ハンセン病予防映画に対する別の感想として、ハンセン病療養所・大島青松園(香川県)の入所者であった野島泰治による記事がある。野島は昭和前期に公開された、ハンセン病関連映画の概要を紹介し、内部者からみた映画の裏話などを書いている。しかしながら、映画の内容そのものにはまったく感想を記していない(野島 一九五四:三頁)。ハンセン病予防映画のほとんどは、病気の早期発見・早期治療によって、治癒可能であると啓発するものであった。そのため、すでにハンセン病療養所に入所している野島にとっては、過去の話に過ぎなかっただろうし、病気がスムーズに治癒していくよう描かれる映画の無邪気さに思うところがあったのだろう。

(18) なお、最初期の脚本公募の例としては、大日本私立衛生会が一九二一年に、日本結核予防協会とともに結核予防映画の脚本を公募したケースがあるが、この時に誰が選出されたか、実際に映画が作られたかは不明である(『医海時報』第一三九二号、一九二一年)。

(19) 久方は専修大学経済学部を卒業後、大衆紙の編集を経験したのち、逓信省簡易保険局の事務員をつとめていた(『人生の幸福』第一六巻第二号、一九三三年a)。同局は、国民の健康増進のため、ラジオ体操の普及を進めており、一九二九年に「国民保健体操」という映画を製作していた。そのため、久方も一定程度の衛生知識は備えていたと思われる。

(20) このときに応募された脚本は、癩予防協会編(一九三三―一九三六)(のち、山下・荒井編(二〇〇四))として出版された。

(21) 高橋は一九三四年に早稲田大学法学部を卒業したあと、地元・福島で教員として働きながら、小説などを発表していたが、当時ほぼ無名であった(関根 二〇一八：一五三―一六八、四一四―四一七頁)。

参考文献

青木純一『結核の社会史――国民病対策の組織化と結核患者の実像を追って』御茶の水書房、二〇〇四年。

青地忠三「井上麗吉氏を憶う」『視聴覚教育』第八巻第五号、一九五四年、二〇―二一頁。

朝日キネマ「人類の敵」一九二七年、映像資料(VHS)、結核予防会結核研究所図書室所蔵。

稲田達雄「故青地忠三氏を偲んで」『視聴覚教育』第二四巻第一四号、一九七〇年、三六―三七頁。

上村行彰「蠅の危害とその駆除――活動写真映画「我蠅は悪魔である」立案の主旨」『大日本私立衛生会雑誌』第四三九号、一九一九年、五二―五四頁。

大阪府医師会編『大阪府医師会史年表――新制医師会 二〇周年記念』大阪府医師会、一九六七年。

加藤厚子『総動員体制と映画』新曜社、二〇〇三年。

鷺洲衛生組合二十年史編輯委員会編『鷺洲衛生組合二十年史』鷺洲衛生組合、一九三三年。

佐藤正『近代衛生教育の理論と実際』南江堂、一九三七年。

澤田るい「戦後日本における「蚊とはえのいない生活」実践運動の展開――教育映画『百人の陽気な女房たち』の分析から」『文化資源学』第一三号、二〇一五年、三一―四四頁。

澤田るい「教育映画草創期における日本結核予防協会の映画製作」『文化資源学』第一九号、二〇二一年、一―一三頁。

下條久馬一「台北市に於けるチフス防遏閑話」『公衆衛生』第五〇巻第一二号、一九三二年、八六三―八六八頁。

白井茂『カメラと人生――白井茂回顧録』ユニ通信社、一九八三年。

関根宏幸『日月――詩人高橋新二とその時代』歴史春秋出版、二〇一八年。

全日本映画教育研究会編『日本教育映画総目録 昭和一二年版』大阪毎日新聞社、一九三七年。

立花高四郎「活動・映画・企業――あちらこちらの落穂集」『朝日新聞』東京・夕刊、一九三七年七月四日、六頁。

田中誠二・杉田聡・丸井英二「マラリア予防教育映画「翼もつ熱病」とその変遷――第二次世界大戦後の彦根市におけるマラリア対策」『日本医史学雑誌』第五九巻第三号、二〇一三年、三七九―三八九頁。

津堅信之『日本初のアニメーション作家北山清太郎』臨川書店、二〇〇七年。

内務省衛生局編『流行性感冒――「スペイン風邪」大流行の記録』東洋文庫、二〇〇八年。

内務省衛生局・都商会「結核予防」一九三三年、映像資料(日本アニメーション映画クラシックス)(https://animation.filmarchives.jp/works/view/42088)最終閲覧日二〇二四年九月一七日。

内務省警保局編『映画検閲時報』全四〇巻、不二出版、一九八五―一九八六年(復刻版)。

野島泰治「記憶に残る「らい」の映画」『青松』第八七号、一九五四年、二―四頁。

福島可奈子『混淆する戦前の映像文化――幻燈・玩具映画・小型映画』思文閣出版、二〇二二年。

文部省編『教育映画目録　昭和五年五月一五日調査』文部省、一九三〇年。

文部省編『教育映画研究資料　第六輯　映画番組に関する調査』文部省、一九三一年。

文部省社会教育局編『教育映画研究資料　第五輯　道府県及び都市に於ける教育映画利用状況』文部省、一九三〇年。

山下道輔・荒井裕樹編『ハンセン病文学資料拾遺』第一・二巻、国立療養所多磨全生園自治会ハンセン病図書館、二〇〇四年。

吉田ちづゑ『「講堂映画会」の子どもたち』桂書房、二〇〇七年。

吉原順平『日本短編映像史――文化映画・教育映画・産業映画』岩波書店、二〇一一年。

癩予防協会編『患者作品　映画素材集』全三輯、癩予防協会、一九三三―一九三六年。

癩予防協会編『昭和七年度事業成績報告書』癩予防協会、一九三四年。

「名探偵コッホの奮闘　本日試写をやる面白い結核予防フィルムの筋書　振袖火事と肺病」『朝日新聞』東京・朝刊、一九一八年四月一八日、五頁。

「衛生局長御自慢　宣伝劇「妖雲散じて」腸チブス予防の映画製作」『朝日新聞』東京・夕刊、一九二三年八月六日、二頁。

「活動写真台本懸賞募集」『医海時報』第一三九二号、一九二一年、一六頁。

「日本性病予防協会宣伝フィルム披露会」『医海時報』第一四五八号、一九二二年、一七頁。

「学校映画研究　大阪学校巡回映画連盟委員」『映画教育』第二二号、一九二九年、二〇―二一頁。

「児童の映画感想文　映画「母ぞ知る」を見て」『映画教育』第二三号、一九三〇年、九頁。

「虎疫が熄んだら」『大阪毎日新聞』一九一六年一〇月四日。

「青春の頃」『キネマ旬報』第四八八号、一九三三年、七六頁。

「座談会　教育映画〝あの頃〟――三十年前から日本の教育映画を育ててきた人々の集い」『視聴覚教育』第八巻第一三号、一九五四年、三四―四三頁。

「本会懸賞結核予防映画応募状況」『人生の幸福』第一六巻第二号、一九三三年a、三一―三四頁。

「本会懸賞募集映画　壱等入選「何を掘りあてたか」」『人生の幸福』第一六巻第二号、一九三三年b、三八―四五頁。

「〈広告〉内務省衛生局製作七大衛生映画」『人生の幸福』第二〇巻第六号、一九三七年、頁なし。

「俳優を使って衛生フィルム」『臺南新報』朝刊、一九二一年五月七日、七頁。

「衛生写真公開」『臺南新報』朝刊、一九二一年六月一二日、七頁。

「台南衛生課のチブス予防宣伝映画」『臺南新報』朝刊、一九二四年八月三〇日、七頁。

「活動写真我蝿は悪魔である――余興」『大日本私立衛生会雑誌』第四三九号、一九一九年、五五―五八頁。

「結核予防治療映画筋書懸賞募集」『日本医事新報』第八八二号、一九三九年、四四―四五頁。

「結核予防治療映画筋書当選作「太陽学校」高橋新二」『日本医事新報』第八九三号、一九三九年、三二―三七頁。

「衛生活動写真」『婦人衛生雑誌』第二八二号、一九一三年、五六頁。

「活動写真コレラの伝播と予防」『婦人衛生雑誌』第三二四号、一九一六年、三〇―三九頁。

「疾病予防宣伝関係雑件　2．結核予防宣伝関係（国際結核撲滅大会ヲ含ム）」JACAR（アジア歴史資料センター）Ref. B04012594100、疾病予防宣伝関係雑件(I. 3. 1. 0. 9)(外務省外交史料館)。

「疾病予防宣伝関係雑件　3．トラホーム予防宣伝関係」JACAR（アジア歴史資料センター）Ref. B04012594200、疾病予防宣伝関係雑件(I. 3. 1. 0. 9)(外務省外交史料館)。

Bonah, Christian, David Cantor, and Anja Laukötter, eds. *Health Education Films in the Twentieth Century* (University of Rochester Press, 2018).

Fujimoto, Hiro. "Circulation of Medical Knowledge and Techniques through Film in Japan, 1929–1941." *East Asian Science, Technology and Society: An International Journal* 14, no. 3 (2020): 439–458.

Reagan, Leslie J., Nancy Tomes, and Paula A. Treichler, eds. *Medicine's Moving Pictures: Medicine, Health, and Bodies in American Film and Television* (University of Rochester Press, 2007).

近世後期天草の疱瘡体験

――流行病が村や個人にもたらしたもの

東　昇

はじめに

新型コロナウイルス感染症による二〇二〇年来のパンデミックが、特に家族や個人に与えた影響は多様で深い。それらは貧困、介護、女性などの問題に、すでに存在する困難と複雑に絡み合っている。このような流行病による諸問題の顕在化は、近世から続く事象である。

本章では、近世後期の文化年間(一八〇四―一八)における、肥後国天草郡高浜村《たかはま》(現熊本県天草市)を対象に、当時、都市部では日常化していた疱瘡(天然痘)流行が、村社会や家・個人にもたらした影響や問題、それへの対応について紹介する。(1) 特に、「公助」「自助」が中心となる現代の災害・福祉対応とは違い、近世の高浜村、村社会では「共助」が村・家・個人の水準で展開されていた点に注目する。パンデミックに関わる貧困、介護、女性の問題は、近世にも存在したが、領主による「公助」に依存しない独自の解決システムがあった。この内、近世の「自助」「共助」について、実態がみえにくい家や個人に焦点をあてて、可能な限り当時の「体験」を感じることができるよう本章を構成した。二〇〇年前の流行病や疱瘡体験は、現在のパンデミックと共通する点が多い。歴史は繰り返すといえばありきたりの表現であるが、この共通点と相違点を考えながら、当時の「体験」を現代の諸問題を照らしだす参照点として提示してみたい。

近世の疱瘡については、香西豊子が種痘を基軸に疱瘡の病像・医説・政治の視点から総体的にまとめている(香西 二〇一九:一三〇―一三三頁)。そのなかで疱瘡が流行したことがないとされた「無痘地」の一つとして天草を取り上げ、無痘地の習俗として日本各地の事例から「遠慮」「送棄て」「逃散」の三類型を提示している。[2]

実際には疱瘡の流行があったにもかかわらず、無痘地と思われるほど疱瘡と共生していた天草の近世後期における疱瘡対策は、つぎの四点にまとめることができる(東 二〇〇九)。近世全体を通じて①忌み嫌う意識を形成することで、その侵入を阻止する。②疱瘡が流行した際には、山小屋と呼ばれた隔離用の仮設小屋や他国・村外へ送り出し養生させ、医師を派遣し村内・郡内から食糧などの支援を与える。その後、③一九世紀中期、村における疱瘡関係の費用負担が問題化し、天保五年(一八三四)には郡内で近代の病院的発想による請込養生が構想され、一村だけでは解決できない郡全体の行政課題となった。④嘉永二年(一八四九)、ヨーロッパから牛痘による種痘が到来し種痘普及により感染者が減少したため、村の山小屋隔離や他国送り出しが廃止となり、自宅養生へと方針が変更された。[3]

このような研究状況を踏まえ、近世の「公助」「共助」「自助」のあり方について、1節では高浜村の疱瘡流行の概要と村の対応、2節では疱瘡が家や個人へ与えた影響を検討し、3節では、個人に体験された疱瘡について考察する。具体的には、村内の上田さほが、同時期の疱瘡流行のなかで自身の病気に向き合い治療を模索していく過程と意識を、さほの養生記録から分析したい。

1　せまりくる疱瘡への村の対応――「慶助崩」が遺したもの

人口が増え続けた天草郡と高浜村

高浜村は、肥後国天草郡に属し、近世初期を除いて幕府領であった（図1）。今回対象とする文化年間には、天草の北に位置する島原半島一帯を治めた島原藩松平家の預所《あずかりどころ》となっていた。高浜村の庄屋は上田家が世襲しており、歴代の庄屋が作成・保管した文書や日記は約七〇〇〇点が現存する。[4] この文書には、文化二年（一八〇五）、約五〇〇〇人の潜伏キリシタンが発覚した「天草崩《くずれ》」関連文書など、世界文化遺産「長崎と天草地方の潜伏キリシタン関連遺産」の基幹史料を含み、熊本県の指定文化財となっている。

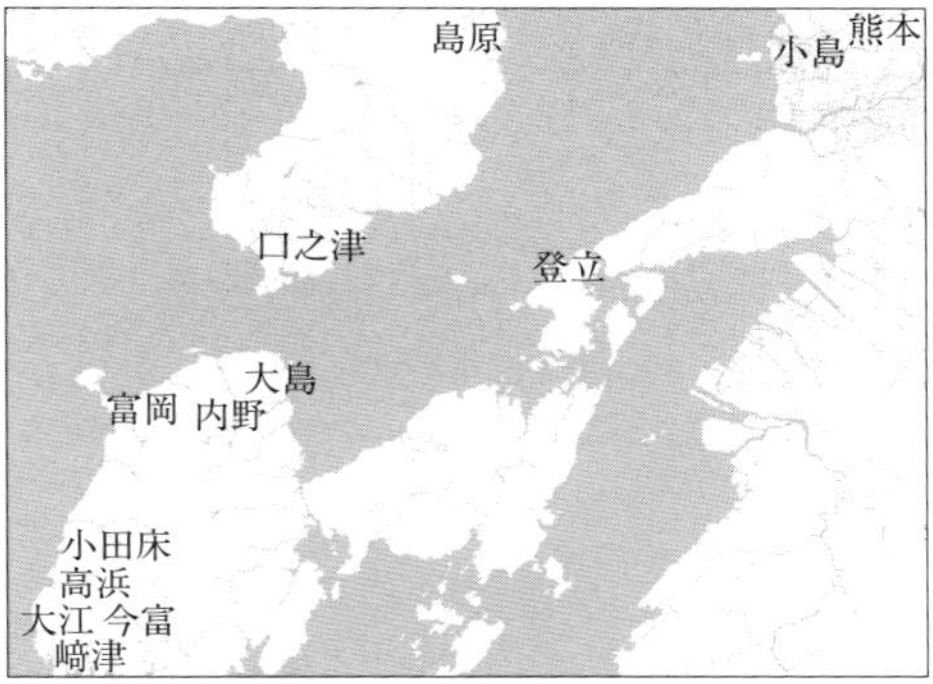

図1　天草周辺地図
（出典：地理院地図 Vector を加工）

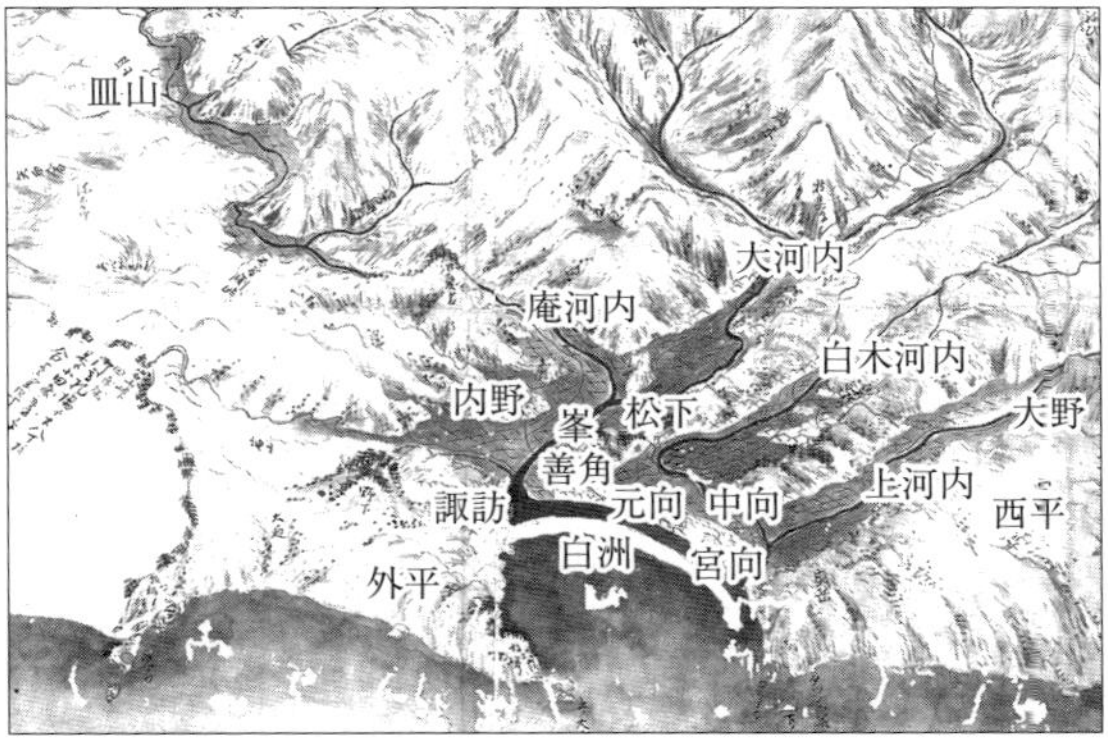

図2　高浜疱瘡関連地図
（出典：高浜村絵図（上田家文書（株式会社上田陶石所蔵）絵図を一部加工））

表1　疱瘡流行の経過

年	月日	内　容
文化4年 (1807)	11月29日 12月14日 12月15日	諏訪集落の慶助の葬式 諏訪集落で患者発生，疱瘡と断定(第1波) 山小屋へ61人隔離，16日医師宮田賢毓を派遣
文化5年 (1808)	1月26日 2月17日 3月24日 4月7-25日 5月23日 6月24日	病人150人の内，死去55人，一時収束 疱瘡再発(第2波)，3月7日までに山小屋へ15人隔離 12月14日の最初の山小屋収容者を出す，102日目 疱瘡再々発(第3波)，17人を他国へ船にて送り出す 山小屋の閉鎖 最後の他国養生者帰国，流行終焉

近世中期以降、高浜村を含め天草郡は人口が増加していた。当時、天草郡内は八八カ村と富岡役所のある富岡町で構成されていたが、一九世紀のはじめ、すでに人口は一五万人を超えていた。三都の一つである京都の人口約三二万人と比較しても、いかに多いかがわかる(浜野 二〇〇七)。高浜村は文化四年には人口三三七〇人で、石高六〇〇石に比して、人口の多い村であった。産業は農業を中心に一部は漁業に従事し、天草陶石の採掘・販売と窯業に力を入れていた。村内には「迫《さこ》」「通《とおり》」と呼ばれる村内集落が一四カ所点在していた[5](図2)。海岸に近い集落は、一般的な海村によくあるように家々が密集しており、火事や疱瘡のような感染症の場合には、急速に拡大するなど影響が大きかった。

七カ月も続いた文化年間の疱瘡の流行——第一波から第三波まで

天草郡は、近世に「無痘地」の一つとして知られていたが、実際には数年に一度、郡内各地で疱瘡が流行していた。高浜村でも何度か流行した記録があり、本章で対象とする文化年間については、関連史料と庄屋上田源作(宜珍《よしうず》)の日記によって、その動向が判明している[6]。この流行は、第一波から第三波まで確認され、文化四年一二月から翌年の六月まで約七カ月にわたって村社会に影響を及ぼした(表1)。

第一波は、一一月二九日に諏訪の集落で行われた慶助という人物の葬式が契機となった。慶助は、四、五日間にわたり、傷寒(急性熱性疾患)のような症状で臥せった後に死亡した。新左衛門の八田網の総指揮者である弁指《べんざし》であり村内のつきあいも広く、葬式には高浜の中心地である浜の集落からも参列者が訪れた。また、慶助の忰《せがれ》が八幡宮の神主宮口伊賀のもとで手習いしていた関係から宮口夫妻も参列し、妻が疱瘡に感染した。こうして慶助の家族や親類、葬式参列者を中心に疱瘡が広がり、一二月一四日最初の患者が確認された。疱瘡と断定後、翌一五日には、諏訪に近い村はずれの外平《ほかびら》に「山小屋」が設置され病人六一人が収容された。一六日には、村の医師宮田賢毓《けんいく》を山小屋へ派遣し治療にあたらせた。翌年正月二六日には、病人一五〇人、死者は五五人に達したものの、山小屋隔離が功を奏し村内での流行は一時的に収束した。

第二波は、同じく諏訪集落から発生し、二月一七日から三月七日まで山小屋への隔離が続いた。発端となった與作《よさく》の母は、三、四年以前に疱瘡に罹ったため、再び罹患することはないと考え疱瘡患者の家番に行っていた。しかし、帰宅後にでき物が現れ疱瘡と判断された。このため二月一七日に家族や隣家の住人を山小屋へ送った。既罹患者は疱瘡に罹らないという村人の経験知を超えた事例であった。また、この時、宮田医師が故郷に帰っており不在であり、病人は一五人と少なかったものの、死者は一二人と死亡率は増加した。

第三波は、四月七日から二五日にかけて報告され、村内の上河内・諏訪・西平集落で分散して発生したため、山小屋隔離ではなく、患者を他国へ船で送り出す他国養生が採られ一七人となった。例えば、四月四日諏訪久平娘の場合、他国へ送りたいと諏訪集落から願い出があり、村方で相談し銭七〇〇匁《もんめ》を渡し他国養生させた。富岡役所には、他国養生者については帰村者がいないため生死の状況は不明としつつ、その後は疱瘡病人も発生しないため第三波の流行が収束したと届けられた。五月二三日には隔離した患者が一〇〇日を経過して退去し、山小屋は閉鎖された。さらに、六月二四日には、最後の他国養生者が帰国し、疱瘡流行は終焉した。

この流行は発端となる慶助を含めて合計すると、病人は六七軒・一八四人(人口比五・五%)、死者八一人(人口比二・四%、病人比四四%)に達し、全人口と比較すると村全体への影響は小さい。そして、文化四、五年の流行は、死者の傾向としては五歳以下と三〇歳以上が全体の五割を超え、少年・青年層の死亡率は低い。抗体によって再罹患しない疱瘡は、近世後期には子供病ともいわれ、罹患しても抵抗力のある年齢層では死者が少なかったと思われる。一方で、三〇歳以上の成人の場合は同様に抵抗力という理由から死につながる可能性が高かった。特に、クラスターの発端となった慶助は五六歳の家頭《やがしら》(戸主)・弁指であり、葬式参列者に同年代の親類や同業者が多く、周辺への感染が拡大し各家へ影響を及ぼしたことからもわかる。

文化七年正月二三日には、この流行を「去卯《さるう》冬《ふゆ》すわ慶助崩《くずれ》」と呼び、疱瘡の拡大に行脚する宗教者である六部《ろくぶ》が関与したとして、今後の入村を禁止する措置が取られた。村は、「すわ慶助崩」と表現したことからもわかるように、大量の潜伏キリシタンが発覚して大事件となった「天草崩」と同じく、流行を村内秩序の乱れ、つまり「崩」とみなしており、村内の安全の持続という村の願いが込められているともいえる。一方で、クラスターの発生源となった家や集落の名前を付けて村の記憶としており、村内へ感染を拡大させた家への強い懲罰意識があるようにも思われる。

山小屋の三〇〇人――病人・看病人・除小屋入

つぎに現代の隔離施設と同じく地理的・物理的に隔絶する機能を持つ、山小屋に関してみていきたい。天草の山小屋の規定については、宝永六年(一七〇九)一〇月、郡内の大庄屋が連名した文書に詳しく、つぎの七つの設置条件があった(7)。①山小屋の設置は田畑に影響がない場所とする。②一人あたり二間四方(四坪)の面積を確保し、屋根や壁は茅簾で囲い、床や畳がある丈夫な長屋形式。③一村に患者が一五人から二〇人までの措置で、それ以上の場合は、家で看病人と共に養生させ、健康な者を村の端に移す。④一村に患者が三人や五人と少人数でも山小屋に入れて、近所の医師を派遣し養生させる。⑤病人一人に二人の看病人をつける。⑥庄屋は山小屋へ行かず、既罹患者から宰領を任命し諸事にあたらせる。⑦患者が多い場合の扶持米《ふちまい》や医師費用は領主へ相談する。このように、病人に直接関係することから宰領の任命や費用面など村全体に関わることまで、当時顕在化していた問題への対策について郡全体で検討し決定されたものと思われる。

それから一〇〇年後の文化年間の山小屋には、最大、病人八〇人(死者一六人)、看病人一二〇人、除小屋入《じょこやいり》一〇一人、医師・賄方・山小屋見ケ〆《みかじめ》(監督者)各一人の計三〇四人と、村全体の一割が居住していた。病人を上回る数の看病人は疱瘡の既罹患者から選ばれた。一方、除小屋入は疱瘡患者が出た家の中で、まだ疱瘡に罹患していない者、いわゆる濃厚接触者を隔離する措置である。このようにして家庭内接触による感染への対応など、村や家が経験として蓄積した感染症対策を取り入れている。

村から派遣された宮田医師は、病人が山小屋入した二日後の文化四年一二月一七日、高浜の村役人宛に書状を送った[8]。この書状は、疱瘡の山小屋から送られた実物史料として貴重である。書状には、まず重症者と軽症者に分類して名前を連ね、薬の使用法や、痘が枯燥している症状の治療のため犀角《さいかく》を使っているが、さらに追加を送ってほしいといったことが記されている。続いて、①冬の寒さ対策として、昼夜を問わず薪が必要であり、また酒や古広袖を送ってほしい、②食糧である肴が切れて困っている、③一畳半程度の狭い小屋内に道具を並べると残りは三尺程度しかなく、そこで寝起きしている、④雨が降ると笠もないので薬を取りにいくことができず大変困っている、とある。宮田の書状は紙を継ぐこともなく走り書きされたような筆遣いであり、薬が不足し、設備も整わない真冬の山小屋において、大量の患者を一人で治療していた現場の状況と苦労が伝わってくる。

山小屋三〇〇人の食糧や薪は、人足三〇人によって毎日山へ運搬されていた。人足は山小屋からの帰途、白洲と呼ばれる高浜川の砂州で身を清める水垢離《みずごり》を行い、一夜宮籠《みやごもり》して帰村した。これらの行為は病の穢れを祓うための宗教的な儀礼を含んでおり、冬の寒さのなか人足の疲労は大きく、患者が増加した際には近村にも人足を依頼する事態となった。

この人数分の食糧や薪の費用は患者の親類が負担し、極難儀者の分は村全体から手当しており、自助と共助といえる。また、一二月二九日の宮田医師の報告に、病人の付添者の名簿がある。これをみていくと付添者一七人中一二人は女性で、その多くが母であり、子供の看病には母親が同行し、あるいは母親が罹患した場合、乳幼児を連れて山小屋入する場合が多く、病児の看病は女性の役割という認識が当時も存在していたと考えられる。

ロックダウンした諏訪集落——クラスターの発生と困窮

クラスターを発生させた諏訪は一二二軒・五四〇人と村内でも規模の大きな集落であった。諏訪では、全戸の感染調査が行われ(9)、各家別に家頭の名前、家内の人数、疱瘡病人・除小屋入の人数、奉公や用事で病人と非接触であったなど、疱瘡病人との接触状況を調査し、疱瘡かどうか判断していた。ただし、地域全体で集団感染が起きた諏訪は集落ごと「切込《きりこみ》」に処され、封鎖されていた。切込とは、感染疑惑者・接触者への措置として、一般には個人の家に対して行われる村内での隔離で、閉門に近いものであり、現代におけるステイホームの強制のようなものであった。それが集落にも適用され、諏訪は他の集落との交流が禁止され、地理的に分断されるロックダウン状態となった。そのため、集落内の難儀者はさらに困窮を深めることとなり、対策として諏訪の近所の善角・元向の集落は、家別に唐芋五升を集め支援物資を送ることになった。受け渡しは諏訪との境にあたる八幡土手の番屋からという徹底した隔離であった。

一方で病人の出ていない集落でも厳しい措置を取っている。諏訪で疱瘡を煩い極難儀者であった佐助後家の忰亀吉が疱瘡となり山小屋入となった。亀吉は疱瘡発覚前に大河内集落の七平に病治しのまじないを受けており、七平に対し大河内集落中は除小屋入を要請したが、七平親類は切込を希望と意見が割れた。最終的には集落の主張が通り除小屋入となったが、この決定は親類の主張と対立する形となった。無感染集落であった大河内は集落を感染から守るため、集落内に留め置く切込ではなく、より厳しい集落外に排除する除小屋入を選択した。

長期化する看病費用の問題――村と家の経費負担と公助の欠如

最後に疱瘡の治療や対策にかかる経費についてみていきたい。文化五年四月一〇日、疱瘡看病賃が問題となり、村役人だけでは解決が困難だったため、庄屋上田宜珍がつぎの提案をした。男の看病賃は、隣村大江村の八〇日＝三五〇匁の例を基準とし、今回一〇〇日であったため五〇匁増の四〇〇匁となり、一日四匁となる。また山への物資輸送については、初山三〇〇匁、二番二〇〇匁、三番一五〇匁、四番一〇〇匁とし、合計七五〇匁となる。女の場合は、賃銭がいずれも少なく看病賃三〇〇匁、山賃銭五八〇匁と男の四分の三にすぎない。家の番人、除小屋の付添も、男は一日あたり四匁、女は三匁と看病賃と同じであった。大量の病人が出た場合、看病も長期化し看病する人々の負担も増加したため、不満が生じ、賃銭の金額にも影響が及んだと考えられる。

五月の富岡役所への届によれば、郡内各地から支援物資が送付されたものの、村内に難渋者が多く対応が追いつかず、役所へも拝借願を提出したが却下された、とある。その結果、費用のかかった他国養生費一〇四貫五〇〇文は村の負担とした。他国養生は一七人であり、看病人用も含めた食費や滞在費と思われる。この他、山入や山小屋の監督者の費用は村内の家割とし、施薬や医者の謝礼は村の負担である。さらに、疱瘡死者の供養費・布施代については、クラスターの発生源となった慶助家が志として一〇〇匁、諏訪中の病死者の家から五〇匁ずつ、加えて村全体からも支出された。このように感染症流行時には、公助は欠如しており共助・自助のみであった。

2　翻弄されても生き抜く――家・個人それぞれの影響

集落と個人のせめぎあい

村内での個人の疱瘡感染・疑惑・接触に対する措置には、家に閉じ込める隔離である「切込」と、訪問をさける「遠慮」があった。ここでは、つぎの三件の事例が、どのような措置に至ったかという経緯とその理由を確認したい。

まず伊勢蔵の狂乱である。文化四年一二月元向の伊勢蔵は、親類の十内家がすでに切込にされており富岡へ避難していた。一六日、小田床を経由し帰村したが、一七日伊勢蔵は狂乱状態のため、内野の勝三郎宅前で疱瘡の祓《はらい》をしていた人々から追い立てられ峯へ向かった。そこでも、内野の者から伊勢蔵は疱瘡病人なので近づくなと追い立てられた。その後、十内宅に帰ると、今度は十内の妻に追い立てられ八幡土手で村会所の人々により山小屋に連行され、疱瘡であると判明した。そのため伊勢蔵が通った道は祓を受けた。伊勢蔵は疱瘡罹患により狂乱状態であり、それをみた各集落では、伊勢蔵を集落外へ追い払い、その後疱瘡の穢れのため、宗教的な手段として祓を行った。近世の祓は神社における祈禱以外にも、病気や穢れを除き、その人や場の状態を清浄に戻す役割もあった。

つぎに、行方不明のはるに関する接触調査である。白木河内の万右衛門悴豊吉妹のはるは富岡で奉公していたが、一二月二四日昼頃、万右衛門宅へ来て倒れ、その夜多七が来て追い立てたところ行方不明となった。二七日、白洲へやってきて疱瘡の出物があったので、その夜すぐに山入させた。白洲は、海からしか近づけない山小屋のある外平へ行くための入口である。はるの発病により、豊吉と多七を切込か除小屋入にするよう白木河内中より相談があり、二四日夜から二七日までの二人の行動を十分調査するよう指示した。その結果、豊吉家内は切込、多七は遠慮の措置が取られた。疱瘡病人との接触機会を調査した上で、その度合いによって、切込・遠慮と別の措置がとられている。

そして、弁助・代吉・利吉の酒盛への強行措置である。文化五年二月晦日夜、元向の弁助・代吉・利吉は、内野の栄七宅で酒盛をしていたが、そのとき栄七母が煩い、翌三月一日、母は疱瘡のため山小屋隔離となる。二日、元向中は弁助・代吉・利吉へ切込を勧告したが彼らが拒否したため、元向中より村役人の年寄へ願い出て、切込を受け入れないならば除小屋入とすると申しつけた。この事例は疱瘡病人の家における酒盛という不適切な行動に対しての懲罰的措置であった可能性もある。以上三件の事例は、疱瘡流行に伴う通常の発症、山小屋入、除小屋入とは異なる例外的な対応であるが、集落(共同体)と個人のせめぎあいが表面化したものといえる。

流行源となった家のゆくえ——①慶助家・親類と替門

つぎに疱瘡流行による家や個人への影響について、家頭が死亡した事例をみていきたい。家頭が死亡した家は、慶助家を含めて一四軒あり、その内訳は、悴などへの家頭交代である「替門《かえもん》」一〇軒、別の家への吸収である「別家《べっけ》入《いり》」三軒、そして「絶家《ぜっけ》」が一軒であった。それぞれの家の展開を追っていく(10)(表2)。

まず疱瘡流行の発端となった慶助家についてみると、文化四年当時、本人五六、女房かめ五五、悴友五郎一七、娘なつ一九、悴此助《このすけ》二六、孫和五郎三、嫁こめ二六歳の七人家族であった。慶助は一一月二八日に死亡し、一二月一五日山入したのは、女房かめを除く五人で、その内和五郎が一二月二四日に死亡した。かめが一番近い接触者と思われるが除小屋入であり、既罹患者であった可能性が高い。慶助家は七人中二人が死亡し、悴此助が家頭を継いだ。

一二月一二日、慶助の葬式に参列した者一二軒二〇人が打ち臥せ、その内四人に吹き出物があり疱瘡と判断された。その四人は平蔵(慶助弟)、慶蔵(同人甥)、幸十(伝助悴)、伊与平(慶助従弟)であり、すべて親類であった。平蔵家は本人四七、女房きん四八、娘かん八、悴末松一二、悴文次一二、悴作十一五、娘たつ一六歳の七人家族である。一二月一五日全員が山入し、その内、娘かん、女房きんが死亡した。慶蔵家は本人三三、女房せん三四、娘みね四歳の三人

表２　家々のゆくえ

①慶助家

名前	続柄	年齢	隔離	死去	その後
慶助	家頭	56	──	11月28日	
かめ	女房	55	──	──	→此助家
此助	悴	26	12月15日		
こめ	嫁	26	12月15日		
なつ	娘	19	12月15日		
友五郎	悴	17	12月15日		
和五郎	孫	3	12月15日	12月24日	

②福平家

名前	続柄	年齢	隔離	死去	その後
福平	家頭	46	12月25日	1月8日	絶家
はる	女房	38	1月1日	1月29日	
いわ	娘	11	12月17日	1月22日	
かち	娘	9	1月2日	1月5日	
たま	娘	7	12月17日	12月17日	
いぬ	娘	2	1月2日	1月6日	

③太郎作家

名前	続柄	年齢	隔離	死去	その後
太郎作	家頭	50	1月2日	1月2日	
たみ	女房	42	1月6日	1月8日	
かや	娘	13	1月13日	1月22日	
たつ	娘	12	1月13日	1月16日	
与四松	悴	9	──	5月30日	
おと	娘	4	1月6日	極難儀者認定	→貞作家
なつ	姉	54	──		→貞作 →六助 →小田床村勘吉

④安五郎家

名前	続柄	年齢	隔離	死去	その後
安五郎	家頭	46	1月14日	1月23日	
いと	女房	35	1月14日	極難儀者認定	→五郎家 →幸蔵家
たつ	娘	12	1月14日		
みつ	娘	8	1月14日		
寅松	悴	4	1月14日		

（出典：各年の宗門改帳（上田家文書 7-1-33））

家族で、一二月一五日全員が山入し、その内、娘みねが死亡した。幸十の伝助家は五人全員が山入し、家頭伝助六三、孫こめ六歳の二人が死亡した。伊与平家は本人四四、女房ふく四一、権太郎一一歳の三人が一二月一五日に山入し、他七人は除小屋入となったが、伊与平のみ死亡した。また、慶助弟の儀七家は、女房さつを除く、儀七と悴娘八人の計九人が一二月一五日に山入し、儀七四五、悴三治一二、娘いぬ一八、娘むめ四歳の四人が死亡した。慶助と慶助から直接感染した親類の内、慶助・伊与平・儀七の三人の家頭が死亡し、各家では悴に交代する替門となった。

夫婦と娘四人の感染——②福平家の絶家と疱瘡疑惑

つぎの福平家は、家族六人全員が死亡し、唯一絶家した家である。山入の月日がずれており、まず一二月一七日娘のたま七(同日死亡)、いわ一一歳が山入し、その他家族全員が除小屋入した。つぎに福平四六歳が二五日、女房はる三八、娘かち九、いぬ二歳が正月一、二日に山小屋へ入った。その後、娘かちが正月五日、いぬが六日、福平が八日、いわが二二日、はるが二九日に死亡した。感染経路として、娘二人から福平、女房と他の娘へ拡大していく様子がわかる。福平には、宇左衛門六一歳、幾兵衛五三歳、乙松四六歳の兄弟がおり、家族は計一八人いたが、他に疱瘡に感染したのは宇左衛門家の三人のみで、無事に回復しているため福平家のみが被害を受けたといえる。

この福平家に関連するのが、正月二三日父加兵衛の疱瘡疑惑記事である。福平の父加兵衛は、諏訪で五、六日煩って病名不明のまま死亡したが、九四歳と高齢のため老病であり疱瘡ではないと判断された。しかし親類は疱瘡流行中の諏訪を嫌って葬式には疱瘡既罹患者のみが参加し、墓も通常とは違う諏訪内の土地に葬った。この行動は、福平家の全員が罹患し、山入後に死亡した事実を知った親類が、加兵衛も疱瘡ではないかと疑ったためと考えられる。

転々と家を移り生き抜く——③太郎作家の別家入

太郎作家は七人家族で、まず太郎作五〇歳が正月二日山入(同日死亡)、家族も除小屋入し、六日女房たみ四二(八日死亡)、娘おと四、一三日娘たつ一二(一六日死亡)、娘かや一三歳(二二日死亡)が山入している。疱瘡流行後に生き残ったのは、悴与四松九(五月三〇日死亡)、姉なつ五四歳とおとであった。この家は極難儀者と認定され、村から銭二五〇匁を支給されている。[11] 姉なつは、太郎作の兄虎平の女房であり、太郎作自身も虎平家にいたが、寛政元年(一七八九)虎平の死亡により太郎作が家頭となった。

残されたおととなつは貞作家へ移る。この家は貞作六五歳、女房、悴家族四人、従弟五人であったが、おと・なつが加わり一三人家族となる。おととなつは文化一〇年(一八一三)まで貞作(貞兵衛と改名)家で「従弟」として記載されており、文化一一年なつのみ六助家へ移る。一方、おとは翌一二年まで貞兵衛家におり、同一五年弥五平が貞兵衛家を継承する際に記録から名前が消えている。なつは六助家八人家族の従弟として記録され、文政二年(一八一九)には六六歳で病とあるが、文政三年正月小田床《こざとこ》村勘吉方へ引っ越している。

なつと同時期の文化一一年、庄吉家の三人も従弟として六助家へ入る。庄吉は死亡し、娘とら三六、孫いち二〇、孫しか六歳が六助家へ移った。なつと同じように庄吉家も家頭死亡後に引き取られたと考えられる。庄吉家は六助の次に記載されており、親類の可能性が高いが、なつとの関係は不明である。なつは夫虎平の死亡後、弟家族と暮らしていたが、文化四年の疱瘡流行で弟家族が死亡したため、一人残った姪とともに貞作家へ移り、その後、一人で六助家へ移り、最後は隣村の小田床村へ移った。その後の消息は不明であるが、転々と家を移り疱瘡の影響のなか生き抜いた人物であったといえる。

すべてを受け入れる柔軟な家――④安五郎家いとの再婚

安五郎家は安五郎四六、娘みつ八、悴寅松四、女房いと三五、娘たつ一二歳の五人家族であり、全員が正月一四日山入となり、安五郎が二三日に死亡した。このため極難儀者と認定され麦一斗五升、塩一斗、銭二五〇匁を支給された。残された四人は、五郎家、文化七年(一八一〇)には幸蔵家へ移る。いとは幸蔵家では女房と記されており、再婚し、ためという娘も生まれた。夫の幸蔵(改名前は熊之助)は、明和七年(一七七〇)権七の悴とあり、安永四年(一七七五)兵右衛門家に移り甥と記載される。さらに安永九年武右衛門家の養子となり、寛政元年(一七八九)義父武右衛門とともに甚之丞家に従弟として移り、文化四年甚之丞が疱瘡で死亡した際に家頭となった。しかし、文化五年甚之丞家は用助が家頭となり、文化六年には一人となったが、翌年いとと再婚し幸蔵と改名した。

家頭が死亡した家族は、親類などの家に移っていくが、受け入れた側の幸蔵も甥や養子、分家などとして、家を移ることが多かった。高浜村は個人が頻繁に家を移動する慣行があり、家頭を失った家族は速やかに他家に受け入れられ、吸収・ケアをしていく柔軟性があったと考えられる。このような慣行は、感染症による急な変化に対応できる仕組みといえ、裏を返せば感染症の影響を受けて形成されたともいえる。近世後期になると、都市や畿内等では核家族が増えていくが、天草ではひとり親と子を包摂する大人数の家族が継承された。疱瘡という体験は村・家・個人の各レベルに大きな影響を与え、それぞれのその後を変えていく契機となった。

3 個人に体験された疱瘡――庄屋の妻「上田さほ」の養生記録から

上田さほの結婚と出産

天草の近世を伝える文書を多く遺した上田家に、さほ(佐保)という女性がいた。さほは、天明六年(一七八六)生まれ、庄屋上田源作(宜珍)の一人娘であった[12]。一〇歳の時、「子守歌」を書写し、一六歳になると長崎の師匠松下新三郎に書状を通じて書を学び、父と同じく和歌を嗜み歌集も作っていた。さほが一二歳の時、病気のため他村にいた宮田医師の診察を受けており、その後も病気の記述は続く。宮田は先述した疱瘡流行の際、尽力した高浜在村の医師である。

さほは一七歳の享和二年(一八〇二)一一月、父宜珍の甥にあたる城木場《じょうのこば》村松山八十七明重の嫡男である順一郎(一六歳)と結婚し、養子として迎えた。翌年一八歳の六月に帯祝とあり妊娠したことがわかるが、出産の記録がないため流産したと思われる。翌年八月さほは三十六歌仙を奉納し、一〇月に今富村境の根引観音へ、一二月大江村境の千之通地蔵尊へ参詣しており、病気治癒や妊娠祈願を目的とした行動であった可能性がある。二〇歳の文化二年(一八〇五)六月に帯祝を行い、翌日地蔵と村内の白木河内観音の開眼に参加し、さらに翌々日には恵しゅん様という宗教者らしき人物に安産祈禱を依頼した。その後、坂瀬川村の産婆「子添ばゝ」の診察を受け、九月に女子を出産し、いきと名付けた。しかし文化三年正月いきは生後四カ月で早世した。文化四年二月さほ夫婦は願成就のため天草島内の一村一社を巡拝しており、これも病気治癒や子供の誕生に関する祈願を目的としたと考えられる。

疱瘡の恐怖におびえながらの熊本における治療

さほは、文化五年の高浜村の疱瘡流行が収まった後、九月には熊本へ、翌文化六年正月には﨑津へ病気の治療に赴いた。この時、自身の病気に関わる、熊本・﨑津における受診・服薬と、体調や病状の変化を「養生方ノ手控」と題した文書に詳細に記録している。(13) この病気は、熊本藩医村井《むらい》椿寿《ちんじゅ》(一七三三—一八一五)の診察によると白血であり、婦人病の一つで、白帯下《はくたいげ》・こしけ・下《お》り物《もの》と呼ばれる症状である。(14)

まず熊本での藩医による治療についてみていきたい。九月二三日、さほ夫妻は上田家の順宝丸に乗り高浜を出発し、二四日島原の口之津へ着いた。(15) しかし口之津は疱瘡流行中で、順宝丸は入港せず外海に停泊し二九日に出帆した。さほ一行は疱瘡用心のため船中に滞在していた。船は他国養生でも利用されるが、患者の隔離、感染症からの隔離、いずれにも適した設備といえる。その後、一行は天草の大島、内野の親戚を見舞い、一〇月六日登立《のぼりたて》岩屋浦、九日に再び島原へ渡り城下の港へ到着した。さらに、一一日熊本の盗人島、一二日白川河口の小島に着き、一三日小島に留まって、熊本城下で流行していた疱瘡のことを尋ねている。

外海に比べると比較的安定した有明海であるが、天草と島原半島を往復しながら進んでいる。本来は口之津から直接島原へ行く予定であったが、疱瘡流行を避け天草沿いに進んだ可能性もある。それは、熊本の入口といえる小島に滞在し、熊本城下の疱瘡情報を収集していたことからもわかる。当時、島原半島の口之津、熊本城下では疱瘡が流行しており、村外に出ると頻繁に疱瘡に接触するリスクがあった。疱瘡既罹患者にとっては問題ないが、非罹患者やさほのような持病を抱える者にとっては非常に恐ろしく、慎重に行動する必要があった。当時の旅は感染症の危険性を伴うものであり、近年のパンデミックにみられる移動制限の自粛を問われる点とも共通するといえる。

有名な藩医村井椿寿への積極的な受診

さほ夫妻は、一四日に熊本城下に到着し、慶徳堀新古川町にある天野屋佐太郎の家に宿泊した。翌一五日、村井椿寿を訪ねて受診し、薬を処方された。村井椿寿は、吉益東洞《よしますとうどう》（古医方）の門人であり、寛政八年（一七九六）に藩から一〇〇石で召し抱えられ、町医から藩医となった人物である。村井は藩の医学校ではなく家塾を主宰しており、三二七人もの門人を抱える熊本藩で著名な医師であった（松﨑 二〇一九：四三―六五頁）。

さほは、一九日昼すぎに城下の新町で疱瘡が発生したと聞いて不安になり、早く帰り支度をしたいと思うようになった。夜に入って、村井の門弟の若い医師が宿へ来て、追々灸を受けて帰るよう提案した。さほは、しばらく滞在するつもりだったが、疱瘡の発生により、にわかに帰りたくなり、明日にでも灸点をしたいと伝えた。翌二〇日早朝、村井から明日来訪するよう連絡があった。この日もさほは薬は飲み続けたが、やはりたびたび進んでも通ぜず、これまでと少しも変わりなかった。

二一日早朝、村井へ三度目の診察へ行き、今回の新町の疱瘡発生が不安で早く帰国したいので灸を受けたいと伝えた。村井は、経候（月経）の日数がいまだ灸を受ける段階にいたっておらず、あと七日もたてばたとえ経候が下りていても灸は可能であると答えた。さほは、明日にでも上れば灸は可能かと聞くと、村井は可能であると答えた。また、疱瘡の流行で病人が村井のもとへ来ているかどうか尋ねたところ、一人も来ていないとの回答を得た。受診の内容から、さほの積極的な態度と同時に、疱瘡に対する恐怖心もうかがえる。

このとき、夫順一郎は、上田家の同族とされた熊本藩士上田英八に対して、治療や疱瘡の流行に関する不安を相談していた。英八は、正しく薬用・灸治をしてみて、快気の見込みがなければ、村井のところで療治しなくてもよいのでは、と話した。さほは、村井の診断や対応、薬にしたがっても一向に改善せず不満が募り、その上、疱瘡も発生し不安が高まり、夫を通じて知人の上田英八に解決策を相談していたと思われる。

藩医永井・林田への受診

二二日、さほは、村井と同じ藩医永井幸琢（婦人科）、林田惟俊（本道医）のもとを受診した[16]。まず、さほは、永井家を訪れ診察を受けた。永井は、腹中は殊の外よくない、しかしいまだ治る見込もあり、婦人に多い病で治るのに時間がかかる、と説明した。さほは、いずれも納得できる話と感じた。また、永井は、昨日上田老人から新町に疱瘡病人が発生したため、さほが急に帰国を希望していると聞いたが、こちらへは病人は訪れていないので気にすることはない、と続けた。そして滞在を続けても薬法は変わらず、気長に養生しつねに体を強く保つ、薬は一日に三貼一度に服用し、気を養い酒などは進む程度に用い、歩行などをして身のめぐりがよくなるよう保養第一に、との助言があった。この他、さほは食物禁忌や入湯・灸治のことなどを尋ね、両日中に小島まで行き早く帰国したいので薬を依頼した。

つぎに受診した林田は、腹中は悪いが随分治っており、しかし時間はかかる、と診断した。さほは、村井の処方した薬「桂ぶく」（桂枝《けいし》・茯苓《ぶくりょう》）を服用した経過を話し、調合された薬を見せ症状にあうか確認した。林田は、自分の考えたものとは大きく違うがよいと思う、しっかり服用し、第一に気をくつろげ何事も無理をせず手足を冷やさないように、酒肴や気晴らしを行うようにと助言した。そして、林田は疱瘡に関して、こちらへは患者が来ておらず小規模な流行であるが、滞在を続けても薬法は変わらず、寒さが増すので帰宅した方がよい、と永井と同じ意見であった。これら各医師への受診に際し、さほの記録では、それぞれ上田家の遠戚とされる熊本藩士上田家の名があがっている（東 二〇一六）。永井は上田又之丞家、林田は上田政之進家の紹介で受診した可能性が高い。上田家の人間関係は、治療や相談において有効に機能していたことを示している。

風邪にもおびえ、三人の薬を試す

二三日、さほは灸点を受けるために村井のもとへ行き、向町にも疱瘡患者が五人発生したことを伝え、帰国したいので灸点を「かたやき」(おそらく灸の据え方)でもよいので実施してほしいと話した。村井は、さほの容体をみて、風邪の気があるので今日はかたやきどころではない、疱瘡が気になるのはわかるが風邪が治るまでは難しく、まずは灸を置く点を墨で印を付ける、とのことであった。さほは、疱瘡流行地を避けて城下を見物し、明後日小島へ引き取るので早く薬を調合してほしいと依頼した。村井は、息子の冠吾へ指示を出し点を付けるが、一刻も早く帰ったほうがよい、このままでは、疱瘡病人が来訪するかもしれないと、さほの行動を少し戒めた。

さほは帰宿後、にわかに震いつき頭痛も強くなり、寝込んで風邪だろうと考えたが、疱瘡流行中の熊本であり心配になった。ちょうど村井の門人が通りかかったため順一郎が呼び寄せ、さほの容体をみせると、門人は風邪だと話した。その後、別の門人や冠吾も訪れ、やはり風邪と判断し、すぐに薬を調合して渡してくれた。冠吾は、村井家には春頃から疱瘡病人は来ていないので気遣いは不要、心置きなく服用すれば両日中に治ると話した。

その後、風邪もよくなり、二七日小島へ向かい、永井の薬を用い大変心地よく風邪も治った。一一月三日は吉日でもあり、化粧して町を歩き夜に船へ帰った。四日出帆し七日には高浜に帰帆した。八日より三人の薬をいろいろと試してみたが、村井の処方は今の症状にはあわず、永井・林田の薬が効くように感じた。特に血道《ちのみち》家永井の薬は身が温まるように思うが、いまだ下り物は同様であり、今後様子を伝えた上で薬を取り寄せようと思うものの、いずれも定めかねている、と結んでいる。

以上、さほの繊細な性格がよくわかる対応であるが、この背景には疱瘡流行による罹患の恐怖が影響したと思われる。１節でみたように、昨年末から本年四月にかけての高浜村の疱瘡流行の記憶が新しく、たびたび蘇ってきたと考えられる。

鹿頭霜によるあきらかな薬効──鹿児島藩医小田の地元での治療

さほ夫妻が、熊本から帰国した二カ月後の文化六年正月、夫の順一郎が今富村へ行った際に、昨冬から薩摩より長崎へ漂着唐船の送り届けがあり、付添藩医が崎津に滞在しているとの話を聞いた。この医師のもとには人々が受診に訪れ、薬効があり重病も治ると評判のようで、さほは順一郎から受診を勧められた。この医師は、鹿児島藩医の小田医三という七〇歳位の老医である。小田の診察を受けたところ、熊本の三医師の薬や診断を見込み違いとし、別の煎薬を出し鹿頭霜の作成方法も伝授された。この鹿頭霜は、天草各地から入手した鹿の頭を薬材とし、さほ自身が焙烙《ほうろく》で焼き細末にした、いわゆる霜（黒焼き）にしたものである。二月からこの鹿頭霜を服用した結果、つぎのような薬効があった。

夜は手足まで温まり、翌日には下り物がすっかり治まり、日増しに体が温まり、下腹の心地が違う。夜には体の中を何かがめぐるような気持ちになり、大便が多く心地よく通じ、体がしぼむような、顔まで腫れているような感じであるが外見は変化ない。一〇日後、腹中が穏やかでなく、煎湯と鹿頭霜を用いると大きな塊が下った。それを改めて見ると長さが二寸余あり塊の小口が開いているので、二つに引き分けると内より白赤の玉のような物が出て、すぐに砂のように砕けた。それから目の上が軽くなり下り物も半分になり、たしかに快方に向かっていると思った。（「養生方ノ手控」、引用者による現代語訳）

鹿頭霜の服用により快方に向かう様子が伝わり、排出された塊を観察するなど冷静に自分の体の変化をみつめ分析していることがわかる。

四月二五日、小田は高浜村を訪れ、村内外の病人の診察と投薬を行った。村内の受診者は利衛門姉・兵作女房、江端の伝兵衛、内野村の伊代蔵・母・猪蘇之助、牛深村の青木妻、さほの祖母・母など女性が多い。その理由として、さほの快方が評判となり、小田は女性の病気に強い医師と知られるようになったり、女性が村外で受診する機会が少なかった可能性がある。いずれにしても、さほの受診を契機に高浜村内外の患者の受診機会が増えたことは明らかである。

その後、さほは、薬効により血のめぐりがよくなり、経候もおとずれてほぼ快復したが、再発しないよう薬用を続けた。小田の調合分が終わったあとは、今富村の叔父友三郎から薬種を求め、書付の通り自分で調合している。さらに、投薬記録には朱書で「ク」(クスリの意味)と付記しており、薬の数量や金額を正確に把握していた。

家族・知人・友人から妙薬を取り寄せる

さほはどのように薬を入手したのか。文化六—一〇年(一八〇九—一三)に受領した薬二四件が「所持之妙薬」として記されている。まず、父であり庄屋の宜珍を通じた支配者層(島原藩、長崎代官)や各地の知人からの入手である。また、村を回る伊勢御師《おし》、薬種を扱っていた叔父友三郎の存在も大きい。

つぎに、さほ自身の交友関係をみると、日田郡代手代の松尾氏、書の師匠長崎の松下新三郎から入手している。松尾氏は、日田郡代羽倉《はくら》権九郎手代松尾嘉作で、実際には文通した妻いちと考えられる。いちとは享和三—文政三年(一八〇三—二〇)の、長期にわたり文通している。[17] いちへの書状には、文化五年九月「宿病のうへ去秋より肩のいたみにて何分にも筆取成りかね」とあり、宿病や肩の痛みを知らせている。また、現在臥している状態で、「とかく気こり、おりおり悩ミつよくながながの事に御さ候へは、心しかたの妙薬に而も相用試度」と、病症が長期にわたることや、妙薬があれば試したいと伝えている。このように、文通相手の書状には、治療記録「養生方ノ手控」にはない、治療を受けていた時期のさほの感情が記されている。このように自身も薬を調合するさほを取り巻く薬の環境は、父宜珍の人間関係や親類で薬店を営む友三郎を基本に、さほ自身の文通相手や書の師匠など、広範な交友関係者によって支えられていた。

三人の子供とさほの死

治療の翌年、文化七年八月に、二五歳のさほは女子を出産、赤子はちずと名付けられた。文化一一年正月、ちずは、急に熱を出し驚風によって五歳で亡くなった。三一歳の文化一三年七月、産婆三人体制をとり男子を出産し、種五郎と名付けられた。種五郎は翌年、端午の節句を迎えたが、五月二九日生後一〇カ月で早世した。この時、種五郎は、疱瘡流行時に尽力した宮田賢毓を含む三人の医師の治療を受けていた。

その後、さほは、肥後八代《やつしろ》や村内の医師の診察を受け血症と診断され、父宜珍と公私のつきあいのあった長崎代官元締である上野氏から熊胆や西洋薬のテリアーカが送られるなど、毎年のように医師の診察、薬の服用、御師の祈禱や八幡宮への祈願を行い、医薬と宗教による治療を続けた。三六歳の文政四年(一八二一)六月八日、女子を出産したが、さほは七月九日に病死した。

さほは、一男三女を産んだが三人が早世し、最後の娘、よしが残った。夫順一郎は、文政六年今富村庄屋の上田定行(上田家一〇代当主)に高浜村庄屋を交代して今富へ移った。その後、よしは定行の妻となり、明治三九年(一九〇六)に八六歳で長寿を全うした。

おわりに

以上、二〇〇年前の近世後期、肥後国天草郡高浜村において村・家・個人が「体験」した疱瘡流行について、「公助」「共助」「自助」という枠組みで紹介した。当時流行病が村や個人にもたらしたものは、いかなるものであったのか。成人や家頭の疱瘡による罹患や死去は、家の継承問題や絶家、難渋者の増加につながった。また、奉公先での感染、酒盛や宿泊など接触機会の多様化や広範囲化、さらには遍歴する宗教者六部や感染疑惑など、多くの問題が疱瘡によって顕在化しており、現在のパンデミックと共通している。

一方で、患者や難渋者を救済したのは、村や集落など居住地の共同体であり、現在の自治体や町内会のコミュニティに近い「共助」であり、領主の関与、すなわち「公助」は少ない。また、各家は統合・分離・吸収といった柔軟な家認識を持ち、これが「自助」として機能していた。このことが、個人の生存や各家の存続、ひいては村の人口増加に寄与したと思われる。また、病の穢れを祓うための宮籠や、家や道のお祓いといった宗教的な行為も重要な役割を果たしており、これは現代との相違点といえる。

そして疱瘡流行時に、庄屋の二〇代の娘であり次代当主の妻であった上田さほは、自身の受診・服薬、体調や病状の体験を記録していた。また、疱瘡流行におびえながら自分の病気に向き合い、医者・治療・薬効までも冷静に相対化する意識を持っていた。さほは、有能な庄屋で和歌や測量術を学ぶ地方文人でもあった父のもとで育ち、治療を受けられる経済的にも恵まれた環境にあったため、一般の村人とは一概に比較できないが、近世の「自助」の一例として、現代のパンデミックにおける生き方と共通するものがあり、参照すべき「体験」といえる。

注

（1） 本章は、つぎの二つの論考の一部を改稿している。東昇「近世後期天草郡高浜村における疱瘡流行と迫・家への影響」『京都府立大学学術報告（人文）』第七三号、二〇二一年。同「近世後期庄屋家妻の病・体認識――天草郡高浜村上田さほの養生記録」『京都府立大学学術報告（人文）』第七四号、二〇二二年。

（2） 一方で、個人の疱瘡・病気について、鈴木則子は、近世後期、駿河の町場の家日記資料から、個人的な疱瘡経験を復元し、感染症と共生する厳しい現実を確認し、種痘など医療情報の人々との共有をあきらかにした（鈴木則子『近世感染症の生活史』吉川弘文館、二〇二二年：一六八―二〇〇頁）。また、近世後期の女性の病認識について、高野信治は、広島藩儒頼春水の妻静子の日記から息子の障害への認識を分析しているが、静子は自身の体調・病状や診療・服薬などを詳細に記録したことを指摘している（高野信治「武家夫婦の日記と病気記録――広島藩儒者頼春水・静子の〈障害〉認識を考える」『障害史研究』第二号、九州大学大学院比較社会文化研究院、二〇二一年：六三―七七頁）。その理由として「体調の管理が、子供を含めた家族、家政を実質的に担う立場として必要、という考えがあった」こと、それに加えて大坂の儒医である父・飯岡義斎の影響を想定している。

（3） 今回対象とする高浜村における文化四、五年（一八〇七―〇八）の疱瘡流行については、庄屋日記に蓄積された地域情報という視点から検討している。単体文書のみでは疱瘡の過程や対策などを村行政に蓄積することはできず、疱瘡対策を詳細に日記に記録したことにより、高浜村はその後も疱瘡が流行するが人口減少に至らなかった（東昇「近世村落行政における地域情報と庄屋日記――肥後国天草郡高浜村上田家を事例に」松原弘宣・水本邦彦編『日本史における情報伝達』創風社出版、二〇一二年、改稿「地域情報の記録と情報化――日記・文書」『近世の村と地域情報』吉川弘文館、二〇一六年所収）。

（4） 上田家文書は、庄屋家の子孫が経営する株式会社上田陶石（熊本県天草市）が所蔵する。なお、文書目録には天草町教育委員会編『天草上田家文書目録』（一九九六年）がある。以下、上田家文書を引用する場合には文書番号を記す。

（5） 高浜村の迫（通）は元（元向）・中向・宮ノ前（宮向）（以上「浜」とも称す）・峯・松下・諏訪・内野・庵河内・皿山・大河内・白木河内・上河内・大野・西平である（上田家文書七―一〇四、慶応二年三月「五人組合家別帳」）。

（6） 『天草郡高浜村庄屋　上田宜珍日記』寛政五―文化一五年、全二〇巻、天草町教育委員会、一九八五―九八年。以下、本文中に出典記載のない箇所は「上田宜珍日記」からの引用であり、各年の該当月日を参照いただきたい。

（7） 「疱瘡人入申小屋幷看病人仕様御請申上候覚」（上田家文書五―二四七―一九）。

（8） 上田家文書五―追一一七。
（9） 「諏訪之通家数人高相改疱瘡病人仕訳帳幷外場所病人共」（檜垣文庫（九州大学附属図書館記録資料館所蔵）二五二―八）。
（10） 「諏訪之通疱瘡病人山小屋入幷除小屋入書立帳」（上田家文書五―二七八）、「疱瘡病人数御届申上候小前書立帳」（同五―二七九）、文化四年他宗門改帳（同七―二三他）。
（11） 「諏訪之通疱瘡相煩極難儀者」（上田家文書五―二八〇）。
（12） さほの一生は、宗門改帳（上田家文書七―七～三四）、父上田宜珍の日記、角田政治『上田宜珍伝――附上田家代々の略記』（一九四〇年）を参照した。
（13） 上田家文書一六―四二。
（14） 以下、病気や薬の詳細は『日本国語大辞典』、『情報・知識 imidas』のジャパンナレッジ版などを参照している。
（15） 「熊本行帰日記」『上田宜珍伝』七四―七五頁。この日記は現在する上田家文書目録からは確認できないため、同書の翻刻を利用した。
（16） 藩医については、「文政三年正月調　士席以上名録」川口恭子編『細川家家臣略系譜』熊本藩政史研究会、一九八三年、八五頁／松本寿三郎編『肥後細川家侍帳』四、細川藩政史研究会、一九七九年、三六五頁、を参照している。
（17） 「日田幷大坂表へ遣すふみの下書」（上田家文書一六―二六二）。

参考文献

香西豊子『種痘という〈衛生〉――近世日本における予防接種の歴史』東京大学出版会、二〇一九年。

浜野潔『近世京都の歴史人口学的研究――都市町人の社会構造を読む』慶應義塾大学出版会、二〇〇七年。

東昇「近世肥後国天草における疱瘡対策――山小屋と他国養生」『京都府立大学学術報告（人文・社会）』第六一号、二〇〇九年、改稿「村の疱瘡対策と地域情報の記録」『近世の村と地域情報』吉川弘文館、二〇一六年所収。

東昇「一九世紀前期肥後国天草郡高浜村庄屋上田宜珍の家祖調査――美濃大井の根津甚平と信濃祢津、鷹」『京都府立大学学術報告（人文）』第六八号、二〇一六年。

松﨑範子「村井椿寿（琴山）と吉益東洞」『日本医史学雑誌』第六五巻第一号、二〇一九年。

他者との遭遇と変貌

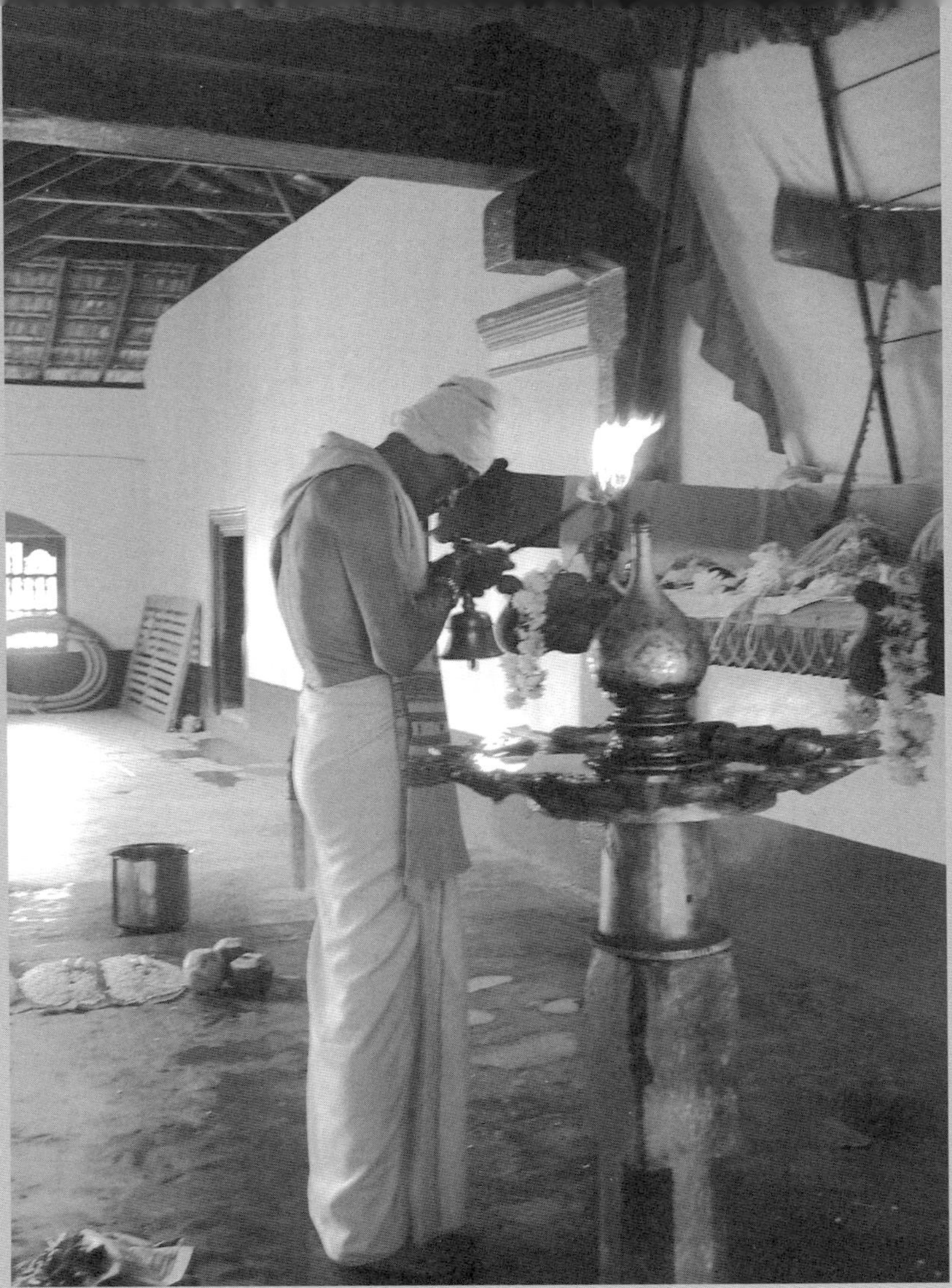

III

インド、南カナラの神霊祭祀
撮影：石井美保

ウイルスの変容、ヒトの変容
――いたちごっこと因果関係の循環

粂田昌宏

はじめに

二〇一九年末より発生した新型コロナウイルスCOVID-19のパンデミックは、世界人口の一〇%程度の感染者を生じさせ、死亡者は〇・一%弱に達するなど、全世界的に拡散し伝播し続けている。過去のパンデミックにおいて、感染の流行には波があることや、症状の内容や重篤さが変容していくことは文献や資料に記されてきたが、その背景にはどのような感染体の生存戦略があるのか、またヒトの生物的・社会的側面に起因する要因があるのかは、明らかではなかった。今回のパンデミックは、遺伝子解析技術の進歩により、ウイルスの進化の過程をリアルタイムで可視化して、その変容の戦略を詳細に追跡することができた、初めての事例であった。ウイルスはどう変容したか、それに対して人が打ち出した様々な対策はどう影響していったか、生命世界に大昔から繰り返されてきた「いたちごっこ」をリアルタイムな視点から解釈していきたい。

1　ウイルスの拡散と変容

世界保健機構（ＷＨＯ）の統計によると、二〇二四年四月時点で新型コロナウイルスの総感染者数は約七億七〇〇〇万人、総死亡者数は七〇〇万人余りとなっている。過去の大規模感染症と比較すると、いずれも数千万人から数億人の死亡者を出したと推定される一四世紀のペスト、一六世紀の天然痘、二〇世紀初頭のスペイン風邪に次いで、現状、数字の上では一九世紀のコレラと同程度の規模のパンデミックであると言える。いずれの事例においても、感染は波のように何度もピークが押し寄せて、その性質が少しずつ異なってきた。例えばスペイン風邪では、一九一八年七月頃の日本における第一波は、感染性は高いものの症状は軽いものであったが、およそ四カ月後の第二波は高い毒性をもち、特に二〇―三〇代の若年層で顕著に高い死亡率を示した。そのさらに四カ月後の第三波は一転して弱毒化しており、死亡率は低かったことが報告されている。このことは、ウイルスが拡散しつつもその性質を変容させていることを示唆しているが、当時はウイルスの実体についての知見は非常に限定的で、なぜそのようなことが起こるのか、理由は不明であった。ウイルスの実体に関する研究が本格化するのは、ウイルスの分離技術の確立に加えて、一九三三年に電子顕微鏡が開発されウイルスが可視化できるようになってからであり、現在ではスペイン風邪の病原体はＡ型インフルエンザウイルスであったことが明らかになっている。

今回のパンデミックの進行は、ＷＨＯが週ごとに集計している報告書[1]の統計値に見て取ることができる。この報告書では、ＷＨＯが設定する世界の六つの地域（米州・欧州・アフリカ・東地中海・東南アジア・西太平洋）ごとに、所属国の新規感染者と新規死亡者が集計されている。日本は中国や韓国とともに西太平洋エリアに属する。この数値を基に、二〇一九年一二月以降の世界における新型コロナウイルスの月あたりの新規感染者数と死亡者数をグラフ化したもの

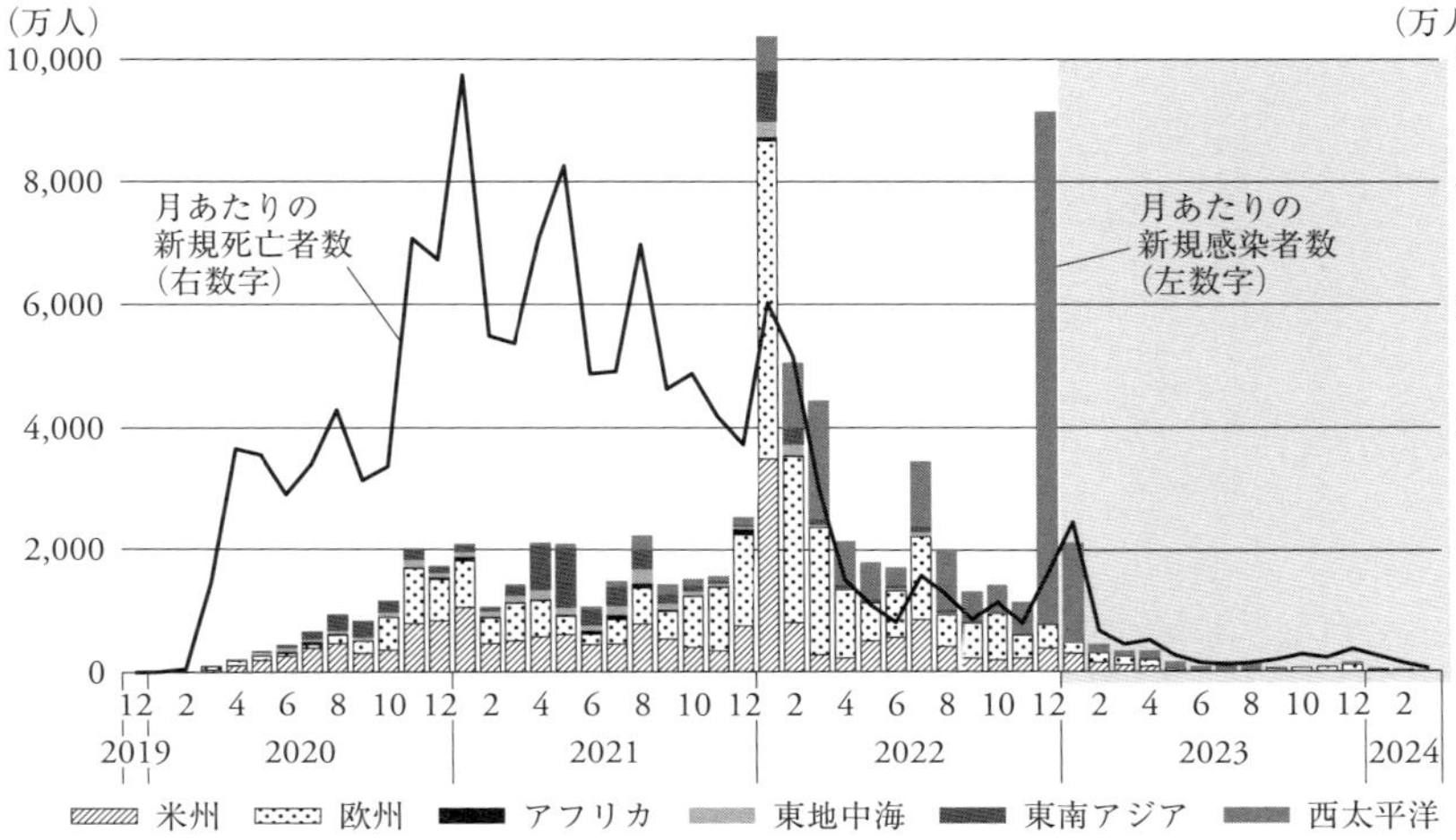

図１　新型コロナウイルスの月あたり新規感染者数と死亡者数の推移
（WHOのデータを元に作図，灰色網掛け部分は参考値）

を図１に示す。棒グラフは月あたりの新規感染者数をエリアごとに積み重ねたもので、左軸に数値を示す。折れ線グラフは月あたりの新規死亡者数の全世界合計で、右軸に数値を示す。二〇二三年初頭以降は、各国が新型コロナウイルス感染症の扱いを順次簡略化していったことで感染者の全数把握が不可能となり、それ以前のデータと比較できる数値が得られなくなっているため、これ以降のデータ（灰色網掛け部分）は参考値と捉えるべきである。

感染者数の推移を見ると、顕著なピークが二つ存在している。一つは二〇二二年一月で、この時期にピークが見られた要因としては、これに前後するタイミングで、欧州を中心に「ウィズコロナ」の方針に則ってこれまでの厳しい規制が次々と緩和・撤廃されて感染者が増加したことと、感染性の非常に高いオミクロン株が出現したことが挙げられる。もう一つのピークは同年一二月で、西太平洋エリアのみ顕著に感染者が増加している。これは、この月に中国が「ゼロコロナ」から「ウィズコロナ」へと政策を転換し、同国内で爆発的に感染者数が増加したことが要因である。一方、死亡者数の推移からは、より明確な感染の波が確認できる。特に顕著なピークは、二〇二一年一月・同年五月・同年八月と、二〇二二年一月の四つであり、これらの月には全世界で三〇万人以上の死亡者が出た。感染者数と死亡者数を見比べると、おおむね二〇二一年までは感染者数に対する死亡者数が相対的に多く、二〇二二年以降は少なくなっていることが分かる。上述の四つのピーク時における新規感染者に対する死亡者の割合（死亡率）は、時系列順に二・三二％、一・九六％、一・五六％、〇・二九％と低下しており、ウイルスがもたらす症状の重篤性は変化してきていることが明らかである。このように感染が波状的に拡大し、しかもその性質が変容していくことについて、今回のパンデミックを通して様々な医療・研究機関がリアルタイムで行ってきたウイルスの遺伝子解析と照らし合わせると、その主要な原因がウイルスの変異にあることが強く示唆される。

2　コロナウイルスの生活サイクルと変異

今回のパンデミックを通じて、様々な変異株の名前がテレビやインターネットのニュースで飛び交った。次々と現れる新たな名前と、変異するたびに感染性が上がったりワクチンをすり抜ける性質を獲得していったりする状況に、このまま進化していったらどんな恐ろしいウイルスになるのかと不安を感じた方もいたかもしれない。時系列を追って、現れた主な変異株の占有率のデータ(2)をグラフ化したものを図2に示す。ここでは、ウイルスの遺伝子配列が確定し、かつ統計が可能な数の遺伝子解析が行われた場合のみをカウントしているので、十分な検体数がなかったパンデミック初期のデータは含まれない。また便宜上最初の支配株を「祖先株」と表記しているが、正しい意味での祖先株（最初にヒト—ヒト感染を引き起こし、パンデミック全体の引き金となったウイルス株）であるかどうかはまだ確定していないことも申し添えておきたい。

このデータを見ると、新たな変異株が現れるとかなりの勢いで前の株を駆逐して圧倒的な占有に至っていることが分かる。二〇二二年以降はオミクロン株（ο株）の支配が続いているが、その亜種による激しい占有争いが続き、現在も継続している。図1に示したデータと見比べると、二〇二一年一月の死亡者数ピークをもたらしたのは祖先株、同年五月はアルファ株（α株）、同年八月はデルタ株（δ株）、そして二〇二二年一月はオミクロン株であることが分かる。このように次々と変異株が入れ替わっていく現象は、今回の新型コロナウイルスのみにみられる特徴ではなく、ウイルスの一般的なふるまいである。そして、時間軸こそ異なるものの、生命一般にみられるふるまいでもある。過去の

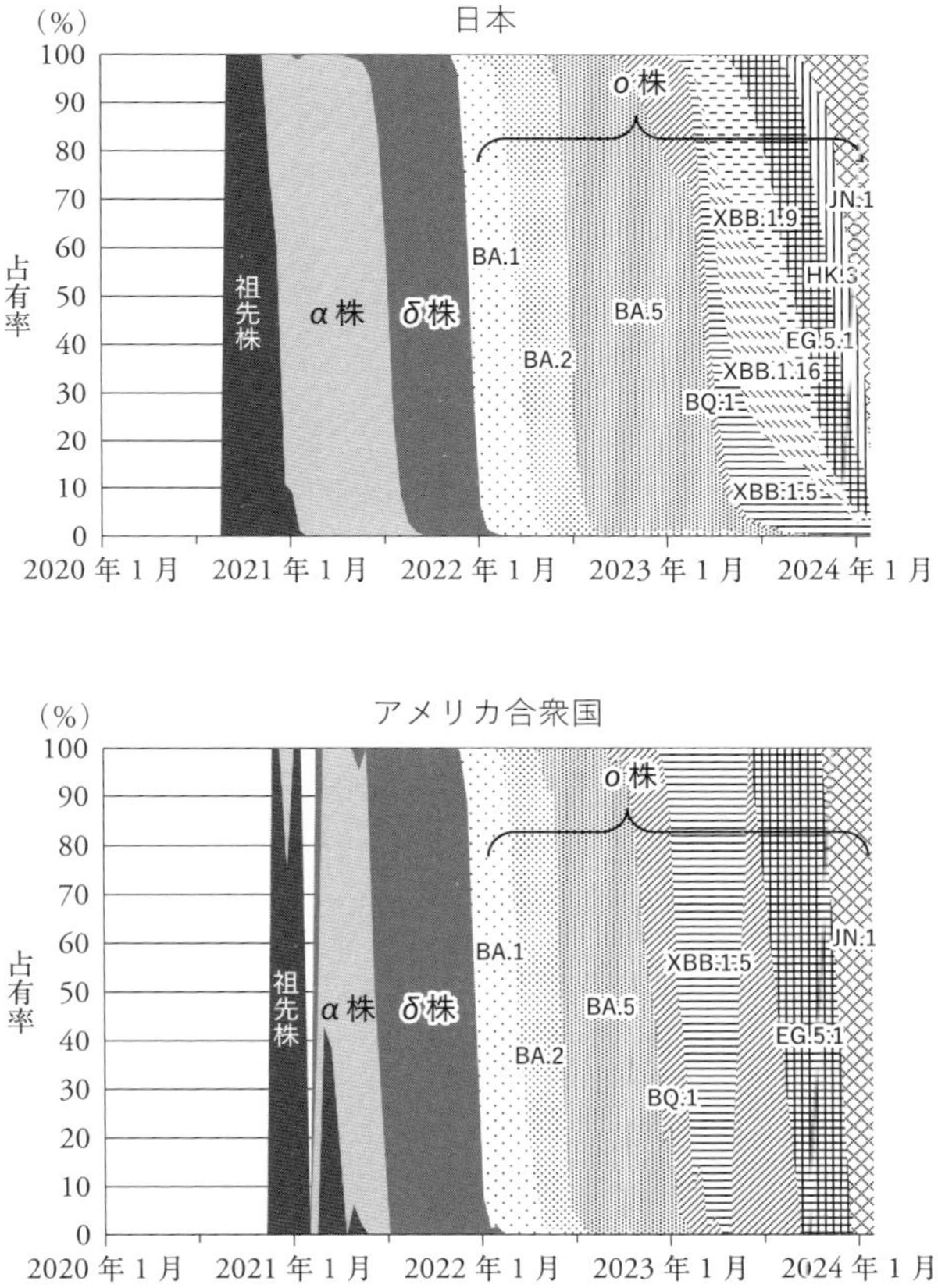

図2　時系列で見る日本とアメリカ合衆国における主な変異株の占有率（祖先株・アルファ株・デルタ株に次いで，2022年以降はオミクロン株の亜種の占有率を示している）

パンデミックにおいても、あるいは毎年の季節性インフルエンザの流行においても、ウイルスなどの感染体は変異を繰り返して変容してきた。ただ今回は、世界規模で桁違いに多くの感染が生じ、また遺伝子解析もリアルタイムで盛んに行われたため、その実態が非常に詳細に可視化されたケースとなった。

コロナウイルスはRNA(リボ核酸)を遺伝物質としてもつウイルスである。RNAは、我々の遺伝物質であるDNA(デオキシリボ核酸)とほぼ同じ分子であるが、ほんの少しの組成の違いのため、安定的な二重らせん構造をとることはできない。コロナウイルスは約三万塩基からなるRNAゲノムをもち、その中には宿主《しゅくしゅ》内でウイルスを複製・構築するのに必要な一一の遺伝子領域が存在している。ウイルスが飛沫や接触を通して体内に取り込まれると、その表面の特徴的なスパイクタンパク質が、宿主細胞表面にある受容体に結合し、ウイルス膜と細胞膜が融合してウイルスRNAが細胞内に導入される。すると、宿主細胞のシステムを利用して、ウイルスRNAの遺伝子が機能し始めてウイルスの材料となる分子が作り出され、またウイルスRNA自体も複製される。その後、新たに作り出されたRNAやウイルス分子が次々と組み立てられてウイルスを構築すると、細胞外に放出される。この一連の過程の中で、ウイルスに進化をもたらす最大の要因となる段階が、ウイルスRNAの複製である。

もしウイルスRNAが常に完全に正確に複製されていれば、ウイルスは完全なコピーを繰り返すのみで進化は起こらない。しかし実際には、ある確率で間違った塩基を組み込んでしまうエラー(=変異)が起こる。例えば、我々の細胞も増殖するときには自身のDNAを複製するが、この過程では数億塩基に一つの割合でエラーが入ることが知られている。非常に低い割合と感じられるが、ヒトのDNAゲノムの全長は約三〇億塩基であるから、一度の複製ごとに十数個程度のエラーが入ることとなる。ウイルスのRNA複製においてはもう少しエラーの頻度が高く、数十万塩基に一つの割合と推定されている。(3) したがって、前述のように約三万塩基からなるコロナウイルスのRNAゲノムが複製されることを考えると、ウイルスが一〇個程度作られると、そのうち一つはそのRNAゲノム内にエラーを含んだウイルスであることが予想される。感染者一人あたりが体内で複製するコロナウイルスの数は数十億から数千億との推計があることから[4]、一人が感染しただけでも非常に多様なエラーをもつウイルスが多数生み出されることが分かる。それに加えて、現在までの総感染者数が約七億七〇〇〇万人であることを考えると、ウイルスは気の遠くなるような回数の変異試行の機会を得てきたといえるだろう。

ミヒャエル・エンデの『はてしない物語』に、「出まかせ遊び」という遊びが出てくる。これは、記憶をなくした者がアルファベットが刻まれたいくつかのサイコロを延々と振り続けるという試行で、出てくるアルファベットの羅列はほぼ意味のない単語になる。しかしその試行を果てしなく繰り返していけば、偶然言葉が生まれ、偶然詩が生まれ、そして永久に続けていけば、その者の記憶を補完する全ての物語が生まれるかもしれず、それによって記憶を取り戻すことが期待できるという。途方もない取り組みだが、ウイルスの進化もこれに似たところがあるように思う。ウイルスゲノムの複製中に起きる変異は、ほぼランダムな場所にランダムな塩基が組み込まれると考えてよく、それがウイルスにとって有利となるか不利となるかは分からないし、あるいはウイルスにとって何の影響も与えないものも含まれるだろう。しかし、たまたまエラーがウイルスの特定の遺伝子領域に入ると、その遺伝子のはたらきが変化したり、そのはたらきによって合成されるウイルスの材料となる分子の性質が少し変化したりすることもあり得る。そしてその結果、ウイルスがより宿主細胞に感染しやすくなったり、ウイルスの複製が効率的にできるようになったりする、ということが起こりうる。すると、その変異ウイルスは元のウイルスよりも早くあるいは多く増殖できることとなり、次第に集団内でその割合を増やしていく。こうして、感染性が強化された新たな変異株が生まれ、元あったものを駆逐していく。

このように、ランダムな遺伝子変異の中から生存に有利なものが選択されていくメカニズムは「クローン選択」と呼ばれ、元々は抗体を生産する免疫細胞の成熟メカニズムとして提唱されたが、ガンの悪性化や生物の進化など、様々なレベルで生命に変容をもたらす仕組みとして受け入れられている。このメカニズムが成り立つためには、膨大な数の試行が繰り返されることが必要であり、しかもその試行の大半は何の意味も生み出さないわけであるから、大量のムダが許容される環境でなければならない。だが、その中から選ばれたとびきり優秀な一つは、世界を変えるはたらきをする。このやり方は、「数打ちゃ当たる」をさらに押し進めて「永遠に打ちゃ当たる」としているようなもので、効率という意味では一見最悪のように思える。もし進化に必要な遺伝子変異箇所が分かっていれば、実験室では一日で新たな変異株の遺伝子を合成することができるだろう。しかしこれは後出しの発想である。なにが最適手か分からない中で、全ての可能性をランダムに試していくというやり方は、結局のところ最も優れた一つを生み出すためにベストなやり方であるかもしれない。先が見通せない激動する地球環境で生存競争を繰り広げてきた生命にとって、ベストな生存戦略が効率化とは真逆の「出まかせ遊び」であったことは、ヒトのものの考え方や社会のありかたにとっても考えさせられることが多いように思う。近年、大規模データ解析や予測にクローン選択アルゴリズムを用いるやり方が提案されるなど、クローン選択は最適解を求める新たな手法として注目されつつあるが、これはまた別の物語であるから、いつかまた、別のときに話すことにしよう。

3 ウイルスの変容とヒトの変容のいたちごっこ

実際にウイルスがどのような変異を選択してきたかをより詳しく見ていきたい。遺伝子解析の結果、祖先株と比べて、アルファ株は二三カ所、デルタ株は二五―二七カ所、オミクロン株は六〇カ所以上の塩基に変異をもつことが分かっている。興味深いことに、これらの変異はコロナウイルスの表面に存在するスパイクタンパク質を合成する遺伝子領域に多く見られ、特にオミクロン株においては変異箇所の半数以上がスパイクタンパク質に集中している。前述

III　他者との遭遇と変貌　246

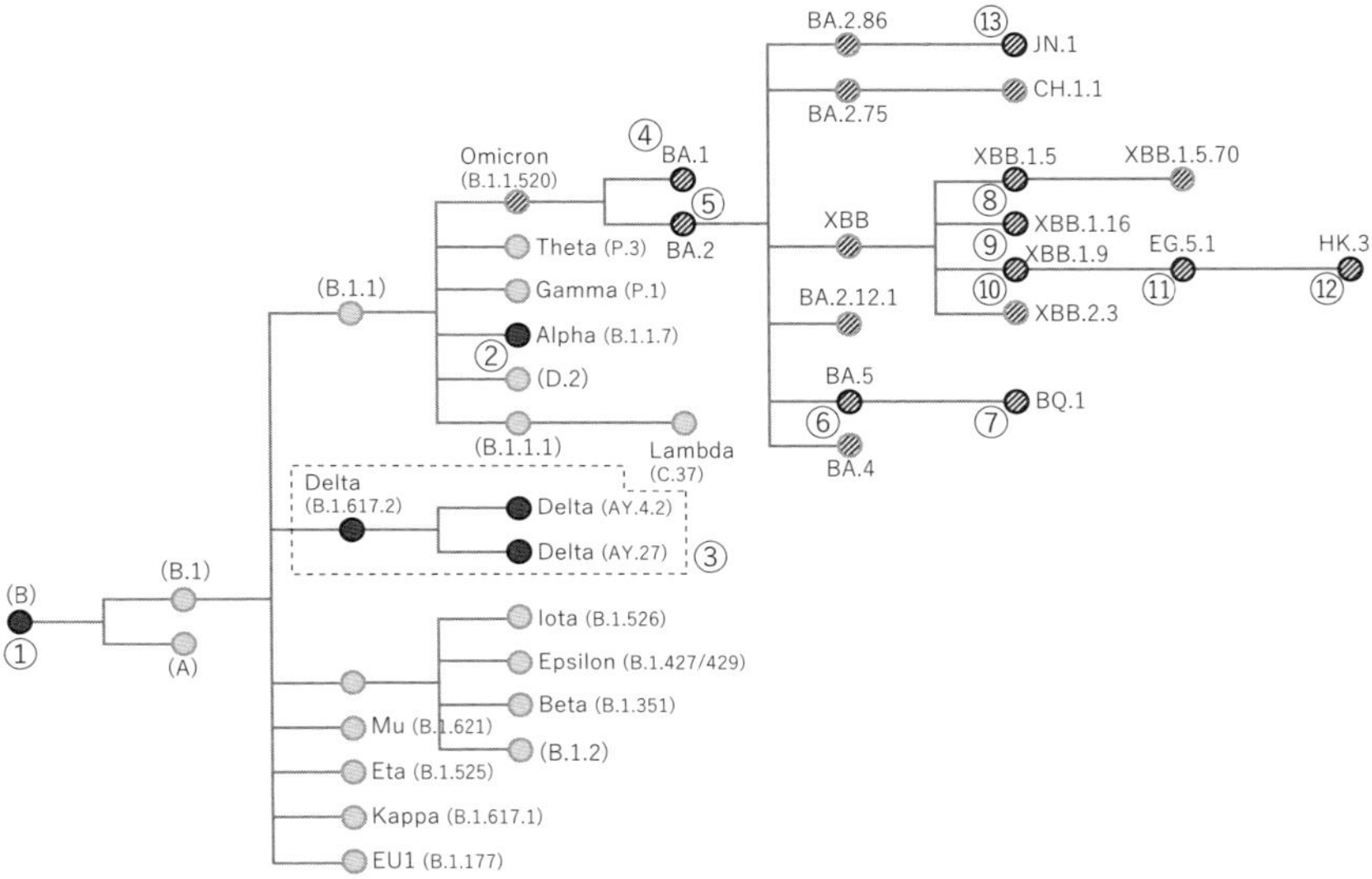

図３　主な変異株の系統関係（オミクロン株とそこから派生した株は斜線で示す．図２に示した日本における主な変異株は黒丸で示し，その出現順に番号を付した）

のように、スパイクタンパク質はウイルスが宿主細胞に結合し感染するのに中心的な役割を果たす分子である。この変異によってスパイクタンパク質の性質が変化し、宿主細胞の受容体への結合力が二倍程度高まり、感染性が上がることが明らかになっている。⑤この結果だけを見ると、約三万塩基もあるＲＮＡゲノムの中で、こんなにうまい具合にピンポイントで感染性を強化する部分に変異が入ることは驚くべきことであり、あたかもウイルスが意思をもって進化しているかのように感じてしまうが、それは正しい理解ではない。前述のように、ウイルスは果てしない増殖を繰り返すうちに多くのランダムな変異を試行し、その中で偶然感染性が高まる変異をもつものが生まれ、それが感染性が高いがゆえに集団を占有していく、という自然の摂理に従ってふるまっているに過ぎないのである。感染が続く限り変異の試行は続くため、さらに感染性の高い変異体が生まれ、感染は変容しつつ持続していく。

　遺伝子解析によって明らかになったＲＮＡゲノムの配列を元に、コロナウイルスの主な変異株の系統関係を図3に示す。図2に示した日本における主な変異株には、その出現順に番号①―⑬を付しており、ウイルスの多様化の様子と株間の競争を見て取ることができる。①の祖先株から枝分かれしていき、③のデルタ株まではまだ様々な株が派生しているが、④以降は全てオミクロン株の系統となり、この株が支配的な位置付けになったことが分かる。オミクロン株の亜種では現在でも激しい主導権争いが続いている。⑥⑦とBA.5系統が占有したと思いきや、次はXBB系統の⑧へと主導権が移り、⑩から⑫まででXBB.1.9系統が占有を確立したように見えたが、次には少し離れたJN.1が支配的になっている。この栄枯盛衰の様はまるで平安時代の藤原摂関家あたりの権力争いを見るようで、今後の展開にも目が離せない。争いから脱落した系統は自然にはもはや存在せず、一時あれだけ権勢を誇ったアルファ株もデルタ株も現在では絶滅状態である。この点も、人の権力争いと似ているると言えるかもしれない。

変異に伴って、ウイルスの性質あるいはヒトにもたらす症状は変化してきている。まず感染性については、後に出てくる株ほど高い傾向で一貫している。これは、そもそも感染性が高いものが集団の中の支配株になるというメカニズムであるから当然である。実効再生産数(一人の感染者が生み出す二次感染者の数)を比較すると、祖先株と比べてアルファ株は約二九%、デルタ株は約九七%高い値を示し、[6] オミクロン株はその初期の亜種においてもデルタ株と比較して一五〇―二八〇%も高い感染性を示している。[7] それに対し、症状の重篤性や死亡率には、時系列に沿った一貫性は見られない。デルタ株はそれ以前の株よりも重篤な症状をもたらすものであったが、逆にオミクロン株においては、重症化リスクはデルタ株の半分以下と見積もられており、[8] 死亡率も大幅に低下していることが研究からも臨床からも報告されている。つまり、ウイルスの変異株出現に対する選択的淘汰の主要因となっているのは感染性であり、ヒトにどのような症状をもたらすかはあまり関係がないと言える。したがって、二〇二四年時点においてパンデミックが下火になりつつあるのは、支配株となっているオミクロン変異株がたまたまヒトに対して高い重篤性を示さないからであり、それは我々にとって実に幸運であったと言える。しかし、次に現れるより感染性の高い変異体がヒトに対して重篤な症状をもたらす可能性は十分にあり、その場合は再び多くの感染者を発生させ、高い死亡率を示すものとなることも考えられる。

ウイルス変異株出現の主要因である感染性の上昇は、どのようにしてもたらされてきたのだろうか。最も単純な仕組みは、先に述べたスパイクタンパク質の変異のように、ウイルスが宿主細胞への感染効率を上げたり細胞内での増殖を容易にするように変異することであり、これらは実際に確認されている。それに加えてより興味深いことに、ウイルスの変異には人がとってきた様々な感染対策が密接に関連している可能性が示唆されている。ここではその例として、ワクチンに対する抵抗性と、人の行動様式の変化に対する対応性を挙げる。

今回のパンデミックは、mRNAワクチンが世界的に用いられた初めての事例となった。従来ワクチンといえば、感染体由来の分子や、不活性化や弱毒化した感染体自体を接種して、当該感染体に対する免疫をあらかじめ獲得するものであった。これに対しmRNAワクチンは、感染体に由来する分子を合成するためのＲＮＡ断片(mRNA)をヒト細胞に導入することで、ヒト細胞に感染体に由来する分子を合成させ、その分子に対する免疫を獲得するものである。従来のワクチンと比べてmRNAワクチンは設計や製造が非常に容易であり、パンデミックの感染拡大の抑制に大きな役割を果たしたと考えられている。他方、これまで実用化に至っていなかった技術が、パンデミックの宣言から一年以内に治験を終え緊急承認されるという急展開に、長期に渡る検証の不足からなる問題の発生を懸念する声も根強い。このmRNAワクチンにおいて、最も免疫効果の高いコロナウイルス由来分子として用いられているのが、ここまでたびたび取り上げているスパイクタンパク質である。これまでにも述べたように、スパイクタンパク質はコロナウイルスの表面に豊富に存在する特徴的な構造であり、コロナウイルスが宿主細胞に感染するのに必須の分子であるため、免疫細胞がコロナウイルスを外敵として識別するにはうってつけの標的である。スパイクタンパク質を合成するためのmRNAワクチンを接種することにより、筋肉細胞や抗原提示細胞などでスパイクタンパク質が合成され、それによってスパイクタンパク質を外敵とみなす免疫システムが確立される。これにより、実際にコロナウイルスが侵入したとしても、即時にこれを排除する免疫系がすでに整っていることから、感染を抑制したり、体内でのウイルスの増殖を抑制したりすることが可能となり、症状を大幅に軽減することができる。

人のこの新たなウイルス対策に対して、ウイルス側も変容によって応えた。mRNAワクチンの使用は、最も早かった英国で二〇二〇年一二月から、日本では二〇二一年二月から、ちょうどアルファ株が流行し始める頃に開始された。このワクチンは従来型のスパイクタンパク質をもつコロナウイルスに対して感染抑制能を発揮することから、ワクチンの効果を避けるようなスパイクタンパク質における変異がウイルスにとってのメリットとなることは明らかである。実際にウイルスは、前述のようにスパイクタンパク質に集中的に変異をもつ株を生み出し、その結果ワクチンに対する抵抗性をもつように変容した。英国公衆衛生庁の報告によると、ファイザー社のワクチンによる接種二週間後の発症予防効果は、アルファ株で約九四%、デルタ株で約八八%と低下している。オミクロン株に対してはさらにその効果は低下したため、オミクロン株対応型ワクチンが使われるようになっているが、今後現れる変異株はこのワクチンに対する抵抗性をもつようになっていくであろう。まさにいたちごっこである。

人の行動様式の変化がウイルスの変容に関連する可能性も示唆されている。日本のパンデミックの最初期においては、感染者や濃厚接触者の隔離期間は一四日間であった。二〇二二年一月に、その時点の感染症例を元に隔離期間が一〇日間に短縮され、同九月には七日間に、さらに二〇二三年五月には、新型コロナウイルス感染症の五類移行に伴って隔離要請は撤廃され、五日間の療養が推奨されるなど、順次短縮されてきた。この変遷には、初期における慎重な対応の必要性や、社会活動に対する影響との兼ね合いによる判断などいろいろな要因があるが、最大の理由は感染者からのウイルス排出のタイミングがどんどん早くなってきたからである。特にアルファ株からデルタ株にかけては、感染後ウイルスの排出がピークに至るまでの日数が五・五日から三・六日に短縮し、検出可能な量のウイルスを排出する期間も一八・二日から一五・一日へと短期化している。ＡＩを用いたシミュレーターによる解析から、このようなウイルスの急性感染型への進化は、人が感染症から身を守るための行動に対抗するウイルスの生存戦略である可能性が示唆された(9)。すなわち、感染に気付いた人が隔離されたり他者との接触を減らす行動をとったりすることに対応して、ウイルスはなるべく早く増殖することで、感染者が行動様式を変える前に感染機会を確保するようになっていったと考えられる。ワクチンや薬剤が病原体を進化させることはこれまでにも知られていたが、人の行動自体も進化の選択圧として作用することが示されたのは大変興味深い。ウイルスによって人が起こした行動がさらにウイルスを変容させ、それがさらなる人の行動の変容を生むというように、パンデミックはウイルスと人の作用の応酬によって形作られていくといえる。

4　いたちごっこの行く末

「いたちごっこ」の語源には諸説あるようだが、一説には、江戸時代の子供の遊びの名前に由来するという。二人が向かい合って片手を出して、「いたちごっこ」「ねずみごっこ」と言いながら順番に相手の手の甲をつねり、つねってはその手を上に重ねていき、両手がふさがれば下の手を上に回して延々と繰り返していくという遊びで、その手の動きがいたちが飛び跳ねる様子に見えることから名付けられたという。この遊びに終わりがないのと同様に、過去の感染症を見ても、感染体とヒトのいたちごっこはそう簡単に終わるものではない。スペイン風邪は現在も季節性インフルエンザとして毎年のように流行し、多くの感染者と死亡者が発生するし、コレラは現在でも衛生環境の整っていない国々で感染が続き、麻疹《ましん》(はしか)も全世界的に蔓延している。

多くの場合、感染体とヒトのいたちごっこには勝負はつかず、競合的な共生関係になっていくものであるが、ごくまれに勝敗が決することもある。ヒト側が勝った例としては、天然痘が挙げられる。一六世紀に大流行して数億人ともいわれる死亡者を出した天然痘だが、ワクチンの開発により抑え込みに成功し、一九八〇年にＷＨＯにより根絶が宣言された。これは人類史上で唯一根絶に成功した感染症例である。この場合に限って抑え込みが非常にうまくいった要因として、天然痘が目視ですぐに感染が判別できる症状をもたらすこと、感染がヒトのみに限られ異種間伝播しないこと、種痘ワクチンが非常に優れた効果を発揮したこと、そしてなにより、天然痘ウイルスがＤＮＡウイルスであり変異速度が非常に遅いこと、などが挙げられる。これと比較して今回のコロナウイルスは、無症状感染者が多数存在し、また大規模ではないものの異種間伝播も見られ、そして変異が容易なＲＮＡウイルスであることから、ワクチンを含めた現在の対策の延長線上で根絶までたどり着くのは難しいだろう。

逆に感染体の側が勝って終わるいたちごっこの例もある。その一つが、カエルとカエルツボカビ症である。カエルツボカビは一九九九年に初めて種として記載された菌類で、カエルなど両生類の皮膚で増殖し、皮膚呼吸などの皮膚の生理的機能を阻害して宿主を死に至らしめる。この感染症は一九七〇年代より世界中に伝播し、ここ五〇年間で少なくとも五〇〇種の両生類の大規模な減少の原因となり、うち九〇種程度が絶滅したと推定されている。これだけ多くの種が短期間で絶滅するのは異例であり、世界で大きな問題となっているが、日本ではあまり問題視されず多く報道されることがなかった。というのも、日本の両生類の種はカエルツボカビ症に耐性をもつものが多く、感染しても致死的でなく、また自然界で両生類の大量死も報告されなかったからである。その後の研究によると、東アジアには古くからカエルツボカビが存在しており、すでにこの地域の両生類とは安定的な共生関係が構築されていたらしい。そのメカニズムの詳細はまだ完全には明らかでないが、共存する他の細菌が抗菌成分を分泌しており、その影響でほどよい共生関係に落ち着いているという可能性が指摘されている。ある域内のある種において安定的に存在していた感染体が、外部に拡散して耐性をもたない種に甚大な被害をもたらすという構図は、今回の新型コロナウイルスと同じである。カエルツボカビの拡散は、人間が両生類を食用・観賞用・研究用の目的で世界各地に持ち込んだことが原因であるとも考えられており、人為がもたらした感染被害と言えるかもしれない。

バナナも感染症により一旦絶滅している種である。一九五〇年代に、土中のカビの一種であるフザリウム菌により木全体が枯れるパナマ病が大発生し、当時のバナナの主要品種であったグロス・ミシェル種がほぼ絶滅した。食用に生産されているバナナは、もともと二倍体（二組の染色体をもつ個体）の野生種から自然突然変異によって生まれた三倍体の品種であり、種子をつけないため、芽の移植によって広く栽培されてきた。そのため全てが遺伝的に同一のクローンであり、遺伝的多様性がないため、感染体の出現により一気に壊滅的被害を受けることとなってしまった。その後パナマ病に耐性のあるキャベンディッシュ種が主要な栽培品種となり、現在でも食卓に上っている。しかし一九九〇年代に入り、キャベンディッシュ種に感染する新たなフザリウム菌の亜種が報告され、新パナマ病として警戒されている。この新たな脅威については、最初に報告された東南アジアに次いで、インドやオーストラリア、二〇一〇年代にはアフリカや南米への拡大も報告された。上述のように栽培種のバナナは三倍体であるために交配による育種が不可能なことから、一般的な作物のように品種改良が難しく、現在バナナは再度絶滅の危機にあるという。品種の変容に応じて感染体も進化して被害が拡大するという、負け戦寄りのいたちごっこの典型例ということができるだろう。

今回のパンデミックの行く末はどうなるだろうか。現時点で感染が小康状態にあるのは、これまでにも述べたように、現在の流行の主流であるオミクロン株がたまたま重篤な感染症状を引き起こさないタイプであることによる。もし今後、さらに感染性が高く、重篤症状を引き起こし、ワクチンへの抵抗性も高い、ヒトにとって非常に脅威となる変異株が生まれてきた場合、一気に人類滅亡に向かうシナリオもなくはないかもしれない。とはいえここまでの経緯を振り返ると、ヒトはバナナやカエルよりはもう少し感染体の脅威に対処する能力はありそうであるから、多くの感染症がそうであるように、果てしないいたちごっこに帰着すると予想するのが妥当なところであろう。

おわりに――いたちごっこはおわらない

今回のパンデミックは、ヒトにとってある種の進化の機会でもある。生命の進化にとって大きな原動力となるのが天敵の存在であるが、人類は捕食関係という意味ではこれといって天敵が存在しない状態が続いている。しかし、多くの個体の生存を脅かす存在という意味では、感染症が天敵に相当すると言えるだろう。過去のパンデミックにおいても、人類は大きな犠牲を払いながら対処していくことで、社会的に進化してきた。例えば、赤痢やコレラなど水を媒介した感染症の発生の際には、下水整備などを通して水の衛生環境が改善したし、ペストのように都市部においてネズミなどの害獣を介した感染症が広まったことで、都市衛生が確立してきた。今回の新型コロナウイルスは、結核やインフルエンザと同様にヒトからヒトへと空気もしくは接触を介して感染する性質のものであり、都市部の人口過密が誘発するタイプの感染症と分類できるだろう。このような感染症の蔓延は、我々と我々の社会構造にどのような進化をもたらすだろうか。

一つには、ヒトとヒトの物理的接触を抑制しつつ社会性を維持する仕組みが広く利用されるようになったことであろう。物理的に顔を合わせる必要性が高くない接触をオンラインで行うことで、人の移動を省いて効率よく物事を進めたり、快適な仕事環境や住環境が得られることなどにつながっている。またもう一つは、感染症の変容に対してより即時対応できる医療・防疫体制の整備も挙げられる。今回のように感染体の変容をリアルタイムで追跡できるようになったことで、これまでは何となく波状的な感染拡大としか捉えられなかったものが、特定の変異をもったウイルス株の出現であると把握できるようになり、その変異株に対応した医療体制の準備やワクチンの供給へとつなげることが可能となった。このことは、感染者や死亡者の抑制に大きな役割を果たしたと考えられる。将来には、ＡＩやシミュレーションを用いてウイルスの変容を予測したり、さらには被害を減らす方向に変異をコントロールしたりする技術も生まれるかもしれない。感染体との関わりを通して生み出される新たな生活様式や社会構造は、間違いなく人類のもう一歩進化した姿となるはずである。もちろん将来には、このような人の新しい生活様式の弱点を突いた新たなタイプの感染症が発生し、果てしないいたちごっこが続いていくこととなるだろうが、これはまた別の物語であるから、いつかまた、別のときに話すことにしよう。

一見堂々巡りのように見えても、いたちごっこには勝ち寄りの状況もあれば負け寄りの展開もある。果てしなき感染症との関わりを巡る中で、なるべく勝ちに寄せていくことが、当面我々に可能なことであるように思われる。そのためには、過去から学び、それを現状対策と未来構想に反映させていくという知性ある人類の特権を十分に活用しなければならない。今回のパンデミックを通して露見した様々な問題点を整理し、事実とその多方面からの解釈を蓄積して伝えていくことが重要になるだろう。

注

(1) WHO, "WHO COVID-19 dashboard." 〈https://data.who.int/dashboards/covid19/data〉

(2) Hodcroft, E. B. "CoVariants: SARS-CoV-2 Mutations and Variants of Interest." 〈https://covariants.org/〉

(3) Kawasaki, Y., H. Abe, and J. Yasuda. "Comparison of Genome Replication Fidelity Between SARS-CoV-2 and Influenza A Virus in Cell Culture." *Scientific Reports* 13, no. 13105(2023).

(4) Sender, R. et al. "The Total Number and Mass of SARS-CoV-2 Virions." *Proceedings of the National Academy of Sciences of the United States of America* 118(2021).

(5) Ozono, S. et al. "SARS-CoV-2 D614G Spike Mutation Increases Entry Efficiency with Enhanced ACE2-Binding Affinity." *Nature Communications* 12, no. 848(2021).

(6) Campbell, F. et al. "Increased Transmissibility and Global Spread of SARS-CoV-2 Variants of Concern as at June 2021."

Eurosurveillance 26(2021).

(7) Liu, Y. and J. Rocklöv. "The Effective Reproductive Number of the Omicron Variant of SARS-CoV-2 is Several Times Relative to Delta." *Journal of Travel Medicine* 29(2022).

(8) Nyberg, T. et al. "Comparative Analysis of the Risks of Hospitalisation and Death Associated with SARS-CoV-2 Omicron(B.1.1.529) and Delta(B.1.617.2) Variants in England: A Cohort Study." *The Lancet* 399(2022): 1303-1312.

(9) Sunagawa, J. et al. "Isolation May Select for Earlier and Higher Peak Viral Load but Shorter Duration in SARS-CoV-2 Evolution." *Nature Communications* 14, no. 7395(2023).

「軍事空間」としてのパンデミック
——COVID-19とマラリア

瀬戸口明久

はじめに

一八九七年四月二二日、インド医務局医官ロナルド・ロスは、南インドの小さな村、カルハッティに到着した。翌日の朝、ロスは八マイルの山道を歩いて、キンダースレイ氏のコーヒー農園を訪れる。そこはマラリア流行地域だった。到着してすぐにロスたちは、早朝の紅茶を楽しんだ。だが少し紅茶が冷たいようだ。ミルクに生水が加えられていたのかもしれない。その後、三日間にわたって、ロスは農園労働者たちの感染状況を検査した。二五日の夜、ロスは猛烈な高熱に襲われる。それは突発的な肝臓の疼痛にはじまり、二時間の硬直のあと、骨の痛みをともなう二時間の発熱がつづいた。その夜、ロスは午前四時から二時間しか眠ることができなかった。翌朝、ロスは自らの血液中にアメーバー状の寄生虫がうごめいているのを発見する。典型的なマラリア原虫である。ロスは滞在初日から飲みつづけていたマラリア治療薬、キニーネの服用量を増やした。午前九時からふたたび熱があがりはじめたが、午後三時に目が覚めたときには熱は引いていた。汗をびっしょりかいていた。

このときの経験からロスは、自身が感染したマラリアがどこからきたのか考察している。発熱した二五日に血球一万個あたり一個がマラリア原虫に感染していたとすると、そのとき体内には二五億個体の原虫がいたはずだ。マラリア原虫が二日間に繁殖する速度から逆算すると、感染したであろう二三日に体内に侵入した原虫は二五〇〇万個体である。それらの原虫は、どのような経路から体内に入ってきたのだろうか。ロスはまず、多くの細菌による感染症と同じく、空気感染の可能性を疑う。感染した日、ロスはマラリア流行地域で九時間過ごし、一分あたり三〇回呼吸した。そのあいだ四〇万五〇〇〇立方インチの空気を吸ったことになる。マラリア原虫が均等に空気中に分布していたとすれば、一立方インチあたり六二個体が含まれていたはずだ。だが原虫の大きさを考えると、それほど多くの病原体が空気中を浮遊していることはありえないとロスは言う。どこかで大量のマラリア原虫が体内に侵入したに違いない。もしかすると、コーヒー農園で飲んだ紅茶に加えられた生水が感染経路かもしれない……(Ross 1923: 204-206)。

このエピソードから見出されるのは、徹底した監視と計算の思想である。まずロスは、自分自身を綿密に観察している。発熱とその後の経過は詳細に記録され、マラリアの疑いが生じると、自ら採血して顕微鏡で検査している。ロスは、自分の身体が置かれた環境の状態も詳細に記録している。口にした飲み物、呼吸した空気。ロスにとってそれらはすべて潜在的に病原体がうごめいている環境である。ロスの監視のまなざしは、自らの身体とそれを取り巻く環境全体に行き渡っているのである。つづいてロスは、計算によってマラリアの感染経路を推測する。それによれば空気感染は考えにくく、大量の病原体が身体に侵入した地点こそが、マラリアの感染経路に違いない。このような考察を通じてロスは、蚊の吸血こそが、マラリア原虫が体内に侵入する唯一の経路であるという発想に至る。この翌年、ロスは鳥のマラリアが蚊によって媒介されることを実験によって明らかにし、一九〇二年にノーベル生理学医学賞を受賞した。

本章では、このような監視と計算の科学技術が、COVID-19パンデミックにおいても作動していたことに注目する。COVID-19が流行しはじめたとき、さまざまな感染症の歴史が掘り起こされ、新しいパンデミックと比較された。しばしば言及されたのは、第一次世界大戦後に世界中で流行したスパニッシュ・インフルエンザである。中世ヨーロッパでたびたび都市封鎖をもたらしたペストについて語られることもあった。だが以下で示すように、空間をつくりあげる科学技術という観点から見れば、マラリアこそが参照されるべき病である。そこではつねに身体と環境が監視され、計算をもとにした公衆衛生対策が実施される。COVID-19においても、あらゆるところに監視が行き渡り、ヒト集団のなかで感染症が流行するリスクがつねに計算されていた。そして流行がヒト集団を脅かすことが予測されたとき、人びとは徹底的に病原体と戦うことが求められる。現代の世界では、いったんパンデミックが勃発すれば速やかに緊急事態に移行できる体制が準備されている。私たちは、つねに監視と計算が作動し続ける「軍事空間」のなかを生きているのである。以下では、COVID-19が見せつけた「軍事空間」とはいかなる世界なのか、マラリア対策の歴史を参照しながら明らかにしていきたい。

1　計算される世界——感染症数理モデルの誕生

COVID-19と数理モデル

COVID-19パンデミックのあいだ、私たちは計算に振り回されながら生きていた。まず毎日、明らかになった感染者数が集計され、都道府県や市町村ごとに報道された。さらに検出された感染者数は数理モデルに投入され、未来の感染者数の動向が予測される。その結果は、ロックダウンや行動制限という、きわめて強権的な公衆衛生政策の判断材料として利用される。COVID-19は、数理モデルにもとづく大規模な公衆衛生政策が適用された最初の感染症である。

その転換点となったのが、イギリスの数理疫学者ニール・ファーガソンらによるシミュレーションである。二〇二〇年一月、COVID-19が世界中に広がりはじめたとき、イギリス政府はロックダウンなどの行動制限に消極的だった。なるべく社会活動を維持した上で、爆発的流行を抑制することが目指されていたのである。その政策を変えたのが、ファーガソンらの数理モデルである。同年三月一六日、ファーガソンらのグループは、何も対策をとらなかった場合、イギリスでは五一万人、アメリカでは二二〇万人の死者が出るというシミュレーション結果を発表した(Ferguson et al. 2020)。さらにこのレポートによると、学校の閉鎖や高齢者の隔離など、部分的に社会活動を制限したとしても、いずれの対策でもICU病床数を大幅に超過する流行が起こることが予測された。このような医療崩壊を未然に防ぐためには、社会全体の活動を徹底的に抑制し、ヒトからヒトへと感染する機会をゼロに近づける以外にない。ファーガソンらの予測にもとづき、イギリス政府はそれまでの緩やかな公衆衛生対策を転換し、外出を徹底的に制限するロックダウンを開始したのである(Adam 2020)。

日本政府のCOVID-19対策においても、計算が重要な役割を果たしている。二〇二〇年四月七日、COVID-19について初めての緊急事態宣言が発出されたとき、政府は国民に向けて他人との接触を「最低七割、極力八割削減」することを要請した。これは新型コロナウイルス感染症対策専門家会議のメンバーの一人で数理疫学を専門とする西浦博のシミュレーションにもとづく要請である。西浦のモデルによれば、ヒトとヒトのあいだの接触機会を六五%以上削減しない限り、流行は収まることなく拡大していく。さらに一カ月以内に感染者数を充分に減少させるためには、八〇%以上の削減が必要であるという。このような予測にもとづき、「最低七割、極力八割削減」という数値目標が設定されたのである。これは「数理モデルが政府の政策目標を決めるという点で採用された、歴史的なこと」だったと西浦はいう(西浦・川端 二〇二〇:一七八―一七九頁)。

ここでは、人類の歴史上、これまでになかった新しい事態が生じている。これまで感染症が流行したとき、一般的に行われた公衆衛生対策は、病原体が蔓延する環境を改善することだった。たとえば一九世紀の公衆衛生においては、上水道や下水道を整備することによって流行の拡大を防ぐことが目指された。あるいはワクチンが有効な感染症については、予防接種によってあらかじめヒト集団内での流行が起こりにくくする対策もとられてきた(I・II香西論文参照)。だがCOVID-19においては、ヒト集団全体の行動を抑制することによって、感染機会を減少させることが目指された。しかもそこでの行動制限は、数理モデルがはじき出す数値にもとづいて定量的に行われている。つまりここでヒトは、COVID-19の流行を抑制するために自らの集団そのものをコントロールすることを試みたのである。

このような数理モデルは、家畜の感染症に対する公衆衛生政策においては、すでに一九九〇年代から利用されていた。たとえばイギリスで狂牛病が流行したとき、オックスフォード大学の動物学者たちが数理モデルにもとづき、さまざまな対策の効果を予測している(Anderson et al. 1996; Anderson 2021)。このときの研究メンバーの一人が、のちにCOVID-19の数理モデル研究の中心になるファーガソンである。さらに二〇〇一年には、ふたたびイギリスで、牛、豚、羊などの家畜のあいだで口蹄疫が流行した。このときはファーガソンらが構築した数理モデルをもとに全頭殺処分という対策が実行に移された(Nerlich 2007)。このように家畜の感染症に対しては、一九九〇年代以降、政府が強権的に介入する公衆衛生対策の根拠として数理モデルが用いられるようになった。だがヒト集団に対して数理モデルが適用されたのは、COVID-19パンデミックが初めてのことだったのである。

マラリアと数理モデル

しかしながら、感染症の数理モデルそのものは新しいものではない。その出発点となるのが、ロナルド・ロスによるマラリア伝播の数理モデルである。冒頭で見たようにロスは、あらゆる現象を定量化し、計算によって推測する指向を持っていた。一九一一年にロスは、ヒト集団と蚊の集団のあいだでマラリアがどのように流行するかモデル化した数式を発表した(Ross 1911)。ロスが明らかにしたマラリアの伝播機構によれば、マラリア原虫は蚊からヒトへ、もしくはヒトから蚊へという経路を通じてのみ伝染する。このような伝播機構を踏まえて数理モデルを構築すると、マラリアが流行する条件がいくつか明らかになる。たとえば蚊の集団の個体数が、一定の値より小さい場合、マラリアの流行が起こることはない。また蚊の個体数がわずかに増加したとしても、ヒトの集団ではマラリアの大流行が引き起こされる。このようにロスがつくった感染症の数理モデルは、病原体であるマラリア原虫だけでなく、蚊の集団とヒト集団すべての動態を数式で記述しようとする試みだったのである。

ここで感染症の数理モデルが、マラリア研究から出発しているのは偶然ではない。一九世紀後半にロベルト・コッホやルイ・パストゥールらによって細菌学が確立されると、さまざまな感染症の病原体が次々と特定されていった。つづいて目指されたのは、それらの病原体をヒトの体内から駆逐するための医薬品の開発と、病原体の侵入にそなえて接種するワクチンの開発である。こうして細菌学は、病原微生物をターゲットとして根絶することを目指す学問として誕生した。それに対してマラリアは、病原体によってのみ引き起こされる病ではない。熱帯病の多くは媒介生物を通して伝染する感染症であり、ヒトを取り囲む環境全体によって流行がもたらされる。したがって熱帯病研究においては、病原体だけでなく、ヒトと媒介生物をも含む空間全体がターゲットになる。そこではヒト・病原体・媒介生物それぞれの集団を把握し、空間全体をコントロールすることが求められるのである。

ロスの数理モデルが登場して以降、感染症をヒト集団全体からとらえようとする研究が盛んに行われるようになる(Mendelsohn 1998)。そのひとつが、イギリスの物理化学者W・O・カーマックと医学者A・G・マッケンドリックが一九二七年に発表したＳＩＲモデルである(Kermack and McKendrick 1927)。カーマックらは、感染者、未感染者、回復者の関係を数式であらわし、ヒト集団のなかでの感染症の流行動態をモデル化した。このＳＩＲモデルこそが、ファーガソンや西浦らがCOVID-19の流行予測に用いた数理モデルである。カーマックらの数理モデルは、一九〇五年から翌年にかけてインドのボンベイ(現ムンバイ)で流行したペストの死者数のデータとよく一致した。だがこの数理モデルは、現実の感染症の流行を予測するためにつくられたものではない。むしろカーマックらの論文が目指しているのは、流行病という現象を理論的に説明することである。このモデルを通じて彼らは、人口密度が一定の値を超えない限り流行は発生しないこと、感染者から未感染者への感染率がわずかに上がるだけで大規模な流行が引き起こされることなどを明らかにした。つまり感染症の数理モデルとは、ヒト集団内の感染症の振る舞いを示す理論であり、実際の感染症の流行を予測し、制御するためのものではなかったのである。

感染症の数理モデルの研究は、二〇世紀後半に大きく発展し、多数の論文が発表されるようになった。それにもかかわらず、理論と現実の乖離は二〇世紀末まで埋まることはなかった。一九九一年にはロイ・M・アンダーソンとロバート・メイによる浩瀚なテキスト『ヒトの感染症――動態と制御』が出版された。そこでは七〇〇頁にもわたってさまざまな数理疫学の研究が紹介されている。だが著者たちは、実際の公衆衛生対策に数理モデルが生かされることはほとんどなかったと述べている。それは数理モデルの研究が「抽象的な数学」としてのレベルにとどまっており、「経験的基盤からかけ離れてしまっている」からだという(Anderson and May 1991: 8)。このテキストは、理論と現実のギャップを埋め、実際の感染症を制御するために書かれたものだった。それから三〇年近くが経過して、数理モデルが大規模に適用された初めてのパンデミックがCOVID-19だったのである。

それを可能にしたのが、感染症の流行状況をリアルタイムでモニタリングするサーベイランス体制の確立である。ここでもまた、マラリアが歴史的に重要な転換点に位置している。次節ではその歴史を見ていこう。

2　監視される世界——感染症サーベイランスの誕生

COVID-19と感染症サーベイランス

COVID-19パンデミックのあいだ、私たちは科学技術による監視の網のなかを生きていた。まず登場したのは、新型コロナウイルスの遺伝子を検出するためのＰＣＲ検査である。さらに抗体検査、抗原検査など、感染を確認するための検査キットが次々と導入された。これらの技術は、たんに感染者をあぶり出し、治療の対象とするためだけのものではない。むしろ重要なのは、こうして検出された感染者のデータを集約するもう一つの技術である。感染者のデータは、ただちに報告され、地域ごとに集計されて、流行状況のモニタリングに用いられる。日本国内で感染者が発見されてから、COVID-19患者の発生数は毎日集計され、翌日には新聞やテレビで報道された。こうしてリアルタイムの感染者データが得られることによって初めて、計算を通じて今後の流行を予測することができる。このようなヒト集団全体にかけられた監視の網が、感染症サーベイランスという科学技術である。

感染症サーベイランスとは、主要な感染症の流行状況を把握するために準備されている監視体制である。日本におけるサーベイランス体制の出発点となったのは、一九八一年に開始された厚生省の感染症サーベイランス事業である。そこでは全国の診療所で検出された感染症患者について、毎週情報を集約し、全国的な流行状況をつねに把握することが目指された(横田 二〇二三)。一九九九年からは感染症法にもとづき、特定の感染症の患者が病院などで検出されると、ただちに保健所に報告することが義務づけられている。その対象は、インフルエンザのような毎年流行する感染症から、エボラ出血熱などの日本ではまだ出現したことのない重篤な感染症まで多岐にわたる。さらにここで重要なのは、すでに病原体が明らかになっている感染症だけでなく、新型インフルエンザなどの人類が初めて遭遇する感染症についても、疑わしい症状の感染症が発見され次第、報告する体制が準備されているということだ。感染症サーベイランスとは、ヒト集団を脅かす感染症の発生に備えて、つねに監視を行き渡らせている体制なのである。

このような監視の網は、日本国内だけでなく、ＷＨＯ（世界保健機関）のネットワークによって地球全体にかけられている。そこに飛び込んできたのが、COVID-19を引き起こす新型コロナウイルス（SARS-CoV-2）だった。このウイルスは、最初に中国の武漢で確認されてから世界中に拡大するまで、つねに監視されつづけた病原体である。二〇二〇年一月三〇日、ＷＨＯは新しいウイルスの出現によって「国際的に懸念される公衆衛生上の緊急事態」にあることを宣言した。さらに三月一一日には、COVID-19が世界中に拡大して、「パンデミック」となったと発表した。そのあいだ私たちは、中国ではじまった流行がヨーロッパに拡大して深刻な被害をもたらし、アメリカ大陸や日本でも感染が広がる過程を毎日知ることができた。COVID-19の流行状況はつねにインターネットで公開され、パンデミックになるまでの経過をリアルタイムで追うことが可能だったのである。

ここでリアルタイムの監視を可能にしたのが、生命科学と情報技術という二つのテクノロジーである。ＰＣＲ検査や抗体検査、抗原検査などは、一九八〇年代以降のバイオテクノロジーの進展によって生まれた技術である。そこで検出された感染者のデータは、インターネットを通じて集約される。日本の場合、COVID-19が流行しはじめた時期には、ＦＡＸを通じて医師から保健所に報告されていたため、感染者の増加とともにパンク状態になったことが報道された。そこで開発されたオンライン報告システム（新型コロナウイルス感染者等情報把握・管理システム、HER-SYS）では、感染者本人による記入も可能になった。私も二〇二一年八月にCOVID-19に感染した際には、自治体から配布された抗体検査キットを用いて感染を確認し、スマートフォンからHER-SYSにアクセスして報告した。ここで私は自らを監視し、テクノロジーを駆使して感染症サーベイランス体制に参加していたのである。このように現代の感染症サーベイランスは、医師や保健所などの専門家だけでなく、すべての人びとによって動かされている。そこでヒト集団は、テクノロジーを使って自らを常時監視している。このようなリアルタイムのデータが得られて初めて、計算にもとづく流行の予測が可能になるのである。

マラリアと感染症サーベイランス

感染症を対象とする「サーベイランス」という概念は、一九五〇年代アメリカの公衆衛生行政において登場したものである。感染症サーベイランスの概念を提示し、監視体制を確立したのは、長年にわたってアメリカ感染症センター(現在の疾病管理予防センター、CDC)の主任疫学者をつとめたアレクサンダー・D・ラングミュアである。ラングミュアによれば、サーベイランスとは疾病について「持続的な警戒(continued watchfulness)」を行い、「罹患率・死亡率と関連するデータ」を系統的に収集、整理、評価し、公衆衛生に関係する専門家のあいだで情報を共有することである(Langmuir 1963: 182-183)。一九五〇年代のCDCは、主要な感染症の発生件数を集約し、毎週報告する『罹患率・死亡率週報(*Morbidity and Mortality Weekly Report*)』を発行しはじめる。こうしてアメリカ国内の感染症を常時監視し、速やかに公衆衛生対策をとるための感染症サーベイランスの体制が発足した。

もっとも感染症の流行状況の収集そのものは、すでに一九世紀半ばにはじまっている。たとえばイギリスの医療統計学者ウィリアム・ファーは、さまざまな感染症の統計データを収集する体制を確立した。日本でも一八九七年に制定された伝染病予防法のもと、主要な感染症の患者数や死亡者数のデータの収集がはじまっている。一九世紀はパンデミックの時代である。とりわけ一八三〇年代以降、たびたび世界的に大流行したのがコレラである。イギリスの医師ジョン・スノウは、一八五〇年代にコレラが流行したとき、地域別の医療統計のデータをもとに、汚染された水が流行を広げていることを明らかにした。このように医療統計による感染症の監視体制の確立は、感染症が流行する要因をつきとめ、上下水道などの環境の改善という公衆衛生対策をもたらしたのである(永島 二〇二三)。

ラングミュア自身によれば、現代の感染症サーベイランスは、このような一九世紀の医療統計の延長線上に生まれたものである(Langmuir 1963: 182)。だが人類学者のライル・ファーンリーは、両者のあいだには深い断絶があるという(Fearnley 2010)。一九世紀の公衆衛生が目指したのは、医療統計を通じて流行病の原因を探り、社会改良や環境の改善によって流行を予防することだった。それに対してサーベイランスで求められているのは、いま現在の流行状況を常時正確に把握することである。そしてそこで感染症が社会にとって脅威になりつつあることが判明した場合には、ただちに何らかの公衆衛生対策をとることが求められる。ここで行われているのは、社会の内部に流行の原因を探るための慎重な検討ではなく、外部から襲来する感染症から社会を防衛するための軍事的な警戒なのである。そのためにラングミュアはＣＤＣに伝染病情報部門(Epidemic Intelligence Service)を設置し、「サーベイランス」という新しい概念のもと、リアルタイムの監視体制を確立したのである。

このような一九五〇年代アメリカにおける感染症サーベイランスの確立は、じつは同時代のマラリア対策に由来するものである(Humphreys 1996; Etheridge 1992: 33-35)。そもそもＣＤＣは、第二次世界大戦中の一九四二年に設置された戦争地域マラリア管理部門(Malaria Control in War Areas、ＭＣＷＡ)を前身とする。そこで問題とされたのは、アメリカ南部におけるマラリアの流行だった。湿地帯が多い南部は、古くからマラリアの流行地帯である。それに加えて戦争にともなう人流の拡大が、マラリアの大流行をもたらす可能性があった。太平洋の島々をはじめとする世界中の戦地から帰還する膨大な数の兵士たちが、熱帯からマラリアを持ち込む恐れが懸念されたのである。そこでＭＣＷＡは、太平洋戦線でそうしたように、あらゆる場所に殺虫剤ＤＤＴを散布し、マラリアを媒介するハマダラカを根絶することを目指した。ハマダラカは「公衆の敵」と位置づけられ、南部の人びとはマラリアと徹底的に戦うことを求められたのである。

だがその一方で、実際のマラリアの流行状況は、まったく正確に把握されていなかった。感染者の報告は診察した医師の判断に任されているため、マラリア以外の感染症も大量に統計に含まれている可能性があった。つまりＭＣＷＡが膨大な費用をかけて戦っていたマラリアは、実際には何ら脅威ではない可能性もあったのである。そこでラングミュアは、医師からの報告だけでなく、実験室での検査を踏まえて感染者を検出する体制を確立する。冒頭のエピソードでロスが自分自身に対してやったような、血液検査によるマラリア原虫の確認を行うようになったのである。このような検査の結果、アメリカ国内のマラリア患者数は、一九四九年までの五年間に九一％減少した。従来の医療統計で得られていたデータは、過大に報告されていたことが明らかになったのである。こうして生まれたサーベイランス体制は、そのほかの主要な感染症に対しても整備される。アメリカ全土で発生する感染症は、つねにＣＤＣの監視のもとに置かれ、週ごとに報告される体制が確立されたのである。

つまり感染症サーベイランスは、より合理的に感染症と戦うために構築された制度である。ヒト集団にとって脅威となる感染症は、社会から速やかに排除されなければならない。だがそのためには、感染症がどこでどの程度発生しているのか正確かつ迅速に把握しなければならない。そこで整備されるのが、検査のテクノロジーと情報のテクノロジーである。こうして生まれたＣＤＣの感染症サーベイランスはＷＨＯにも採用され、地球上のあらゆる地域で感染症を監視する体制が整備されていく。このようなサーベイランス体制が準備されていたからこそ、COVID-19はただちに捕捉され、世界中に拡散するまでつねに監視され続けたのである。

おわりに――ペスト・天然痘・マラリア

COVID-19は、監視と計算の科学技術が充ちた空間のなかで流行したパンデミックである。ヒト集団はつねに監視され、検出された感染者数は未来を予測する計算のなかに投げ込まれた。私たちは監視のテクノロジーに包みこまれ、計算のテクノロジーが見せる未来におびえながら生きていた。これは一九世紀末にロスが南インドでマラリアに向けたまなざしが具現化した世界である。ロスは自分自身を監視し、顕微鏡を用いて血液中のマラリア原虫を検出した。つづいてロスは計算にもとづき、マラリアは空気感染ではなく蚊の媒介によって伝染することを明らかにした。さらにロスはマラリア流行の数理モデルを構築し、感染症の動態を空間全体からとらえようとした。ここにあるのは、ヒト集団を含む環境全体を制御しようとする思想である。それを現実に可能にしたのが、ラングミュアが確立した感染症サーベイランス体制である。そこでは感染症の流行は常時監視され、新しい脅威は速やかに検出される。感染症を監視する精度はますます細かく、情報を伝達するスピードはどんどん速くなっていく。このようなリアルタイムの監視体制によって初めて、ヒト集団が自ら行動制限することを通じて流行をコントロールするという政策が実現したのである。

では、COVID-19において生まれた空間は、これまでの公衆衛生における空間と比べて何が新しいのだろうか。COVID-19の流行のもと欧米の都市でロックダウンが開始されたとき、多くの人びとは中世ヨーロッパのペストを思い起こした。ペストが流行したとき、ヨーロッパの諸都市は城門を閉じて人びとの出入りを禁じ、外出を徹底的に取り締まった。ミシェル・フーコーは『監獄の誕生』で、一七世紀末フランスにおけるペスト対策について論じている(フーコー 一九七七：一九八―二〇二頁)。そこで都市は格子状に区分され、それぞれの地域につく世話人によって監視される。世話人は死者や病人をあぶり出し、人びとが外出していないかつねに監視している。さらに人びとは、求められる行動規範を内面化し、自らの行動を規律化するようになる。このような監視は、ペストが完全に収束するまで続けられる。たしかにCOVID-19パンデミックのとき、私たちは監視された世界を生きていた。中国やヨーロッパ、アメリカなどの都市では徹底的なロックダウンが行われ、日本でも政府が緊急事態宣言を発出したことによって、多くの人びとがステイ・ホームを強いられた。そこで私たちは、手洗いやマスク着用などの「新しい生活様式」

を内面化し、実行した。たしかに監視と規律化という点において、ペストとCOVID-19のあいだには多くの共通点がある。このような監視にもとづくヒト集団の統治をフーコーは「規律システム」と呼んだ。

だがこれだけでは、COVID-19パンデミックにおいて起こったことを充分に理解することはできない。ここで手がかりになるのが、フーコーが『監獄の誕生』の三年後に行った講義の記録『安全・領土・人口』である(フーコー二〇〇七：三一一〇一頁)。そこでフーコーは、一八世紀以降の公衆衛生における統治は、それ以前のペストをモデルにしたものから大きく変化したという。ここで鍵となる感染症は天然痘である。天然痘そのものは、人類が古くからつきあってきた感染症である。だが一八世紀初頭に種痘が登場すると、新たな統治の形態が出現したとフーコーはいう。それは計算によるヒト集団の管理である。種痘には天然痘を予防する効果があるが、同時に接種によって死亡するリスクもある。数学者のダニエル・ベルヌーイは、種痘がもたらす利益と損害を計算し、それが社会にとって有益な対策であると擁護した(西迫二〇一八：一四七―一六五頁)。フーコーが強調するのは、そこではペストのときのような流行の完全な収束ではなく、平常時の社会の流れを維持することが目指されていたということである。そのためには「正常な罹病率・死亡率」を監視によって検出することが必要になる。そこで感染症の流行が正常な状態を越えて脅威となったとき、初めてヒト集団への介入が試みられる。このような体制をフーコーは「安全システム」と呼ぶ。

現代では、感染症サーベイランスのデータをもとに、より緻密にワクチンの効果を検討する体制が整備されている。COVID-19においても、ワクチンが流行の抑制に及ぼした影響について多くの研究が発表されている。だが今回のパンデミックにおいて特徴的だったのは、このような計算が予防接種だけでなく、感染症が伝播する空間全体に行き渡っていたということである。そこでヒト集団の動きはつねに監視され、計算にもとづいて行動制限が課せられる。監視されていたのはヒトだけではない。ウイルスを運ぶ空気全体が監視の対象となり、いたるところで空気の流れを維持することが求められる。COVID-19パンデミックのもとでは、ヒト集団と環境の両方が監視され、感染と流行のリスクがつねに計算されていた。それはかつてのマラリア対策において生まれた空間と共通するものである。かつてマラリアは、沼地から生じる瘴気がもたらす病気と考えられていた。「マラリア」という病名も、イタリア語のmala（悪い）-aria（空気）に由来する。ロスらの研究によって、それが蚊によって媒介される病気であることが明らかになると、蚊の個体数という数値によって流行のリスクを計算することが可能になる。こうしてマラリアとの戦いは、監視と計算にもとづいて空間全体を管理する体制へとつながっていく。このような空間管理の行きついた先が、COVID-19において生まれた空間である。そこではヒト集団が自らの振る舞いを制御し、一人ひとりが行動を律し、環境に注意を向けることを強いられたのである。

二〇二三年五月、WHOはCOVID-19についての緊急事態の終結を宣言した。だが新型コロナウイルスは、地球上から駆逐されたわけではない。人類が監視と計算のテクノロジーを駆使してウイルスを管理下に置いたわけでもない。マラリアが現在でも熱帯で流行しているように、新型コロナウイルスも消え去ることはない。そしていま現在も、さまざまな感染症を監視するサーベイランス体制は静かに作動しつづけている。そこで新たな感染症が検出されたとき、ただちに脅威を予測するための計算が作動しはじめる。私たちが生きている世界は、いつでも速やかに戦時体制に移行することができる世界である。パンデミックは、私たちが日常的に「軍事空間」のなかを生きているということを教えてくれたのである。

参考文献
永島剛「統計数値からみる感染症流行の歴史学」永島剛・井上周平・福士由紀編『公衆衛生と感染症を歴史的に考える』山川出版社、二〇二三年、九三―一四一頁。
西浦博・川端裕人『新型コロナからいのちを守れ！――理論疫学者・西浦博の挑戦』中央公論新社、二〇二〇年。

西迫大祐『感染症と法の社会史――病がつくる社会』新曜社、二〇一八年。
フーコー、ミシェル『監獄の誕生――監視と処罰』田村俶訳、新潮社、一九七七年。
フーコー、ミシェル『安全・領土・人口――コレージュ・ド・フランス講義1977―1978年度』高桑和巳訳、筑摩書房、二〇〇七年。
横田陽子「感染症サーベイランス小史(3)挫折した専門家たちが進めた検査情報のシステム化」『公衆衛生』第八七巻第一一号、二〇二三年、一一五二―一一五五頁。
Adam, David. “Special Report: The Simulations Driving the World’s Response to COVID-19.” *Nature* 580, no. 7803(2020): 316-318.
Anderson, R. M., and R. M. May. *Infectious Diseases of Humans: Dynamics and Control*(Oxford University Press, 1991).
Anderson, R. M., C. A. Donnelly, N. M. Ferguson, M. E. Woolhouse, C. J. Watt, H. J. Udy, S. MaWhinney, et al. “Transmission Dynamics and Epidemiology of BSE in British Cattle.” *Nature* 382, no. 6594(1996): 779-788.
Anderson, Warwick. “The Model Crisis, or How to Have Critical Promiscuity in the Time of Covid-19.” *Social Studies of Science* 51, no. 2(2021): 167-188.
Etheridge, Elizabeth W. *Sentinel for Health: A History of the Centers for Disease Control*(University of California Press, 1992).
Fearnley, Lyle. “Epidemic Intelligence: Langmuir and the Birth of Disease Surveillance.” *Behemoth: A Journal on Civilization* 3(2010): 36-56.
Ferguson, N., D. J. Laydon, G. Nedjati Gilani, N. Imai, K. M. Ainslie, M. Baguelin, S. Bhatia, et al. “Report 9: Impact of Non-Pharmaceutical Interventions(NPIs) to Reduce COVID19 Mortality and Healthcare Demand.” March 16, 2020.(https://doi.org/10.25561/77482)
Humphreys, M. “Kicking a Dying Dog: DDT and the Demise of Malaria in the American South, 1942-1950.” *Isis* 87, no. 1(1996): 1-17.
Kermack, William Ogilvy, and A. G. McKendrick. “A Contribution to the Mathematical Theory of Epidemics.” *Proceedings of the Royal Society of London: Series A, Containing Papers of a Mathematical and Physical Character* 115, no. 772(1927): 700-721.
Langmuir, Alexander D. “The Surveillance of Communicable Diseases of National Importance.” *New England Journal of Medi-*

cine 268(1963): 182-192.

Mendelsohn, J. A. “From Eradication to Equilibrium: How Epidemics Became Complex after World War I.” Christopher Lawrence and George Weisz, eds. *Greater than the Parts: Holism in Biomedicine, 1920–1950*(Oxford University Press, 1998): 303-331.

Nerlich, Brigitte. “Media, Metaphors and Modelling: How the UK Newspapers Reported the Epidemiological Modelling Controversy during the 2001 Foot and Mouth Outbreak.” *Science, Technology, & Human Values* 32, no. 4(2007): 432-457.

Ross, Ronald. “Some Quantitative Studies in Epidemiology.” *Nature* 87, no. 2188(1911): 466-467.

Ross, Ronald. *Memoirs: With a Full Account of the Great Malaria Problem and Its Solution*(J. Murray, 1923).

手の不穏な物神性
――あいまいで多義的な手洗いについて

酒井朋子

はじめに

家事あるいは「生活を回す作業」と手洗い

新型コロナウイルス感染症の流行以来、とくに意識が注がれるようになった日常習慣のひとつに手洗いがある。コロナ禍で行うべきとされたのは、石鹸で手を洗うか、アルコール消毒するか、あるいは両方を行って、手に付着した病原性細菌やウイルスを除去することだった。厚生労働省が二〇二〇年二月にYouTubeに投稿した動画「正しい手洗い方法」(厚生労働省 二〇二〇)では、手の甲、爪の間、手首など六つの部位をシステマティックに洗うことが推奨されている。「最低一五秒以上かけて洗うように」とあるが、動画に忠実に従えば四〇秒はかかるはずだ。外出から戻ったあと、食べ物にふれるまえ、食事のまえ、トイレのあと、毎回その一連の作業を行うとなると、いささかげんなりする。

とはいえわたし個人の事例をとってみても、手洗いの習慣は多少は変わったのだった。元来きれい好きな方ではなく、外出のたびに手を洗っていたわけではないし、四〇秒間の手洗いなどもちろん行っていなかった。しかしたとえば二〇二〇年九月のある日の記録では、朝、隣の家のポストに回覧板を入れに行き、数十秒で自宅に戻り、その間誰にも会わなかったような時でも石鹸で手を洗っていた。外から帰ってきたあとの手には何かがついたように感じられ、石鹸で手を洗わなくては気がすまない感覚が、いつのまにか自分のなかで育っていたのである。

ところで、わたしは日常生活における「きたなさ」や「乱れ」への関心から、数年まえより自身の行動記録をつけている。先ほど言及したのもその一部で、この行動記録を通じてわたしは確かに新型コロナ感染症流行以来の自分の習慣の変化を実感したのだった。しかしそれだけではない。同時に発見したのは、自分が意識もしないまま、ごく頻繁に「手をきれいにする」動作を行っていたことだった。とくに台所仕事、洗濯、ごみの処理、身づくろいなど、家事あるいは身体ケアにかかわる作業中の手洗いが多く、もれなく記録することが不可能なほどだった。料理中に野菜をみじん切りにしたあとには手を水につけて野菜クズを洗い流し、軟膏を皮膚に塗ってから他人に渡す書類を触るときには、書類に油じみをつけないよう手を洗うかウェットティッシュでぬぐう。洗い物や掃除の最中に目がかゆくなれば、石鹸や汚水を手から洗い流して粘膜にふれる。それこそ数限りなく「手をきれいに」していたのである。

「生活を回す作業」は、究極的なマルチタスクの営為だ。「家」と呼ばれる生活空間では、食・休息・身づくろい・娯楽など、人間の生の維持に不可欠であるとともに「私的」とカテゴライズされた営みがまとめて行われる。そこでは、食べ物・飲み物を準備し口に運ぶこと、自分や共同生活者の身体を洗い、ふき、身づくろいすること、身体を休めるための空間や物品を整えること、使った衣服や道具や空間の汚れを落とし、もとに戻すことが同時並行的に行われている。これら「家事」と呼ばれる作業や身体ケア作業の大半は、物理的な対象に、手でふれ、はたらきかける行いである。

そのとき、手は道具である。手に何かが付着していると作業の完成度が低くなる。ぬるつく手では野菜の皮をうまく剝けず、針に糸を通すことができないように。そして手は感覚器官でもある。手に何かが付着していると、ものの温度や湿り気などの状態がうまく感じとれず、最適な対処ができない場合があるように。もちろん、ねばつきやざらつきから解放され、清涼感をえようとして洗うこともある。

手は外界のものとの接触界面(インターフェース)であって、そこでは接触する双方に相互影響が起こっている。ふれあうことによって、手やものは動き状態変化する。そして汚れる——つまり表面を覆っているものの一部が他方に付着する。箪笥のなかに食べ物の汁が入れば衣服の汚れやカビの原因となり、食べ物のなかに合成洗剤が混入すれば味も落ちるし健康にもよくない(という気がする)。そこで家事というマルチタスクの営みのなかでは、直前に行っていた作業の影響を別の作業に及ぼさないよう、「いったんリセット」する。それが「洗う」というプロセスなのだ。

この「リセット」の行いは、「感染症の病の予防」という目的には収斂しえない。これが、自身の行動記録をつけてみてわたしが認識したことなのだった。だとすれば、コロナ禍を経由した社会で起こった(あるいは加速した)のは、身体感覚に大きく依拠した経験であるとともに目的も意味も多様であいまいな、日常生活における「手をきれいにする」行いを、病原微生物を効果的に除去しているかという基準でのみ見るようになることだったのかもしれない。

生活現場の象徴性から知覚と物質性の次元に「下りる」こと

自分や共同生活者の身体と生活空間を維持しケアする複数の作業に、手という感覚器官と道具を用いて同時並行的にたずさわる。すると、ある領域のものが別の領域にすぐに混入してしまうため、その防止のために手を洗う——。わたしの日常的な手洗いをこのように記述するならば、それは「場違いなもの」、境界をはみ出たものこそが「けがれ」とされる、というメアリ・ダグラス(二〇〇九)の古典的な汚穢論の有効性を、もう一度確認することにもなりそうだ。この理論が一般的に理解されているところに従えば、細菌やウイルスを意識して帰宅時に手を洗う行いもわかりやすく解釈できる。つまり、境界をまたいで外から入ってくる異物を除去することで、「家」という時空間の「内」

を「外」から象徴的に区分し、内部の秩序や安定性を確保する行いということである。

実のところダグラス自身も『汚穢と禁忌』の構想時点においては、日常的な物質世界、とりわけ家事や日々のルーティンのなかでの物品へのはたらきかけを強く意識していた(Fardon 1999; Duschinsky 2013)。それは浄と不浄がともに俗的領域ではなく聖なる領域に属すると考えたデュルケム(一九七五)の伝統にあらがい、人を人とする重要な営みが日常的領域で展開されていることを論じようとする議論でもあったのだ。ただし『汚穢と禁忌』の記述は、生活の現場で起きている事柄の実態には関心を寄せず、いろいろなことを象徴の次元に引き上げてしまう。靴はそれ自体としては汚くないが食卓の上に置かれたときには汚くなるという例を挙げながらも、誰が履いてどこを歩いた靴なのか、あるいは日々の食事がその人にとって何を意味するのか……といった文脈の差異は問題にしなかったように。もちろん、ものごとを抽象化することは「文化」の日ごろ気づかない側面を明るみに出すためには不可欠であって、その分析視角が無意味だというつもりは全くない。しかし「象徴」をものの物質的特徴や条件から切り離して扱う議論は、手洗いを分析する視点としては表層的で不満を残すものにとどまってしまう。手をきれいにするという行いは、ものの手ざわりやにおいや見た目、そして人がそのなかを生きるところの物質的・空間的で長期的な文脈に根差した営みだからだ。

本章では手洗いという行いについて、生活実感の地べたに下りて考える。それは生活現場での営みを、象徴だけではなく知覚と物質性の次元から見ようとすることだ。より正確に言えば、知覚と物質性・空間性と一体化したものとして象徴性を考えることであるのかもしれない。まずは次節において、歴史のなかで人びとが手洗いをどう行ってきたのかをざっと見てみたい。少なくとも西洋や日本については、手洗いの歴史に焦点を当てた研究はこれまでほとんどない。本章では、身体をきれいにすることをめぐる既存の研究に断片的にあらわれる記述を見ていくほか、衛生的慣習を普及させるために書かれた近代の文章に見え隠れする情報から、上水道普及以前の日本の手洗いの実態をおさえたい。続く節では、手について探究した美学・文学・精神分析分野の著作をたどりながら、手が身体部位として特異な位置にあること、その特徴ゆえに周辺環境、行為、そして自己に対し独特の位置づけにあることを議論していく。この位置づけゆえに手は、「伝染」という現象において鍵概念として浮かび上がる。以上の作業を通じて本章は、人が「手をきれいにする」営みの多義性を試論的に考えてみたいと思うのである。

1　清潔の文化史における例外的な身体部位としての手

西洋前近代における食事のさいの手洗い

身体を清潔にする行いの歴史研究は数多い。特に一九八〇年代以降に衛生にまつわる観念と技術への関心が高まり、社会史・文化史的観点から多数の著作が発表されている。ほとんどは入浴という主題についてのものだ。

西洋に視点を当てた研究蓄積からは、おおむね以下のような流れがうかがえる。まず古代ギリシャ・ローマでさかんだった冷浴や温浴の習慣は、中世にはほとんど見られなくなっていたが、十字軍遠征で接触した中東の入浴習慣に触発されて、ヨーロッパでもふたたび各地に浴場が設けられるようになる。しかし、ペストの流行などと前後して、水とともに病が身体に入り込むという考えが広まる。このころの貴族や富裕層は、繊維産業の拡大にも後押しされ、入浴する代わりに下着を頻繁に取り替えることで清潔さと身だしなみを保っていた。入浴習慣がふたたび復活するのは一八世紀後半から一九世紀のこととなる。その背景には、都市への人口集中が起こって都市計画の必要性が意識されるようになり、上下水道のインフラストラクチャーが整備されたこと、および細菌学の進展によって公衆衛生の観念が発達し国や都市にとって主要な問題となっていったことがあった（クセルゴン　一九九二／ヴィガレロ　一九九四／アシエンバーグ　二〇〇八）。

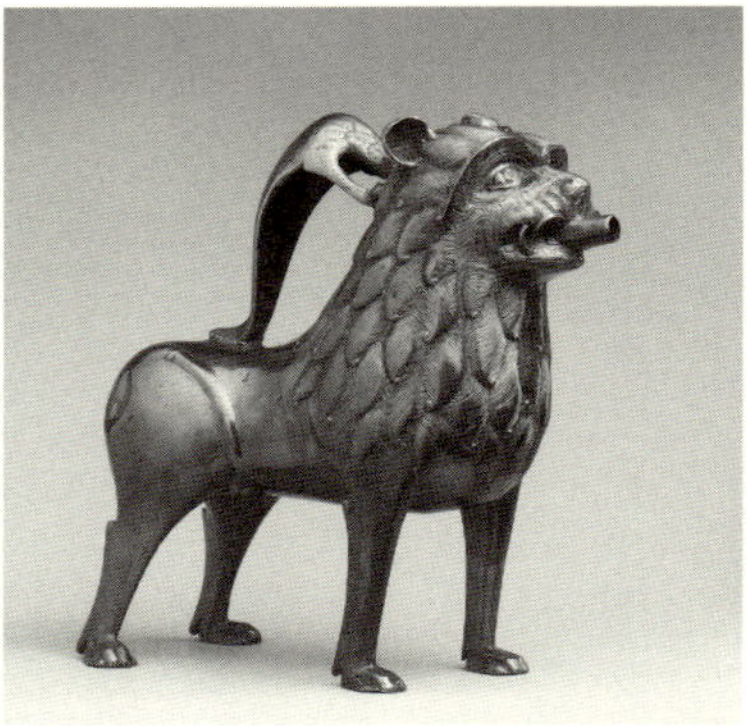

図1　獅子をかたどった水差し．北ドイツ，1200 年ごろ．
(出典：メトロポリタン美術館，パブリック・ドメイン)

こうした研究のなかに手洗いに焦点を当てたものはほとんどない。だが入浴や下着にかかわる膨大な情報のかげに時たま顔をのぞかせる記述から推測できることがある。それは手洗いが、胴や下半身など他の部分を「きれいにする」習慣ほどには劇的な変化をとげてこなかったということである。

言い換えれば手洗いは、近代的衛生観念の登場以前も一定程度は行われていたのだった。西ヨーロッパの一二、三世紀の詩、小説、作法書には、宴や食事にさいして人びとが手を洗う様子が多く描かれたという(アシェンバーグ 二〇〇八：七四頁)。当時はフォークがなく、食べ物を手で直接口に運んでいたという背景もあった。修道院や施療院では、食堂に集まるまえに赴く「手洗い場所」や「禊の部屋」が設けられていた(ヴィガレロ 一九九四)。一四世紀前半のピレネー山村の生活を描いたル・ロワ・ラデュリの名作『モンタイユー』(一九九〇)でも以下のようにある。「モンタイユーでは、たまさか身づくろいが行われたとすれば、それは体のうちで肛門や生殖器には関係なく、祝福を唱えたり、食物を取り扱い、あるいは飲み下す部分に限られていた。つまり、手、顔、口。ある人物の「手に水をかける」ことは礼儀と友情のしるしだった」(二一五頁)。

一二―一五世紀に数多く製作されたアクアマニリ(Aquamanile、手洗い用水差し)は、今日でも博物館などで見ることができる(図1)。当初は教会で司祭が儀式の中で手を洗うとき用いられるものだったが、のちには日常の食卓でも用いられるようになった。当時の姿を残して現存するのはいずれも金属製で、複雑な装飾がほどこされていることから観賞用であったとも推測される。しかし陶器製や木製のものも断片として残されており、これらはより安価で、中間層の食卓で用いられていたという(Robinson 2008)。食事と関連して手を洗う習慣は、この時代も、一定程度の層に根づいていたと考えられるのである。

手洗いが入浴習慣ほどには変容してこなかった理由としては、たとえば以下が考えられる。第一に、手洗いに必要な水は温水でなくともよく、入浴に比べれば量も少なくて済むため、ボイラーや上下水道設備を必要としなかった。言い換えれば、大規模な技術革新と近代国家的な公的空間の管理統治がなくても、シンプルな環境条件で行いえたということだ。そして第二に、食べ物を調達し、準備し、そして口にする日々の基礎的な営みのなかで、手をきれいにする行いは欠かせないものだった、ということである。

上水道の普及以前の日本の「手洗い鉢」

一方、近代的な上水道が各戸に普及する前の日本においては手洗いがどのように行われてきたのだろうか。日本における入浴の歴史についても豊富な研究がある。広く知られるように日本では中世・近世から入浴習慣が普及しており、江戸の町には数多くの営利目的の湯屋があった。しかし明治以降、入浴はやはり近代の国民国家的な道徳的・身体的清潔化のなかでとらえなおされていく。公衆浴場が都市細民に衛生習慣を実践させるための施設として管理されていったことも指摘される(川端 二〇一六)。

一方、手洗いに焦点を当てた研究は、やはりほとんどない。けれども民衆にとっての手洗いの位置づけをうかがわせる記録はある。たとえば日本人類学会刊行の『東京人類学会雑誌』に一八九三年に掲載された「人類学参考異聞随筆」は、著者が「人類学的」と感じたという雑多なエピソードを集めたものだが、なかに以下の記述がある。

児童三々五々相集りて遊戯しつつある時其内の一人厭ふへきもの即ち馬糞の如き犬糞の如き溝泥の如き其物を竹

切れなんとにて突き廻し又は掻き散らすか如き悪戯を為せは共に遊ひ居る所の衆童相率ひて其者を避け口々に相唱へて曰く因果の性や々々々と大声連呼して〔略〕避けたる内の小童に触れしめ又は其者を捕ふる時は其汚穢捕はれたるもの触れられたる者感染すると為し〔略〕之れに感染せられたるもの其手を洗滌するか又は其節着用せし着物を着換ふるに於ては其汚穢消滅するとして〔略〕之れ東京市に於て児童の遊戯中往々見る処なり又一種の盲信といふへし。（井上 一八九三：四七〇頁）

「厭ふへきもの」を持った子に捕まれば「汚穢」が「感染」する。その汚穢は、手を洗うか着替えをすれば消える、というのである。現代でもあちこちで遊ばれていそうな遊戯だが、ここに一八八〇年代からコレラ予防の一環として導入された「清潔法」の影響を見てとるのはあながち的外れではないだろう。当時「井泉、河流、水道及ひ厠圊、芥溜、下水溝渠等」を掃除し清潔にすることを徹底するよう、内務省は全国に圧力をかけた（小林 二〇一八：二八頁）。右の記録で「馬糞」や「犬糞」と並んで「溝泥」が感染する汚穢とされている背景には、こうした公的対処があったのではとも推測しうる。「感染」という語を子どもたちが使っていたかは定かでないが、うつった汚穢は手を洗うか着替えるかすることで除去できるとされている。一方で、汚穢を帯びてしまうことは「因果云々」のせいである。感染性の病の予防としての手洗いの位置づけが、より古いものと思われる観念とふるまいに混じり合っていく様子が、この遊戯の記録にうかがえるのかもしれない。

明治期から戦前にかけての出版物の中で手洗いについて多く言及するのは、やはり衛生環境の改善を目指す趣旨の雑誌である。たとえば市立大阪衛生試験所（一九〇六年設立、一九二一年に大阪市立衛生試験所に改称）が衣食住にかかわる衛生知識の普及のため一九二五年に発刊した雑誌『家事と衛生』である。この雑誌の初期の号の文章「学校衛生雑感（二）」は、食事前や帰宅時に手を洗うことは、大事と分かっていても大人はなかなか実践できないものなので、子供時代から衛生習慣をつけることが重要云々と記す（岡崎 一九二八）。なおここでは、何を使ってどんなふうに手を洗うのかという具体的プロセスにはふれられていない。意図されているのは、「きちん」と「清潔」にする、という意識を子どもに身体化させることであって、「清潔」さの内実については問われていない。衛生習慣の喧伝として手を洗うことをすすめる文章の多くに類似の傾向が見られる。

しかし、中には人びとが行っていた手洗いの実態を知る手がかりも見つけられる。たとえば『家事と衛生』の一九二六年の記事は英国の入浴や手洗い習慣を紹介するが、そこでは比較すべき「わが国」の手洗い習慣として「手洗鉢の水で指先を湿して人の使用した手拭いで拭ふ」と書かれている。手を濡らし、ぬぐうことが「手をきれいにする」一般的な方法の一つであったことが伝わる（戸田 一九二六：一四頁）。

手洗い鉢（手水鉢《ちょうずばち》）は、上水道の普及前に手洗いのために使われていた設備である。日本における近代水道は一八八七年に横浜で開設されたのを皮切りに、都市部を中心に少しずつ整えられていったが、普及率が全国で半数を超えるのは戦後である。上水道の開通した地域でも初期は共用水栓であり[1]、多くの人は共同の水源や井戸まで水を汲みに行き、自宅まで運んでためて使っていた。東京では近世より多摩川・神田川を利用した江戸水道と呼ばれる設備もあったが、各戸まで水を届けるものではなかった。地方では川や湧水の利用も多かった。ためた水で手を洗うために、鉢が使われていたのである。

手洗い鉢はよく利用されている一方、公衆衛生にたずさわる者たちにとっては、細菌の温床になりかねない、また寄生虫を媒介しかねないものとも考えられていた。一九一八年、京都帝国大学医科大学微生物学教室の菱刈實雄は、「手洗鉢水中ニ於ケル病芽ノ運命」と題する論文を『日本微生物学会雑誌』に執筆している（菱刈 一九一八）。これは便所に付属している手洗い鉢を通じて赤痢やチフスなどの「病芽」が広がっている可能性を指摘した上で、石製、陶器製、青銅製など異なる材質の鉢のなかで細菌一般の増減にどのような差異があるのかを実験し報告したものである。

とくに菱刈は青銅製の手洗い鉢のなかで銅イオンの発生のためか「菌芽」が著しく減少したとして、病の流行予防の観点からみたときの青銅製手洗い鉢の一定の有効性を指摘している。

『家事と衛生』誌上では、大阪市立衛生試験所長であった医師の藤原九十郎が「室内害虫の駆除法」として手洗い鉢にふれている（藤原 一九二七）。空き缶や手洗い鉢も、マラリアやフィラリアを媒介する蚊の繁殖地になりうると藤原は警告する。対処としては「池に魚類を飼ひ、手洗鉢でも金魚を飼育して置くと宜しい」という。蚊の「敵として主なるものは魚類で、鯰などもよく食べ、金魚がまた好んで食べる」からである（三五頁）。

また、埼玉県衛生課の技師が手洗い鉢を通じた寄生虫の伝播について調べた一九三五年の論文からは、手洗い鉢が当時どの程度、各戸に設置されていたのかがうかがえる（高崎 一九三五）。県内三つの村の一四五〇戸強の調査によれば、流水の手洗い設備がある家は全体の四％弱、手洗い鉢がある家は二三％程度である（表1）。およそ四軒に一軒ということになるが、ほかに鉢を手洗い専用に設けず、水瓶からその都度すくって手を洗っていた家も多かったことだろう。手洗い鉢がある場合、その材質は「瀬戸引」（琺瑯《ほうろう》）がもっとも多く、次にバケツ、亜鉛製、陶器と続く（表2）。利用法としては、手を鉢内に入れて洗う例が多かったが、手で鉢内から水を汲み出すやりかた、鉢からひしゃくですくった水を手にかけるやりかたもあったと報告されている。この調査報告は、回虫等寄生虫の発見された手洗い鉢が多かったことをかんがみ、「便所ノ手洗設備ヲ流水装置トナ」すことを訴える（六六九頁）。

このように、手洗い鉢にためた水で手を洗うことは、細菌や虫の繁殖をむしろ促しているおそれがあった。しかし、そこで手洗い鉢の撤去、ないしはいっそ「手を洗わない」ことが必ずしも唱えられていないことに、わたしは着目したい。上記三つの文章の中でも、寄生虫伝播についての論文は流水設備の早期普及を訴えているが、それは著者が属する県衛生課が上水道をふくむインフラ設備を整備する責任主体であったからでもあろう。対して他の二論文は、手洗い鉢の材質に注意したり魚を飼うなど、あくまで当時の設備と習慣が据え置かれた条件下で危険性を下げる方法を

表 1　埼玉県のある地域における家々の手洗い装置の有無と種類

	戸数	手洗い装置を有する戸数		内訳				手洗い装置を有しない戸数	
				流水装置		手洗い鉢			
		実数	%	実数	%	実数	%	実数	%
A 村	483	102	21.1	11	2.3	91	18.8	381	78.9
B 村	387	71	18.4	3	0.8	68	17.6	316	81.7
C 村	583	221	37.9	43	7.4	178	30.5	362	62.1
計	1453	394	27.1	57	3.9	337	23.2	1059	72.9

（出典：高崎 1935 年，655 頁より筆者作成）

表 2　表 1 で示した手洗い鉢の材質別割合

	手洗い鉢総数	手洗い鉢内訳							手拭を備え付けた戸数
		バケツ	瀬戸引洗面器	亜鉛洗面器	陶器	石器	桶	コンクリート	
A 村	91	13	29	12	11	8	8	10	32
B 村	68	8	16	17	6	7	10	4	28
C 村	178	44	41	29	39	21	2	2	77
計	337	65	86	58	56	36	20	16	137

（出典：高崎 1935 年，655 頁より筆者作成）

示唆している（どこまで効果的、現実的だったかは疑問が残るとしても）。そもそも上水道設備のためには統治権力による大規模な介入と工事が必要で、個々の生活者が望んですぐに整うものではなく、そのために声を上げたとしても実現には時間がかかる。ゆえに可能な生活実践のなかで少しでも危険を遠ざける方法が検討されている。

日本近代において手洗いが次第に衛生的なふるまいと理解のなかに組み込まれていったのは確かなようだ。しかし細菌や寄生虫を排除するという近代医学の目的との合致を見ない場合であっても、手を洗うことをやめる／やめさせるという選択肢はおそらく現実的なものと考えられていない。

人びとは異なる時代、異なる場所において、何らかの形で手をきれいにする行いを実践してきた。こうした経緯は、手が身体部位のなかでも特異な位置づけを有してきた可能性を感じさせる。それが、「はじめに」でふれた手の多面的性格によるものなのではないかとわたしは考えるのだ。手はまぎれもなく自身の身体の一部であり、世界を認識する感覚器官であるが、同時に行為に用いる道具でもあって、自分と外界との接触界面・境界領域に属する。この多面性によって、手は行為や自己に対して独特の関係を有してきたのではないだろうか。

2　手の不穏なエージェンシーと伝染

「意図―行動―結果」の世界観をおびやかす

感覚器官としての手は触覚を主につかさどる。つまりふれたものの質感や温度、状態を伝える。人間の身体表面のほとんどあらゆる部位が触覚を感じるが、その感覚の鋭敏さにおいて手は際立っている。

ところで触覚は、一八世紀以来の西洋美学の伝統において、美的に高度とされた視覚と聴覚に対して劣位に置かれていた感覚である。味覚や嗅覚も同様だ。これらは対象に近づき接触しなくては経験できないものであるため主観的で客観性を欠く「曖昧な感官」なのであって、距離をとった理性的判断が可能な「判明な感官」である視覚・聴覚とは一線を画すものとされていたのである（メニングハウス 二〇一〇）。

伊藤亜紗『手の倫理』（二〇二〇）は、このような西洋美学の伝統にあらがいながら、「ふれる／ふれられること」を通じた世界や他者との関わりのありかた、そして倫理のありかたを考えていく。視覚が認識を瞬間的に伝えるのに対し、触覚は持続的な感覚であり、表面の奥にある生命の「絶えず動いてやまない流れ」をとらえる、と伊藤は書く（X頁）。ふれる経験のなかには相手をおもんぱかる態度があり、またそれは、人と人、人とものの「あいだ」に生起する共鳴的な現象である。

「ふれる」経験は「ふれられる」経験とときに区別しがたい。人との関係を身体のふれあいにゆだねていくということは、自己がもつ主導権をいっとき手ばなすことでもある。そこに広がる豊かな可能性を論じたのが伊藤の著作だとすれば、逆に、同じ場所に口を開ける不安に目を向けてきた研究も、またある。英文学者キャサリン・ロウの『死せる手』もそのひとつだ(Rowe 2000)。近世以降の英語圏における手の表象を追っていくと、「意図とその結果」を中心として人間の行いやふるまいをとらえる世界観を脅かすものとして手がとらえられてきたことが見えてくるという。

アリストテレス哲学の伝統にとくに顕著に見られるように、そもそも西洋の文芸・思想において、手は人の行動やエージェンシー(行為主体性)と結びつけられる身体部位である。ところが一九世紀に興隆するゴシック小説の中では、人から切り離されてあてどもなくさまよう亡霊的な手の表象がよく見られるようになるという。ロウが例として挙げるのが、ブロンテの小説『嵐が丘』において夜の荒野を這い回る死んだキャサリンの手である。行為や能動性をつかさどるものとしての手のイメージは、解剖学的な身体観や機械論的な世界観が発達した近世期に大きく発達していた。その後一九世紀になって、人間の手(と身体)が産業内の労働を意味するものとしてとらえなおされると、目的をもった意味ある行動とその結果という一連のつながりからの自己と身体の疎外が生じるようになっていく。そこにおいて、ゴシック的想像力は近世における手のイメージを参照・改変し、理性的世界の裏側に蠢く存在をほのめかすようになっていくのである。いまや手は、人の身体の一部でありながらも人格としての人ないし思惟する個人としての人のなかば外部にあって、「身体が自己に固有であり、自己を宿すものであり、自己に所有されているという近代の観念」(Rowe 2000: xi)に対する脅威として浮かび上がる。

考えてみれば手は、自分や他者の傷を治療し痛みをやわらげ(手当て)、別の時には武器をふるって人を殺める(手を血に染める、手を下す)ものであって、他者や生き物や物理的なものとの、そして時には自分自身との、身体性を帯びたかかわりの中核にある。時には主体たるはずの自己の意思のほうが周辺的存在のように感じられるほどだ。

そうであるがゆえに、意図しない、望みもしない事態を手が勝手にもたらすかのように人はしばしば感じ、表現してきた。このような「不従順な手」に精神分析家のダリアン・リーダーも関心を寄せる。自慰する手、破壊する手、意志や希望に反して何かをつかみ、あるいは放してしまう手——、その人のエージェンシーの象徴であるはずの手が「勝手に動く」ために知覚・情動・意思・行動が個人の中でバラバラになるというイメージが、なぜ連綿と主題化されてきたのかを彼女は問う。リーダーが同時に注目するのは、世界の認識を豊かに伝える手のありかただ。たとえば英語における taste(味わう)という言葉は、語源をたどれば「ふれて試す」という意味を有していた(リーダー 二〇二〇)。人はかつて手を通して「味わい」を知ったのだ。そしてそのことは、赤ん坊が発達の初期において目で見たものではなく、ふれて感じたものに口を近づけようとすることとも響きあう。

こうした視点は、五感とはそれぞれ切り離された別個の知覚を伝えるものだ、という思い込みを揺さぶる。味覚と触覚は渾然一体となって「味わい」を形づくるものであって、そこで手と口は双方、身体のまわりにあるものの状態を確認するとともに、世界のなかに自分を位置づける役割を果たしていた。しかし多くの人は成長するに従って、環境内で出会うものを確認し、はたらきかけるために口を使うことを、どこかで止めてしまう。粘膜で覆われた口や舌で周囲にむやみにふれることは、有害なものを体内に取り込みかねず危険であるし、加えて公的空間では「汚い」ともされている。その一方で手だけは、ものに直接ふれ、認識し、はたらきかける身体部位として残される。

何かにふれるということは、同時にその影響を直接に受けるということでもある。対象が有害性を帯びたものであれば手は傷つくし、さらにはその有害さをみずから引き受けてしまう。つまりは有害さの伝染である。同時に手は身体内部につながる道筋の一つでもある。ゆえに、有害さが伝染した手で食べ物や飲み物が口に運ばれ、また目などの身体開口部や粘膜にふれられたならば、病や体調不良を引き起こす何ものかは身体内部にまで侵入してきてしまう。

自身の一部であり自己の能動性を司る手は、つねに外界と接触しその影響を強く帯びることで、なかば自己の外側に属するものとなり異物ともなる。かくして、意図せざる結果としての汚染や伝染を、手は引き起こすこととなる。

伝染にまつわる物神事実

英語の伝染(contagion)の語源は、ラテン語で「触ること」を意味する語に「~とともに」を意味する語がついたものであるという。伝染とは接触とともに伝わるものと長く認識されてきた現象である。そして、病や細菌・ウイルスに関する文脈でのみ使われる「感染(infection)」とは異なり、その意味するところは広くあいまいだったし、今もそれは変わらない。

病を引き起こす微生物の移行や広がりとともに伝染という現象が理解されるようになったのは一九世紀以降のことである。それ以前、伝染という語や観念は場所と時代によって様々な意味あいを有していた。今日では遺伝的とされるような身体的特徴の継承が伝染と呼ばれ、しばしば愛や性的欲望も伝染の結果生じるものと語られた(Conrad & Wujastyk eds. 2000)。チョーサーが生きた一四世紀イングランドにおいては、罪、熱狂、外国からの影響など、様々なものが伝染という語で言い表されていた(Pernick 2002)。

重要なのは、接触とともに人から人へと伝わっていくのは、凶事のみならず祝福や奇跡でもありえたということだ。伝染する祝福について記した著作の一つが、ブロックの『王の奇跡』(一九九八)であろう。一四世紀ごろから英国やフランスで頻繁に記録されるようになった「王の手かざしの奇跡」は、瘰癧《るいれき》――リンパ腺に結核菌が入り込む病気と今日は理解されている――の患者の身体に王が手を当て、聖なる力によって病を治すものである。元来、高僧や聖人のもつ力とされていたものを、時の為政者らがいわば盗用し、王権に神秘的な力を与えていったというのがブロックの主要な論旨であるが、彼が資料から引用する文章の細部から印象的に感じられるのは、やはり身体接触の重要性である。王は神の聖なる力を媒介する資格を(政治的な画策により)付与されたが、民衆がその聖なる力を信じて王に一目会おうと列をなすためには、王が彼らに手や指先で実際に「ふれる」過程が欠かせなかった。王が病人にふれたあとに手を洗ったその水も、また治癒の力を帯び、人びとの病を治したという（九二―九三頁）。人の手にふれた水は病を運び、また祝福をも運んだのである。このことは、伝染をけがれの重要な特徴とした、その同じ文脈で、吉をもたらす力も往々にして伝染性であるとしたダグラスの議論とも共鳴する。

現代においても、伝染という表現が、流行文化、信仰、集合的感情などの伝播をさすことはある。一般的にそれは隠喩的な用法とされ、ひるがえって近代以前の伝染観念が「隠喩的」だったと説明されることもある。たとえば二〇二一年に米国で出版された学際的論文集は、一九世紀の英国やフランスにおける結核流行のようなものに加え、帝国ローマにおける奢侈的生活や中世における儀礼の作法など、歴史上の様々な伝播現象を「伝染」として取り上げる。これ自体は面白いアプローチなのだが、しかし編者らはその背景説明として、伝染という概念は病理的なものだけでなく隠喩や解釈モデルとしても考えられると論じる（Delaurenti & Le Roux eds. 2021: 7）。このような表現は、病原微生物が起こす現象のみを本来的な伝染とする近現代に特異な認識の枠内にとらわれており、「伝染」という語が長い歴史を有してきたことを捉えそこなっている。長いあいだ、何らかの実体が介在するとこんにち実証された伝染と、そうでない伝染とのあいだに区別はつけられていなかった。さらに一歩進んで言うならば、現代にあってすら、個々人が日々直面する体験や現象のミクロなレベルにおいては、「伝染」のように感じられる事柄に病原微生物が「本当に介在していた」のか、あるいはそれは「単なる錯覚」であったのか、あいまいなままにされることの方が多いのだ。

歴史をこのように見ていくと、伝染という現象はブルーノ・ラトゥール（二〇一七）の物神事実の議論とも共鳴してくる。物神事実とは、物神的（フェティッシュ）なものと事実を区別せずに実践が行われているときに暫定的におかれているものをさす。フェティッシュとは周知のように、西アフリカの人びとがみずから彫った像や木片、動物の頭などを神として崇めるのをポルトガル人航海者らが称して呼んだ語に由来するとされる。[2]「反物神崇拝者」であるところの「近代人」は自身が作り出したもの（構築したもの）に人智を超えた力を見出し、それに支配される人間のありかたを、誤謬に満ちた信仰と見なした。しかし、とラトゥールは論じる。実のところ「近代人」も同じではないか。科学的実践のなかでは、人が条件を整えてはじめて様々なアクターの相互連関のなかに浮かび上がるものが実在と見なされる。近現代における人は、それらの実在をとりまく事実に支配され、動かされて生活している。このように論じた上で、ラトゥールはある種の「不可知論」(一九頁)を提示する。重要なのは、あるものが構築であるのか実在であるのかがひとまず問われない、精査されないところではじめて「実践的な生活形式」(七三頁)が可能になっていることなのだ。そこで人びとの行動の漠然とした根拠になっている、なかば物神であり同時に事実でもあるものを、ラトゥールは物神事実(ファクティッシュ)と名づける。

この議論を手洗いにひきつけて考えるとどうだろうか。感染症をもたらす病原微生物は裸眼では見ることができず、その実在を確認するためには光学顕微鏡や電子顕微鏡、そして特殊な条件に整えられた人工的な環境が必要である(光、温度、湿度、無菌状態など)。そうした環境は特別な限られた場所にしか出現しない。我々の多くは生活の時空間において、外から帰ったときや食事のまえに、害をもたらす菌・ウイルス・異物がどの程度手についているのか(いないのか)を、それらの機器を用い、環境を整えて、そのつど検証したりはできない。厳密な測定にもとづくとされている権威的情報と、感染症の流行状況についての出所様々な情報、それに自分の手の個別の文脈(何にふれたか、手荒れの有無など)を漠然と頭に思い浮かべながら手を洗ったり、洗わなかったりする。手を通じて体調不良をもたらす何かが身体に入り込むことはありうると考えているが、それが何であるかについてはあいまいさを大きく残したまま、厳密に問うことを留保しているのだ。

そうであるなら病をもたらす細菌やウイルスなどの病原微生物とはある種の物神事実である。「手についた危険なもの」を、作り出されたイメージと実在のどちらでもありうるものとして――あるいは同時にどちらでもあるものとして――対処することによってはじめて、手をきれいにする行いは、継続的なものとして「私的な」日常生活に組み入れうるのである。

おわりに

病がうつるのを防ぐために手を洗う行いは、さかのぼれば一九世紀のドイツ系ハンガリー人の医師、「消毒法の開拓者」イグナッツ・P・ゼンメルワイス(一八一八―一八六五)に行きつくとするのが一般的だ。ゼンメルワイスは自身が働いていた病院において、死体解剖を行った直後の医師が産婦を診察する病棟においてのみ、産褥熱の発症率・死亡率が高いことに気づいた。彼は産褥熱が医師の手に付着した死体由来の「粒子」によって引き起こされるとする説を唱え、『産褥熱の原因、概念、および予防』(一八六一)を著すとともに、医師の診察前の手洗いと塩素水消毒を徹底させることにより産褥熱の死亡率を劇的に減少させた。伝染病の主たる原因を細菌とするパスツールらの説が有力になるより数十年前のことである(玉城 二〇一七)。

手洗いの歴史について言及する多くの文章は、その起源をゼンメルワイスに求める。彼が病原微生物の除去のための手指清掃アプローチの重要な源であることは確かだろう。しかし手をきれいにする人の営みは、歴史上も、また現在の生活現場においても、そのアプローチに限られたものではない。人が手を洗うのは、手が周囲のものにふれることで世界を感知し世界にはたらきかける身体部位であり、それゆえ己と外界の接触界面として、ふれたものの特徴をなかば引き受けてしまう(ふれたものに汚染されてしまう)存在だからである。もし洗わなければ、手は自らが引き受けたその特徴を意図しないうちに元の場所の外に広げてしまう――ダグラスの言葉を借りれば、「場違いな場所」に何かを移動させ拡散してしまう。ときには大事なものや尊重したいものを傷つけ、だめにしてしまう。

これを防ごうとする手洗いの位置づけ自体は、現在も大きく変わってはいない。ただし、そこで手に付着し、手によって運搬され、伝染を引き起こす「もの」は、色や触感やにおいによって知覚可能な汚れである場合もあれば、知覚では確認できないが「あるはず」とされる物神事実＝病原微生物の場合もある。ゼンメルワイスによってしるしづけられたのは、手の上で動き回る、この見えない・肌に感じられない物神事実＝病原微生物をめぐる事実とイメージに対してはたらきかける模索の始まりにほかならない。身体をきれいにするという行いを、近代の「医学に裏づけられた行為」と、前近代における「実体性を伴わない象徴的・儀礼的なふるまい」の二つに分けてしまうことは、端的に誤りなのである。

ジョルジュ・ヴィガレロ（一九九四）によれば、中世西ヨーロッパの清潔観念とは、人間と身体の清潔よりも厨房のリンネルやミサ用の祭具のような空間と共有物の清潔さに重きを置くものだったという。「身体の存在は、それを包む、ないし取り巻くものに、いわば転移されるのだ。〔略〕まるで身体は、それが触れる事物、横切る空間、使う道具をとおして間接的にしか把握できぬ存在の様だった」（六九頁）。ヴィガレロはこれを、当時の人びとが清潔を品位や礼儀の問題としてのみとらえ、衣服から出ている部分しか問題にしなかったからだと述べる。

しかし現代に生きる人間が、どれだけ自身の身体を「間接的に」でなく直接に把握しているだろうか。病原微生物という物神事実に大きく影響されて習慣を変容させながらも、今なおわたしは、手や足がふれた道具や床や布、傷口に当てたガーゼや下着に付着する染みや体液・分泌物・血液を見て、ふれて、においで感じとって、身体に何が付着しているのか、身体から何が滲み出しているのか、そして身体に何が起きているのかを推測する。自身（と共同生活者）の心身と生活空間の状態を知り、ケアし、維持していく上で、これらは欠かすことのできない感覚経験だからだ。

そもそも感覚とは、近代啓蒙哲学が主張してきたように、人をしばしば欺くものだ。新型コロナウイルスの流行以来、ほんのわずか家の外に出ただけでも手に何かがついたような感触をわたしが覚えるようになったのもその一例かもしれない。けれども日々の生活実践は、漠然と感覚的にイメージされた物神事実がそこにあると仮定することによってはじめて成立している。それはマルチタスクの連続である「生活を回す作業」が、厳密さや一貫性の枠組みではなく、あいまいさや臨機応変であることや継続可能性といった別の原理のなかで動いていくものであるからだ。そうしたあいまいなイメージとともにある手洗いが誤謬と錯覚に満ちた行為に見えてしまうとすれば、そこには物理的なものにはたらきかけて身体と生活空間のケアを担う作業への軽視があるのではないだろうか。

一〇―一一世紀のイタリアのサレルノ医学校にはトロタと呼ばれる女性医師がいたことが知られているが、月経や流産、出産などにかかわって指針を残した彼女は、お産に携わる者の手洗いが母体と赤子の健康にとって重要であるとしていたという(Bifulco et al. 2015)。顕微鏡の発明より何世紀も前のことである。異なる領域の作業を開始するときに、手を洗って不純物を持ち込まないようにすること。それは、これからふれようとする対象への敬意と尊重からくる行いでもあったのではないか。お産前後の女性や生まれたばかりの赤子のような傷つきやすく影響を受けやすい状態にある何かに、暴力的で不可逆的な害を与えないようにしようとする態度ではなかったかと、わたしには思える。

けれども最後に書いておきたいのは、影響を受けやすく尊重すべきものから汚れや凶事の脅威を完全に払拭しようとすることも、また危ういということだ。緊張や危険とともに異物同士が出会ったときのみ生まれる新しい生成が、そこでは現象することがない。人もものも保護されすぎたときには力を失っていく。冒頭に見た「正しい手洗い方法」は、病原微生物の除去という観点では効果的かもしれないが、それを日常生活領域で毎回必ず実践させようとする試みがあったならば非現実的だろうし、何かしらの有害性すら帯びるだろう。あのようなものが不十分にしか実践されないこと、貫徹されないことは、わたしを取り巻く人やものや空間にとっても、わたし自身にとっても、おそらく大事なことなのである。

注

（1） 古島敏雄は、一九一六年時点で全国の家のうち戸別給水戸数の割合は四％に満たなかったと試算している（古島 一九九六：一五〇頁）。

（2） 一八世紀後半のディドロ、ダランベールらの『百科全書』には項目「フェティッシュ」が記述されており、同時期にド・ブロスも論文上で「フェティシズム」を学術的な用語として提示した。

参考文献

アシェンバーグ、キャスリン『図説 不潔の歴史』鎌田彷月訳、原書房、二〇〇八年。

伊藤亜紗『手の倫理』講談社、二〇二〇年。

井上喜久治「人類学参考異聞随筆 第一回」『東京人類学会雑誌』第八巻第八九号、一八九三年、四六八―四七一頁。

ヴィガレロ、ジョルジュ『清潔になる「私」――身体管理の文化誌』見市雅俊監訳、同文舘出版、一九九四年。

岡崎靖恭「学校衛生雑感（二）」『家事と衛生』第四巻第四号、一九二八年、一八―二二頁。

岡虎三「妄信材料拾遺」『東京人類学会雑誌』第一〇巻第一〇六号、一八九五年、一六八―一七〇頁。

川端美季『近代日本の公衆浴場運動』法政大学出版局、二〇一六年。

クセルゴン、ジュリア『自由・平等・清潔――入浴の社会史』鹿島茂訳、河出書房新社、一九九二年。

厚生労働省「正しい手洗い方法」(https://www.youtube.com/watch?v=Eph4Jmz244A)更新日二〇二〇年二月二八日、最終閲覧日二〇二四年九月一〇日。

小林丈広『新装版 近代日本と公衆衛生――都市社会史の試み』雄山閣、二〇一八年。

高崎壽市「人体寄生虫ノ感染源ニ関スル研究 第二編 便所手洗鉢内水中ニ於ケル腸寄生虫卵ノ証明ニ就テ 附 手洗鉢内水中ノ人回虫卵ノ発育並動物感染実験」『実験医学雑誌』第一九巻第六号、一九三五年、六五四―六六九頁。

ダグラス、メアリ『汚穢と禁忌』塚本利明訳、筑摩書房、二〇〇九年。

玉城英彦『手洗いの疫学とゼンメルワイスの闘い』人間と歴史社、二〇一七年。

デュルケム、エミル『宗教生活の原初形態』上下巻、古野清人訳、岩波書店、一九七五年。

戸田亨「英国の家事（二）」『家事と衛生』第二巻第一二号、一九二六年、九―一四頁。

菱刈實雄「手洗鉢水中ニ於ケル病芽ノ運命 附 銅ト亜鉛トノ合金ノ殺菌作用」『日本微生物学会雑誌』第七巻第一号、一七五

―二一一頁、一九一八年。
藤原九十郎「室内害虫の駆除法」『家事と衛生』第三巻第七号、一九二七年、二八―三六頁。
古島敏雄『台所用具の近代史――生産から消費生活をみる』有斐閣、一九九六年。
ブロック、マルク『王の奇跡――王権の超自然的性格に関する研究/特にフランスとイギリスの場合』井上泰男・渡邊昌美訳、刀水書房、一九九八年。
メニングハウス、ヴィンフリート『吐き気――ある強烈な感覚の理論と歴史』竹峰義和・知野ゆり・由比俊行訳、法政大学出版局、二〇一〇年。
ラトゥール、ブリュノ『近代の〈物神事実〉崇拝について――ならびに「聖像衝突」』荒金直人訳、以文社、二〇一七年。
リーダー、ダリアン『ハンズ――手の精神史』松本卓也・牧瀬英幹訳、左右社、二〇二〇年。
ル・ロワ・ラデュリ、エマニュエル『モンタイユー――ピレネーの村　一二九四―一三二四(上)』井上幸治・渡邊昌美・波木居純一訳、刀水書房、一九九〇年。
Bifulco, Maurizio, et al. "The Basis of the Modern Medical Hygiene in the Medieval Medical School of Salerno." *The Journal of Maternal-Fetal & Neonatal Medicine* 28, no. 14(2015): 1691-1693.
Conrad, Lawrence I., and Dominik Wujastyk, eds. *Contagion: Perspectives from Pre-Modern Societies*(Ashgate Publishing, 2000).
Delaurenti, Béatrice and Thomas Le Roux, eds. *Cultures of Contagion*(MIT Press, London, 2021).
Duschinsky, Robbie. "The Politics of Purity: When, Actually, is Dirt Matter out of Place?" *Thesis Eleven* 119, no. 1(2013): 63-77.
Fardon, Richard. *Mary Douglas: An Intellectual Biography*(Routledge, 1999).
Garner, J. S., and M. S. Favero. "CDC Guideline for Handwashing and Hospital Environmental Control, 1985." *Infect Control* 7, no. 4(1986): 231-243.
Pernick, Martin S. "Contagion and Culture." *American Literary History* 14, no. 4(2002): 858-865.
Robinson, James. *Masterpieces of Medieval Art*(British Museum Press, 2008).
Rowe, Katherine. *Dead Hands: Fictions of Agency, Renaissance to Modern*(Stanford University Press, 2000).

驚きを待ち受ける

――人間‐野生の関係と人獣共通感染症

石井美保

はじめに

新型コロナウイルス感染症の流行は、人と人の接触や交流がパンデミックをもたらすという事実を改めて浮かび上がらせた。ただし、そのとき問題となったのは人間同士の接触だけではない。このウイルスは野生のコウモリを宿主とし、野生動物を扱う卸売市場で感染が拡大したことなどから、人間による野生動物への接近や消費のあり方が問題視されることになった。人と動物の両方が罹患しうる疾病、すなわち人獣共通感染症のひとつである新型コロナウイルス感染症は、人間社会の内部における諸問題に関わるとともに、人と動物、ないし人と野生との関係に深く関わっている。

文化/社会人類学や民族学(以下、人類学とする)ではこれまで、人と動物ないし野生との関係性をめぐってさまざまな議論が展開されてきた。本章では、社会による感染症への対処のあり方を、「防止(prevention)」、「予防(precaution)」、「備え(preparedness)」の三類型に整理したフレデリック・ケックの議論を中心に、人獣共通感染症に関する人類学的研究を概観する。その上で本章では、人間と人間ならざるものとの関係性を描いた民族誌的事例の検討を通して、「備え」の意味を転換することでケックの議論を再考するとともに、生命の源泉であると同時に生命に危険を及ぼすものでもある野生の領域と人間がどのような関係を結びうるのかを考察したい。

1 「人類への警鐘」としてのパンデミック

人獣共通感染症をテーマとした議論において、人類学は非西洋社会や前近代社会における人と動物の関係を視野に入れた射程の長い議論を展開することで、現代文明への批判を投げかけてきた。その代表的なものは、「狂牛病」という名でも知られるＢＳＥ（ウシ海綿状脳症）についてのクロード・レヴィ＝ストロースの論考である。「狂牛病の教訓」と題された短い論考の中で、レヴィ＝ストロースはこの病を「カニバリズム」という概念によって意味づけている。

現在では、ヨーロッパのいくつもの国で牡牛が感染し、その肉を食べた者が死ぬおそれもある〔クロイツフェルト・ヤコブ病と〕[1]同系統の病気が、牛を原料とした粉末を飼料として牛に与えたために伝染したことを、われわれは知らされている。したがってこの病気は、牛たちが共食い《カニバリズム》を人間に強いられたことに由来しているのだが、その基になっているやり方は、歴史上前例がなかったものではない。（レヴィ＝ストロース 二〇〇一：九八頁）

狂牛病については、食肉用に処理された後のウシの骨と臓器の一部を粉末にした「肉骨粉」を家畜の飼料に混ぜたことが、感染の蔓延を招いたとされている。レヴィ＝ストロースによれば、この病気の流行をもたらしたのは、肉骨粉を与えることでウシに共食いを強制し、彼らを「肉食動物化」してしまった人間である。同時にまた、人間が動物を家畜化し、その肉を大量に消費するという行為そのものにはらまれる問題を、彼の論考は指摘している。すなわち、みずからも動物である人間が動物の肉を食べることは、それ自体が一種のカニバリズムなのである。このようにレヴィ＝ストロースの論考には、人間による自然の支配と収奪に対する批判、とりわけ動物の生態に過剰に介入し、それを変形させる現代文明への厳しい批判が込められている。(2)

他方でメイ・ツァンは、中国南部の広東省を起源とするＳＡＲＳ（重症急性呼吸器症候群）の流行に際して、その原因を非西洋社会における伝統的な人－動物関係に帰すような見方に異を唱えている（Zhan 2005）。この論文でツァンは、野生動物を食する「中国の食文化」に対する非難や攻撃がＳＡＲＳ流行時に急増したことについて、「特定地域の住民が不適切な形で文化と野生を混ぜ合わせ、問題を引き起こしている」といった主張は、西洋《オクシデント》に対する文化的他者として東洋《オリエント》を差異化し囲い込む、オリエンタリスト的な偏見であると指摘した。その上で彼女は、野生動物の肉を嗜好する一方で規律化された健康な身体を欲望するという都市中間層の消費傾向を例にとりつつ、「自然と文化」や「伝統と近代」といった単純な二項対立に還元することのできない、現代中国における人と野生の関係性の一端を明らかにしている。

さらに、人獣共通感染症に関する人類学的研究を牽引しているフレデリック・ケックは、パンデミックを人間社会の問題としてのみならず、種間関係の問題として考えることの重要性について、次のように述べている。

> 私の関心は、本当のところは気候変動、森林破壊および産業育種によって変化する私たちと動物との関係性にあります。例えば、コロナウイルスについての一つの関心は、それがコウモリによってもたらされることです。そして、コウモリは森林破壊のためにますます、人間の居住地に近いところにやって来るのです。だから私たちは〔略〕私たちと、ウイルスの貯蔵庫としてのコウモリとの関係性についても考える必要があるのです。〔略〕私は

種間関係こそがパンデミックの脅威を防ぐのにいかに決定的なことなのかを示そうと努めています。(Keck 2020b[翻訳は奥野(二〇二〇:二一〇—二一一頁)による])

これらの論者はいずれも、比較的近年に生じたパンデミックを、現代社会における人間と動物や自然との関係にはらまれる問題に起因するものとして捉え、人間による自然への過剰な介入や搾取によって特徴づけられた関係性とは異なる、より倫理的な種間関係の構築が必要であることを指摘している。

2　感染症に対処する社会の技術

一方、より古い時代の人類学者や社会学者たちは、人間社会は動物に由来する病をいかにして防ぐことができるのかという問題について考察してきた。

「家畜伝染病と社会人類学の系譜(一八七〇—二〇〇〇年)」と題された論文において、ケックは一九世紀後半から二〇世紀末にかけて展開された、感染症に関わるいくつかの人文社会科学的な議論を取り上げている(Keck 2018, 2020a も参照)。その上でケックは、それぞれの議論からみえてくる社会による感染症への対処のあり方を、「防止」、「予防」、「備え」の三類型に整理している。以下ではケックのまとめに従って、それぞれの議論の概要をみていきたい。

社会進化論を提唱したハーバート・スペンサー(一八二〇—一九〇三)は、一八七三年に出版された『社会学研究』(Spencer 1996[1873])の中で、口蹄疫について言及している。ケックによれば、一九世紀後半当時、口蹄疫の蔓延を防ぐには感染した家畜群の殺処分(culling)以外に手立てがなかったが、そうした先制的な対策の根拠を牧畜業者たちに理解させることは困難であった。スペンサーは、家畜伝染病の原因をめぐる牧畜業者の認識を「未開人の信念」のごとく非合理的なものと見なし、国家と市場による合理的な家畜の管理と疾病防止の必要性を彼らに受け入れさせることが社会科学の務めであると考えていた(Keck 2018: 27-28)。

一方、神学者でもあったウィリアム・ロバートソン・スミス(一八四六―一八九四)は、一八八九年に刊行された『セム族の宗教』(Robertson Smith 1927[1889])の中で、「聖なるもの(the sacred)」への考察を中心に置きつつ、供犠やタブーなどの概念を用いて人と動物の関係や感染力をもつとされる超自然的な力への人びとの認識を考察している。こうしたロバートソン・スミスの議論の背景としてケックは、当時のヨーロッパ社会における結核の流行に注目している。(3) ケックによれば、ロバートソン・スミスの観点からすると、感染した動物の殺処分は超自然的な力の影響を蒙る人びとの間に共同性を生みだす供犠の行為として、また、感染症へのローカルな予防措置はタブーとの類比において捉えられる(Keck 2018: 28-30)。

これら二人の議論についてケックは、スペンサーの議論では感染の「防止」に重きが置かれているのに対して、ロバートソン・スミスの議論では「予防」に重点が移行していると指摘する。

また、エミール・デュルケーム(一八五八―一九一七)は一八九五年に出版された『社会学的方法の規準』の中で、天然痘のワクチン接種の必要性について言及している(Durkheim 1982[1895]: 89)。ケックによれば、デュルケームはロバートソン・スミスと同じく感染の「予防」という側面に注目しつつも、人びとのローカルな知識などよりも国家の規範と技術による感染症の制御と人口への介入、具体的にはワクチン接種の実施を重視していた(Keck 2018: 31-33)。

ロバートソン・スミスとデュルケームに関するケックの記述において興味深い点は、彼がこの二人の思想家による「聖なるもの」と人間の関係性への考察を、それぞれにとっての感染症と社会の関係への理解と重なり合うものとして論じている点である(Keck 2018: 31-32)。こうした論述の前提にあるのは、危険と魅力という両義性を内包し、人間に対して絶大な影響を及ぼしうる「聖なるもの」と、感染症との類似性である。

この点と関連して、この論文で補足的に取り上げられているリュシアン・レヴィ゠ブリュール(一八五七―一九三九)についてのケックの記述をみておきたい。一九二二年に刊行された『原始心性』(Lévy-Bruhl 1978[1923])の中でレヴィ゠ブリュールは、白人の治療を受けた現地住民の反応をめぐる植民者の語りを紹介しつつ、病気や事故といった不慮の出来事を超自然的な力と結びつける「未開人」の心性について論じている。このレヴィ゠ブリュールの議論をケックはつぎのように敷衍する。すなわち、レヴィ゠ブリュールの記述に登場する現地人たちは超自然的なものの現れに常に備えており、不浄なものから彼らを守ろうとする国家による境界構築――ワクチン接種もその一種である――などには依存していない。そうした超自然的な力は、境界の構築によっても防ぎきれるものではなく、人間との可変的な関係性を通して繰り返し現れるのである(Keck 2018: 33)。

ロバートソン・スミスやレヴィ゠ブリュールの議論に登場する両義性を帯びた「聖なるもの」、ないし超自然的なものと人間との関係性は、人類学における重要なテーマでありつづけてきた。人類学者たちは、人や動植物の再生産を可能とする豊饒性の源泉でありつつ、その過剰や枯渇によって共同体を危機に陥れることもある不可知の力と人びとの取り結ぶ関係性に注意を向けてきた(e.g. モース、ユベール 一九八三/ブロック 一九九四/石井 二〇一七)。ロバートソン・スミスらの記述を読み解きながらケックが論じているように、人間と動物の生死に多大な影響を及ぼす感染症へのローカルな認識や対処のあり方は、そうした超自然的な力への人びとの対処や認識のあり方と重なり合う面をもつ。レヴィ゠ブリュールの記述から導かれる、超自然的な存在に対する人びとの「備え」の意味については、本章の最後に立ち戻りたい。

この論文の後半においてケックは、「防止」と「予防」にかわる「備え」という新たな対処法を示すものとして、狂牛病に関するレヴィ゠ストロースの議論を取り上げている。先にみたようにレヴィ゠ストロースは、カニバリズムという概念を用いて狂牛病の問題を考察するとともに、拡張されたカニバリズムの一形態として人間による肉食を位置づけていた。ケックによれば、レヴィ＝ストロースの言うカニバリズムとは、人が他者とコミュニケートし、他者と同一化するための多様な実践のひとつである。一方で狂牛病をはじめとする人獣共通感染症は、近い将来に人類が直面するであろう破滅的事態を予兆的に指し示している。であるならば人類は、こうした警告のサインを読み取り、それを通して動物とコミュニケートすることで、来たるべき破局に備えなくてはならない。

　こうした「備え」において重要となるのは、獲物の行動を見張ってその変化に備える狩人の行為にみられるような、監視(monitoring)の技術であるとケックは主張する。ウイルス学者をはじめとする専門家たちは、ケックが「前哨地」と呼ぶ感染の最前線にいる動物集団を対象にウイルスの転移や突然変異を監視・追跡・シミュレートし、未来を予測することで危機に備えるのである。

　以上の議論からケックは、彼が「防止」と「備え」と呼ぶ二つの対処法の特徴を対比的に提示している。すなわち、殺処分に代表されるような前者の対応策は、限られた領域内の群れないし人口を守るためにその一部を犠牲にするという点で、近代国家における牧畜的技術(pastoral techniques)[4]であるといえる。それはまた、近代国家における生政治のはたらきを指し示すものでもある。他方で、ウイルス学者らによる個体群および病原体の監視と追跡に代表される後者の方法は、狩猟の実践に範をとる予測の技術の新たな形態を表している。このように二つの対処法を類型化した上でケックは、感染可能性をもつ動物の大量殺戮を導きうる前者の対策に対して、後者の対策により道徳的な人間－動物関係の可能性を見いだしている(Keck 2018: 25, 35–37; Keck 2020a, 2020b, 2020c, 2020d、ケック 二〇一七も参照)。

3　感染症への対処と生政治

先にみたケックの議論において、生政治という概念は重要な意味をもつ。以下では、生政治についてのミシェル・

フーコーの議論を概観した上で、牧人的とされる「防止」モデルを生政治に基づくものとみなす一方、狩人的とされる「備え」モデルに新たな可能性をみるケックの視座を再検討したい。

生政治や生権力という概念は感染症の問題に深く関わると同時に、ポリティカル・エコロジー論をはじめ、人間と自然の関係をめぐって生じている諸問題を批判的に検討する先行研究においても注目されてきた。それは古来、君主の行使してきた生殺与奪の権に代わるものとしてフーコーが指摘した、生命を経営・管理し、人口の調整に関わるような新たな権力のはたらきを意味する。この権力の特徴についてフーコーは、「死なせるか生きるままにしておくという古い権利に代わって、生きさせるか死の中へ廃棄するという権力が現れた」(一九八六：一七五頁)と述べている。

生を引き受けることを務めとした権力は、持続的で調整作用をもち矯正的に働くメカニズムを必要とするはずだ。もはや主権の場で死を作動させることが問題なのではなくて、生きている者を価値と有用性の領域に配分することが問題となるのだ。このような権力は、殺戮者としてのその輝きにおいて姿を見せるよりは、資格を定め、測定し、評価し、上下関係に配分する作業をしなければならぬ。(フーコー　一九八六：一八二頁)

また、生政治が人口の富や健康を増大させるという目標の下に行う予測と防御のメカニズムについて、フーコーは次のように述べている。

生政治によって配置されたメカニズムにおいては、まずもちろん、予測、統計的評価、包括的措置が問題になるでしょう。同様に、個別的な現象とか、一個人としての人間を修正することではなくて、一般的諸現象や諸現象の包括的な部分によって決定されるところに介入することがめざされるでしょう。〔略〕要するに、生きた存在からなる人口に内在する偶発性のまわりに安全のメカニズムを配置し、生命の状態を最適化しなければならないわけです。(フーコー 二〇〇七：二四五―二四六頁)

以上のような生政治のメカニズムに関するフーコーの指摘には、現代社会における人獣共通感染症対策の特徴にも当てはまる事柄が含まれている。ただしこの場合、生政治的な統治の対象となるのは人間社会の人口のみならず、感染源となりうる他種の個体群でもある。人口と動物の群れに対して生権力がはたらきかけるとき、いずれも重要となるのは集団の同定とカテゴリー化、測定と監視、統計データの収集である(Cavanagh 2014; Ishii 2021 参照)。

生政治についての上記の議論を念頭に、感染症対策に関してケックの提示した二つのモデルを再検討してみたい。先述したように、ケックは殺処分のように集団全体を守るためにその一部を犠牲にする対策を、牧人による家畜群の管理になぞらえられる「防止」モデルとして類型化した。これと対置されるのは、ウイルス学者をはじめとする専門家たちが個体群と病原体の動きを監視・追跡・シミュレートすることで未来の危機に備えるという「備え」モデルであり、ここでは専門家たちの実践は狩人のそれになぞらえられる。

しかしながら、現代社会におけるバイオセキュリティの一環としての専門家たちの行為を狩人の実践になぞらえ、そこに生政治とは異なる人‐動物関係の可能性を見いだそうとすることは、どこまで妥当なのだろうか。他種と関わり、兆候を読み取るという点においてウイルス学者と狩人の間には確かに共通性があるといえるが、対象の特定と監視、情報の収集と分析を通して自集団を防衛する専門家の役割は、狩人というよりもむしろ、「生きた存在からなる人口に内在する偶発性のまわりに安全のメカニズムを配置」(フーコー 二〇〇七)するという生政治のエージェントのそれに他ならないようにみえる。

ケックの主張するような、生政治的な統治とは異なる感染症への対処のあり方を展望するためには、ウイルス学者と狩人の実践を安易に同一視するのではなく、むしろ両者の差異を確認しなおすことで、バイオセキュリティの理念と技術に基づくものとは異なる人と動物、あるいは人と野生の関係性への思索を深める必要があるだろう。このとき有用であるのは、人類学において蓄積されてきた具体的な民族誌の記述である。

4 人と野生との関係

人と動物、あるいは人と野生の関係性について考えるための手がかりとして、以下では狩猟民社会における人と動物の関係を検討したレーン・ウィラースレフの民族誌の内容を紹介するとともに、私自身が調査を行った南インドにおける儀礼の実践を取り上げたい。

ウィラースレフは北東シベリアのユカギールと呼ばれる狩猟民を対象に、狩人とその獲物であるエルクとの関係を詳細に描き出している。彼によれば、狩人はエルクを誘い出して仕留めるために、獲物の行動やしぐさ、鳴き声などを模倣し、やがて誘い出されたエルクと相互的なミメシスの関係に入る。この模倣行為を通して、狩人は獲物のパースペクティヴを身につけ、相手に対して決定的な力を及ぼすことができるようになる。

ただし、このことは狩人にとって危険な行為でもある。エルクのふるまいを模倣し、相手になりかわることを通して、彼は人間としてのアイデンティティを失い、二度と戻ることのできない完全な変身を遂げてしまうかもしれないからだ。原野でのエルクとの出逢いと交渉を成功させつつ、なおかつ相手への完全な変身を避けるために、狩人のふるまいにはさまざまな禁忌や決まりが課されている。狩猟の期間中、狩人はそれらの禁忌を守ることで動物や精霊の棲まう野生の領域に近づき、しかしその中に完全に取り込まれることなく、野生の力を具現する獲物を携えて再び人間の世界に戻ってくる。このように人間界と野生の領域の間を往き来する狩人の行為を通して、野生の領域と接しつつもそこから差異化される人間の領域の境界が引き直される〔ウィラースレフ 二〇一八／Ishii 2013も参照〕。

こうした狩猟民の実践は、ケックが狩人になぞらえたウイルス学者の行為――感染源となりうる動物やウイルスの監視と追跡を通してリスクを予測し、人間社会の防衛を図る――とは似て非なるものである。エルクと相対する狩猟民の実践が示しているのは、そもそも監視や予測が不可能な他者の現れを待ち受け、模倣によって誘発された刹那的な交渉を通して相手の力を受けとり、人びとの元に持ち帰ることで人間の領域を再帰的につくりだすという、相互的で動態的なプロセスである。

いまひとつの事例は、私が調査を行ったインド・カルナータカ州沿岸部〔南カナラ〕の農村社会における、「カンブラ」と呼ばれる儀礼である。南カナラでは、ブータと呼ばれる神霊が広く祭祀されている。神霊の一部はトラやヘビ、スイギュウをはじめとする野生動物の霊であるとされ、その力は村を取り巻く山野や森林に充溢《じゅういつ》している。シャクティと呼ばれる野生の力は、共同体や農作物の再生産を可能にする豊饒性の源であると同時に、その過剰や枯渇によって共同体に危険を及ぼすものでもある。

カンブラは、そうした野生の力と人びとの関係性を如実に表す儀礼のひとつである。私が南カナラの村で調査を行っていた二〇〇八年当時、カンブラ儀礼の司祭を務めていたのはスッバという名の六〇代の男性だった。儀礼における自分の役割について、スッバはつぎのように語っている。

儀礼の前日の朝、私は〔村の領主の保有する〕カンブラ農地に行く。そこでまず、農地の周りにあるヤシの木の幹に白い泥を塗りつけていく。こうすることでカンブラ農地は花嫁になるんだ。それから、白い泥を水田の真ん中にあるプーカレ〔魔除けの標柱〕にもつける。それが終わったら領主の屋敷に戻って、屋敷の主人から白いショールと腰布を受けとる。辺りが暗くなってきたら、家で水浴びを済ませてからショールと腰布を身につけて、一人で森に入っていく。森の中にあるプージャーリ〔コミュニティの名称〕の家に着くと、そこの主人が〔戸外に〕用意してくれたヤシの葉の上に横になって、夜半まで眠る。昔はヤシ酒も用意されていたものだが、今はヤシの葉だけだ。〔略〕午前零時頃に目を覚ますと、森の中を歩いて、ボリンジ・グッデという山に登る。山の頂上に着くと、大きな岩の上によじ登って、スイギュウの神霊を呼ぶ。こんな風に三回、呼ばわるんだ——「カーニケダ・カンブラ、スイギュウ、おお、スイギュウよ！」〔略〕

儀礼の当日、スイギュウが二頭、領主の家畜小屋に牽いてこられる。そこで領主の家の人たちが祈りを捧げた後、私たちはスイギュウと一緒にカンブラ農地に向かう。農地の近くで、私は太い木の軛《くびき》をスイギュウの首に括りつけ、それをしっかりと握って、スイギュウと一緒に水田の中に走り込む。〔略〕その翌朝、私は一握りの稲の苗をカンブラ農地の、標柱の東側に植える。（二〇〇八年七月一九日、ペラールにて聞き取り）

このスッバの語りにみられるように、カンブラ儀礼に先立ち、司祭は真夜中に山野に分け入ってそこに棲むとされるスイギュウの神霊を呼びだす。カンブラ儀礼では、司祭に率いられた生身のスイギュウが、満々と水を張った「花嫁」としての水田の中に泥を蹴立てて駆けこんでくる。この儀礼の間、司祭自身もスイギュウや山野の具現する野生の力を身に帯びた存在として、最初の苗を水田に植えつけるとともに、数か月後に実った初穂を刈り取る役割を担う。このように、カンブラ儀礼は山野と農地、神霊と人びとの間を結びつけ、山野の内包する危険で豊饒な野生の力を農地に引き入れることで、作物の再生産を促す農耕儀礼としての性格を色濃くもっている(5)（石井 二〇一七参照）。

さて、カンブラ儀礼における司祭の役割には、先にみたユカギールの狩人との共通性をみてとることができる。すなわち、エルクを待ち受ける狩人と同じくカンブラの司祭もまた、予測不可能な野生の力の到来を待ち受け、誘《いざな》い、その力を自分の身に引き受けて人間の領域へと導き入れている。人間と神霊との交渉を具現する司祭の存在と行為を通して、野生の領域と一時的に接触し、のちにそこから差異化されるものとして人間の領域がつくりだされる。

原野や山上で姿の見えない野生の存在に呼びかけ、その到来を待ち受けるユカギールの狩人やカンブラ司祭の行為を、対象を絶えず監視・追跡することで脅威に備えるウイルス学者の行為と同一視することはできない。狩人や司祭、あるいはシャマンのように人間の領域と野生の領域を往き来し、そのことを通して両者を媒介するとともにその境界を引き直す役割を担う者と、それを取り巻く人びとの営為の意味を理解するためには、「備え」の意味を転換する必要がある。

5　驚きを待ち受ける

このことを考える際に、メラネシアにおける歴史記述をめぐる問題を、出来事とイメージという概念に焦点を当てて考察したマリリン・ストラザーンの論考が参考になる。この論文の中でストラザーンは、メラネシアにおけるヨーロッパ人の来訪という歴史的な出来事を、現地社会の文化的コンテクストに即して意味づけ、説明しようとする人類学者の見方に異を唱えている。ストラザーンによれば、ヨーロッパ人との遭遇という出来事は、メラネシア人にとってそもそも社会文化的コンテクストに即して説明されるべきものとはみなされていなかった。彼らにとってそれは説明すべき対象としてではなく、むしろ直接的に知覚・経験されるイメージ、あるいは一回的なパフォーマンスや創造物(artifacts)として受けとられたのである(Strathern 2013: 158, 163, 166, 169)。

このとき重要となるのは、そうしたイメージが受け手に及ぼす効果、ないし力である。思いがけない力や効果を発揮し、あるいは喚起するものとして出来事が生起するとき、それは人びとを驚かせる。ただしメラネシアの人びとにとって、そのような出来事は何もヨーロッパ人との遭遇に限ったことではなかったとストラザーンは指摘する。人びとは常に、みずからの創造する事物やパフォーマンスが内包し、発揮する力と効果に驚嘆してきたのである。また、そもそも彼らにとっては多様な他者との出逢いや交渉を伴う社会生活そのものが、常に思いがけなさに満ちたものであった。そうした中で、既存の秩序やイメージを刷新する即興的な行為であり、かつその結実としての驚くべき事物やパフォーマンス――つまり出来事――が生みだされてきたのである。このようにしてメラネシアの人びとは、ヨーロッパ人との遭遇を含む新奇で思いがけない出来事に「備えて」いたのだった(Strathern 2013: 162-163, 170, 174)。

このストラザーンの考察を念頭に、ユカギールにおける狩猟の実践や南カナラのカンブラ儀礼にみられる人と野生の関係性を見直してみたい。先にみたように、ウイルス学者たちの行為の中にケックの見てとった「備え」とは、感染源となりうる対象を監視・追跡し、自集団の境界を守るために未来を予測してその脅威に備えることを意味していた。これに対してユカギールの狩人やカンブラの司祭は、予測できない他者との出逢いを待ち受け、その思いがけない効果に巻き込まれながら、相手とのやりとりを通して従来の人間の領域を異化するとともに刷新している。ストラザーンの描くメラネシアの人びとと同様に、このとき彼らは他者との遭遇という出来事と、その効果がもたらす驚異に「備えて」いたといえる。

おわりに

2節でみたように、感染症をめぐる先人たちの議論を検討した論文の中でケックは、『原始心性』におけるレヴィ=ブリュールの記述に依拠しつつ、国家による境界形成に依存せず、常に変化する関係性を通して現れる超自然的な力に備えるという、現地住民にとっての「備え」のあり方に言及していた(Keck 2018: 33; Lévy-Bruhl 1978[1923]: 355も参照)。この場合の「備え」もまた、バイオセキュリティにおける「備え」とは対照的に、危険と魅力という両義性を内包した不可知の他者との遭遇と、その思いがけない力を待ち受けること——つまり驚異への備えを意味していると考えられる。

既存の境界を守るために脅威に備えることと、境界を刷新するような驚異に備えること。この二つの「備え」は、互いに相補的な側面をもちながらも、自分にとって完全には把握しがたいものに対する私たちの異なる身構えのあり方を表している。とりわけ、両義性をはらんだ野生の力に人が相対するとき、両者の違いは如実に現れる。ケックが描いているように、前者が脅威となりうる対象を特定し、その監視や追跡を通して「私たちの領域」から隔離・追放することを目指すのに対して、ストラザーンの指摘するように、後者においては私たちが社会生活を送る上で、既存の秩序を揺るがす他者との出逢いと混交が不可避であることが前提とされている。そこでは私たちは、前哨地におけ る異種の動きを警戒し、監視する専門家たちの背後に匿われた人間集団としてではなく、日常の中で出逢う異種の他者たちとのやりとりにみずから参与する者として存在する。私たちの生きる世界は不測の事態に満ちており、その境界は他者との出逢いによって絶えず撹乱されている。そうした出逢いに際して私たちの行う即興的で偶然的なやりとりが、思いがけない効果を生みだし、社会の秩序を変えていく。

そうした日常の中での種を超えた出逢いとその効果についての今日的な事例は、人間と他種との関係性を描いたマルチスピーシーズ民族誌の中に見いだすことができる(e.g. ハラウェイ 二〇一三／Satsuka 2018／チン 二〇一九)。たとえばイエンリン・ツァイたちは、食用として台湾に導入され、瞬く間に水田の生態系にとっての脅威となったスクミリンゴガイ(*Pomacea canaliculata*)と人間の関係性を、現地の農民や学者のみならず、水田に棲息するさまざまな生物や霊的存在をも含めた複数の行為者たちの視点から重層的に描き出すことを試みている。そこで示されるのは、「外来種の脅威にいかに備え、対処するか」という人間中心的な視座を相対化するような、多種多様な行為者同士の出逢いと行為の絡まり合いのさまであり、それらがもたらす種間関係の変容である。しかもツァイたちは、そうした絡まり合いの動態を学術論文という形式ではなく、映像と朗読劇を組み合わせた「多種の織りなすオペラ」として上演することで、まさにパフォーマンス＝出来事としてその場に出来《しゅったい》させることを試みたのだった（Tsai et al. 2016）。

これらの民族誌的事例に示されているように、完全には予測できない異種の他者と出逢い、相手との即興的なやりとりに参与することは、自分自身がそうした他者たちとの関係性を取り持ち、そのことを通して既存の秩序を変えていく媒介者であると気づくことだ。そうした気づきと身構えは、危険をはらんだ野生との関わりを境界線の向こう側の出来事とみなすのではなく、それぞれが自分ごととして再考することにもつながるだろう。人間の領域を守るために脅威に備えることと、人としてのありようを刷新するような驚異に備えること。感染症をめぐる人類学的議論の展開と、人間と野生の関係性をめぐる民族誌的事例は、これら二つの「備え」のせめぎあいの中で絶えず生みだされ、遂行され、経験される出来事——遭遇のひとつとしてパンデミックを捉えなおすための示唆に満ちている。

注

（1）クロイツフェルト・ヤコブ病は脳組織の海綿状変性を特徴とする疾患である。国立感染症研究所ウェブサイト（https://www.niid.go.jp/niid/ja/kansennohanashi/397-cjd-intro.html）参照。

（2）レヴィ＝ストロース（二〇一九）も参照のこと。

（3）結核は人獣共通感染症のひとつであるが、ウシの感染は主にウシ型結核菌によって引き起こされる。公益社団法人東京都獣医師会「人と動物の共通感染症ガイダンス」（https://www.tvma.or.jp/activities/guidance/infections/tuberculosis/）参照。

（4）ミシェル・フーコーの権力論に基づいて pastoral は「司牧的」と翻訳されることが多いが、ここでは牧人＝司祭という意味よりも「狩猟」との対比を明示するため、「牧畜的」と訳している。

（5）このカンブラ儀礼と類似した構造をもちつつ、野生の領域の危険性、とくに感染症との結びつきを強く示唆するいくつかの儀礼が南カナラには存在する。そのひとつは天然痘の女神であるマーリへの供犠であり、いまひとつは感染症がはびこりがちな雨季に行われる精霊祭祀の実践である。これらの儀礼について本章で詳述することはできないが、いずれも野生の領域から人間界に流入する危険な力に対して、供物と祈禱を捧げることでそれらを慰撫するとともに、人びとの安寧を祈願するという意味をもつ。

参考文献

石井美保『環世界の人類学――南インドにおける野生・近代・神霊祭祀』京都大学学術出版会、二〇一七年。

ウィラースレフ、レーン『ソウル・ハンターズ――シベリア・ユカギールのアニミズムの人類学』奥野克巳・近藤祉秋・古川不可知訳、亜紀書房、二〇一八年。

奥野克巳「「人間以上」の世界の病原体――多種の生と死をめぐるポストヒューマニティーズ」『現代思想』第四八巻第七号、二〇二〇年、二〇七―二一五頁。

ケック、フレデリック『流感世界――パンデミックは神話か？』小林徹訳、水声社、二〇一七年。

チン、アナ『マツタケ――不確定な時代を生きる術』赤嶺淳訳、みすず書房、二〇一九年。

ハラウェイ、ダナ『犬と人が出会うとき――異種協働のポリティクス』高橋さきの訳、青土社、二〇一三年。

フーコー、ミシェル『性の歴史Ⅰ　知への意志』渡辺守章訳、新潮社、一九八六年。

フーコー、ミシェル『コレージュ・ド・フランス講義　一九七五―一九七六年度　社会は防衛しなければならない』石田英敬・小野正嗣訳、筑摩書房、二〇〇七年。

ブロック、モーリス『祝福から暴力へ――儀礼における歴史とイデオロギー』田辺繁治・秋津元輝訳、法政大学出版局、一九九四年。

モース、マルセル／アンリ・ユベール『供犠』小関藤一郎訳、法政大学出版局、一九八三年。

レヴィ＝ストロース、クロード「狂牛病の教訓――人類が抱える肉食という病理」川田順造訳、『中央公論』第一一六巻第四号、二〇〇一年、九六―一〇三頁。

レヴィ＝ストロース、クロード『レヴィ＝ストロース随想集　われらみな食人種（カニバル）』渡辺公三監訳・泉克典訳、創元社、二〇一九年。

Cavanagh, C. J. "Biopolitics, Environmental Change, and Development Studies." *Forum for Development Studies* 41, no. 2 (2014): 273–294.

Durkheim, Emile. *The Rules of Sociological Method*. Edited by Steven Lukes, translated by W. D. Halls(The Free Press, 1982).

Ishii, Miho. "Playing with Perspectives: Spirit Possession, Mimesis, and Permeability in the *Buuta* Ritual in South India." *Journal of the Royal Anthropological Institute* 19, no. 4(2013): 795–812.

Ishii, Miho. "The Code of Pangolins: Interspecies Ethics in the Face of SARS-CoV-2." *Current Anthropology* 62, no. 5(2021).

Keck, Frédéric, "A Genealogy of Animal Diseases and Social Anthropology(1870–2000)." *Medical Anthropology Quarterly* 33, no. 1(2018): 24–41.

Keck, Frédéric. *Avian Reservoirs: Virus Hunters and Birdwatchers in Chinese Sentinel Posts*(Duke University Press, 2020a).

Keck, Frédéric. "Let's Talk: Social Anthropologist Frédéric Keck on the Coronavirus."(2020b).

Keck, Frédéric. "Of Virus and Hunters, an Interview with Frédéric Keck(versão em inglês)." Interviewed by Caetano Sordi and Rodrigo C. Bulamah. *Ponto Urbe* 27(2020c).(https://doi.org/10.4000/pontourbe.9982)

Keck, Frédéric. "Q & A With Frédéric Keck, Author of Avian Reservoirs."(2020d).

Lévy-Bruhl, Lucien. *Primitive Mentality*. Translated by Lilian A. Clare(AMS Press, 1978[1923]).

Robertson Smith, William. *Lectures on the Religion of the Semites: The Fundamental Institutions*. With an introduction and additional notes by Stanley A. Cook(A. & C. Black, 1927[1889]).

Satsuka, Shiho. "Sensing Multispecies Entanglements: *Koto* as an 'Ontology' of Living." *Social Analysis: The International Journal of Anthropology* 62, no. 4(2018): 78–101.

Spencer, Herbert. *The Study of Sociology*. With a new introduction by Michael Taylor(Routledge/Thoemmes Press, 1996[1873]).

Strathern, Marilyn. "Artifacts of History: Events and the Interpretation of Images." *Learning to See in Melanesia*, Masterclass Series 2(HAU Society for Ethnographic Theory, 2013): 157–178.

Tsai, Yen-Ling, Isabelle Carbonell, Joelle Chevrier, and Anna Lowenhaupt Tsing. "Golden Snail Opera: The More-Than-Human Performance of Friendly Farming on Taiwan's Lanyang Plain." *Cultural Anthropology* 31, no. 4(2016): 520–544.

Zhan, Mei. "Civet Cats, Fried Grasshoppers, and David Beckham's Pajamas: Unruly Bodies After SARS." *American Anthropologist* 107, no. 1(2005): 31–42.

終章　「死者」からみる疫病

香西豊子

はじめに――疫病の「なぜ」と「どのように」

疫病の「疫」という字は、やまいだれに「殳」(ほこ)と書く。おなじ声符をもつ「役」にも通じ、武器で攻められるように酷烈ながらも避けがたい病いを指した。中国最古の漢字字典『説文解字《せつもん》』は、字義を「疫、民皆疾《や》むなり」と説明する(諸橋 一九五八:一一五九頁)。この「疫」の字が、日本最古の正史『日本書紀』(七二〇年成立)で、集団を襲った病いに充てられたのも、その語感を汲まれてのことだろう。「国の内に疾疫《えやみ》多くして、民《おほむたから》死亡《まかれる》者有り。大半《なかばにすぎ》なんとす」(崇神五年)(黒板・国史大系編修会編輯 一九八九:一五八頁)をはじめ、同書にはいくつもの用例が載る。

疫病が個々人ではなく「われわれ」集団を襲うものである以上、それは必然的に集団で対処されるべき問題となった。『日本書紀』に載る、蘇我氏と物部氏のいわゆる崇仏《すうぶつ》論争も、そうした疫病を問題とする議論の一例と見ることができる。発端は、五五二年に突如、諸国で疫病が発生したことであった。物部氏はそれを、異国の仏を崇めたことへの国神《くにつかみ》からの罰とみなし、仏像や仏殿をとり壊させた。しかし、五八五年に、またもや疫病が発生する。前例にならい仏像や仏殿を焼き払ったが収まらず、国中に死者があふれた。みな皮膚にできものを発し、仏像の受けた仕打ちとおなじく「身、焼かれ打たれ摧《くだ》かるるが如《ごとく》にして」(黒板・国史大系編修会編輯 一九九〇:一一五頁)、泣きわめきながら死んでいく。そして、天皇や有力者らまで臥せる事態に至るや、今度は一転、疫病を仏罰とみる蘇我氏の主張が容《い》れられた。仏に疫病平癒を祈願する風《ふう》は、これ以降おこったものという。

かくて歴史をひもとくと、疫病をめぐっては、まずその発生理由を問う議論(以下、「疫因論」)があったことがわかる。「なぜ」疫病が起こるのかという問いは、その原因を解消して鎮めるための初手であった。と同時に、「われわれ」が疫病で一斉に苦しみ、場合によっては死んでゆくことに意味をあてがう慰撫《いぶ》の手続きでもあった。神仏の意向のほか、日本ではその後も、さまざまな疫因論が登場した。天皇の不徳による国政の乱れや、非業の死をとげた貴人の怨念(御霊《ごりょう》)の所業といった原因が、そのときどきで語られた。

そうした疫因論一色の議論にも、しかし、江戸時代半ばに変容の兆しがみえる。「なぜ」と発生原因を問題とするのではなく、「どのように」と、疫病を個々の身体の病的な症状に照準して考える議論(以下、「病因論」)が現れた。医薬の領域である。疫病を、集合的な身体現象ではなく、個々の身体現象の集合と還元的に捉えるその視点は、以来、症例の記録を量産し蓄積していった。そして、明治時代以降には、関連する諸科学の知見も融合させながら、より精緻に身体の病的な変化を図や文字や数字に写しとりはじめたのだった。

現代の疫病に関する議論がその延長線上にあり、病因論が圧倒的な主流であることは、衆目の一致するところだろう。巷にはミクロなレベルで病いの発症機序を説明する言葉が溢れ、疫因論はすっかり影をひそめた。インフルエンザも結核も梅毒も、もはや集団で病む「疫病」ではなく、各個体が患う「感染症」として問題とされる。二一世紀に降って湧いたコロナ禍も、めまぐるしく変異する新型コロナウイルスが媒介する「感染症」の同時多発的な発症として、対策を講じられた。

こうした「なぜ」から「どのように」への疫病の説明様式の転換には、いくつもの誘因があった。疫病の詳細な観察と記述の蓄積は、事態の解像度を上げ説明の可能性をひろげるとともに、対策の可能性を増大させた。医療が、

「治療」にくわえて、効果の検証がより困難な「予防」の領域へと張りだすようになったのも、膨大に蓄積された記述の裏づけがあればこそだった。しかし他方で、「どのように」と病因論が追究されるにつれ、「疫病」は「感染症」という具体的な相へと解体され、「われわれ」みなが病むという想像力は、その足場をうしなっていった。疫病を病み死ぬことがもちうる共通の意味は、ほとんど顧みられなくなった。ただ病み病ませ病まされる存在としての個人が、それぞれに「感染症」への罹患を回避すべく防衛につとめているのが、現代の様相である。

こうした現状に対し、本章は、いまいちど日本における疫病の近世・近代史をふりかえり、具体的にどのように疫病の説明様式が変容していったかを捕捉するものである。疫因論が、集団にふりかかった災厄に意味をあたえ、人心を慰めるものであったとすれば、その消失とは、はたしていかなる事態なのか。現代という時代のすがたを捉えるためにも、近世・近代において疫因論や病因論がどのように展開され、もの言えぬ疫病の「死者」がそこでどのように扱われていたかを確かめたい。

1　近世期における医薬の領域の拡大

さすらえる疱瘡神という疫因論

まずは、日本の歴史において近世期にあたる江戸時代の様相から確認しておこう。(1) この時代には、古来の疫病の語り方を引き継ぐ疫因論が、いまだ主流であった。たとえば、当時列島各地でもっとも多くのひとびとを死地へと追いやっていた天然痘(「疱瘡《ほうそう》」と呼ばれた)は、「疱瘡神」という神霊のしわざにより発生するものとみなされた。疱瘡は、土地によって、数年おきに流行したり一年中病者をだしたりと、特異な律動で現れた。ひとびとはそれを、疱瘡神の来訪として説明したのだった。

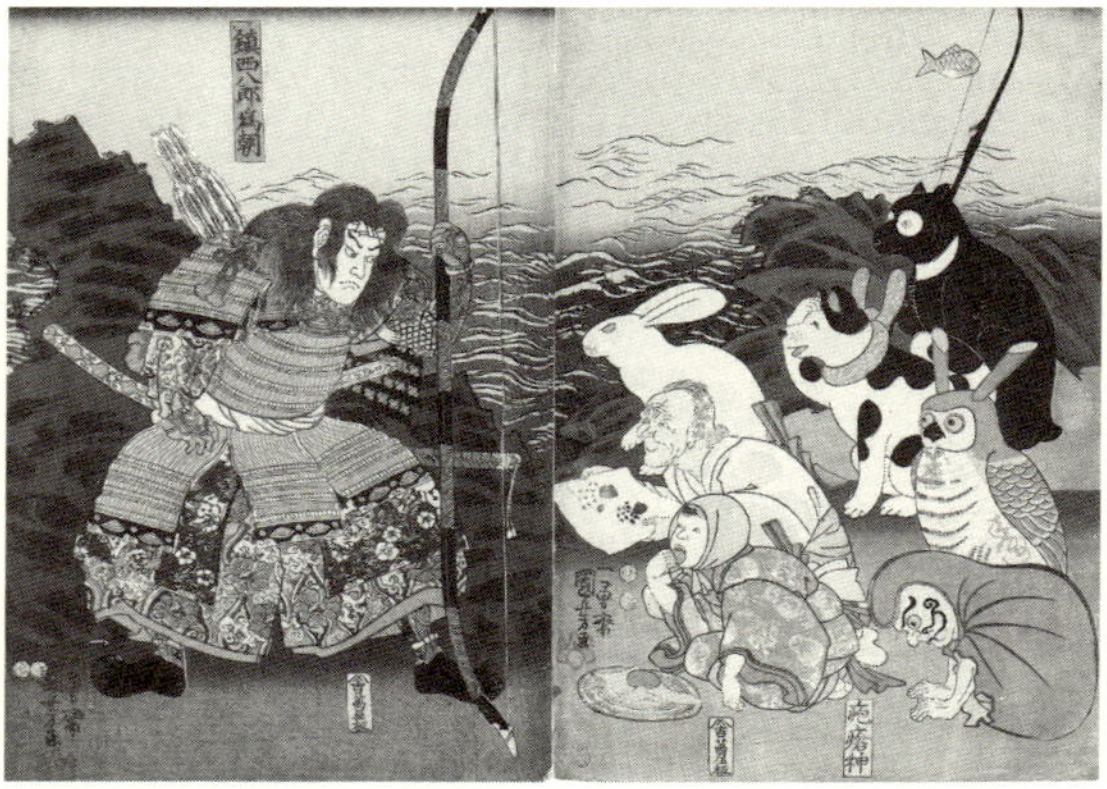

図１　為朝の武威で，漂泊の疱瘡神を調伏する
（出典：歌川国芳 成立年未詳）

この彷徨する疫神に対しては、さまざまな対抗手段が編みだされた。村境や門ごとに注連縄《しめなわ》を張り、侵入を阻もうとする地方もあった。年老いた疱瘡神がもつとされる杖や箒を戸口に立てかけ、この家にはすでに疱瘡神がいるから他へまわれと欺く地方もあった。関東一円では、疱瘡神にしたためさせた「この家には近づかない」という証文を所持し、疱瘡除けとする習俗もみられた。平安時代末期に伊豆大島に流された源為朝の図像を室内に飾り、疱瘡神を威嚇することもおこなわれた（伊豆諸島は疱瘡が稀にしか流行しなかったが、それを為朝の武威による効果とみなしたのだった）（図１）。万事休すで、疱瘡神が家に入りこみ患者がでると、今度はすみやかに退去してもらえるよう、専用の神棚をしつらえて饗応した。

このように疱瘡神という疫因論が広く各地にみられたのは、突如日常を攪乱しては消える疱瘡の流行が、あまりに不可思議であったからだろう。理不尽にもたらされる罹患と死を理外の疱瘡神の所業とみなす疫因論は、奇怪なパターンで現れる疱瘡の流行に、さしあたっての説明を用意した。

たとえば、小林一茶も『おらが春』に、ようやく五六歳で授かった一人娘・さとの疱瘡への罹患を、疱瘡神に「寝耳に水」で見込まれたとつづっている。さとは、二歳ながらも数日間持ちこたえ、喜んだ一茶は早々に疱瘡神を家の外に送り出す儀礼をおこなった。しかし、衰弱はことのほか激しく、ほどなくして、さとは短い生涯を閉じた。中《ちゅう》位《くらい》のめでたさをともに祝った正月から半年後のことであった。

疫病は、ふと襲い来る。あるいは一茶のように、「露の世は　露の世ながら　さりながら」と、それでも諦めきれない親も五万といただろう。あるいは館山の医師が書き留めた農夫のように、やるかたない悲憤を疱瘡神にぶつけ、「こやつ疱瘡神、つねづね信じ頼りにしに、わが愛児をとり殺せしは不埒至極《ふらちしごく》」と、草刈鎌で神棚や神具を切り裂き川にぶちまけた者もあったかもしれない。疫病により「死者」が死なねばならなかった理由は、話を象徴的な世界に転写したところで見えてはこない。だが、疱瘡にまつわる不条理をそういうものだと了解させ、日常に生じた亀裂をふさぐ説明語彙として、疱瘡神は必要とされ各地で語られたのだった。

「死者」はなぜ死んだのか――「天命」論争にみる疫病の病因論の一端

そうしたなか、疫病による死を、神霊により集団に降りかかる災厄とはべつの様式で語る場が現れた。近世期以降、急速に拡大した医薬の領域である。しだいに数を増した市井の医者らが、疫病を集団ではなく個々の身体に生ずる現象として扱いはじめたのである。

ここで日本の医学の歴史を概観しておくと、医業は古来、貴人を癒やす秘術として限られた家系に継承されていた。中世の鎌倉時代末より、一部の僧侶が大陸の医学文献を本格的に研究するようになったが、庶民がその恩恵に浴することはほぼなかった。それが中世末期より、民間でも医学の文献を読みこなす者が出て医薬を生業としはじめた。医者の数は増え、それにともない病いを個別の身体現象として語る場が世に現れたのだった。

なかでも、病める身体の療治から直截的に病因論を紡ぎだそうとしたのは、一七世紀半ばに登場した医者の一派だった。彼らは、『傷寒論《しょうかん》』という中国の古典を信奉していたことから「古方派《こほう》」と呼ばれた。大陸では後世になるにつれて理論重視の医学がおこなわれ、日本でもその潮流を継ぐ者(「後世派《ごせい》」と称された)が多くあったが、古方派の医者はそれを誹《そし》り、実証的な医療への回帰を唱えた(一七五四(宝暦四)年に日本で最初に人体解剖を主宰した山脇東洋も、この古方派の医者であった）。「傷寒」（発熱をともなう急性の疫病全般）に対峙し、適正な診断と処方を追究した往時の医療を、いまに蘇らせようとしたのである。

そうした古方派の姿勢を端的にしめすのは、近世期半ばに勃発した「天命」論争であろう。のちに「徳川時代最大の議論」（大塚 一九七〇：二一頁）と称される、この一連の激論は、京の医師・吉益東洞《よしますとうどう》の教えを録した『医断』（一七五九（宝暦九）年刊行）の一節に端を発していた（図2）。

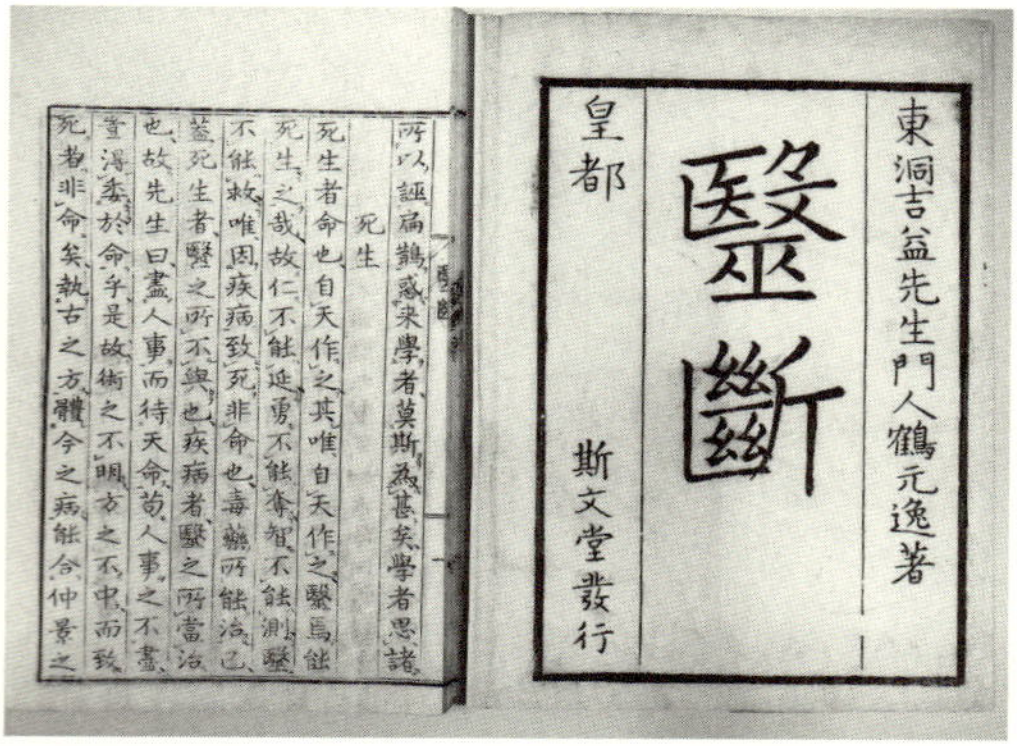
東洞吉益先生門人鶴元逸著
醫斷
皇都
斯文堂發行

所以誣病鶴惑來學者莫斯爲甚矣學者思諸
死生
死生者命也自天作之其唯自天作之醫焉能
死生之哉故仁不能延勇不能奪智不能測醫
不能救唯因疾病致死非命也毒藥所能治已
蓋死生者醫之所不與也疾病者醫之所當治
也故先生曰盡人事而待天命苟人事之不盡
豈得委於命乎是故術之不明方之不中而致
死者非命矣執古之方體今之病能合仲景之

図2 「天命」論争の口火を切った『医断』
（出典：吉益 1759年）

同書は第二章「死生」で、人の死生を、宿命としてではなく、あくまで身体と医薬の論理で説明されるべきものとして位置づけた。そのうえで、患者の死期に関する予断を排し、疾病に対して極限まで医術を尽くすことを医者の務めと説いた。これに対して、おなじ古方派の医者らが噛みついたのだ。疾病本意の『医断』の議論は病者を置き去りにしており、むしろ、いちはやく病者の死生を見きわめ無用な苦しみを与えないようにしてやることこそ医師の責務だと論難した。また、手は尽くせるだけ尽くしたので、あとは「天命」に委ねるのみという態度は無責任だと、道義的な非難を展開する者もあった。論争はその後、『弁医断』・『斥医断』・『弁斥医断』・『天命弁』・『天命弁弁』等々と、半世紀以上にわたってつづいた。

以下は、その論争の火種となった『医断』第二章「死生」の冒頭部分である。

死生は命なり。天より之《これ》を作《な》す。其《そ》れ唯《た》だ、天より之を作す。医、焉《いずくん》ぞ能《よ》く之を死生せんや。故に、仁も延《ひ》くこと能《あた》わず、勇も奪うこと能わず、智も測ること能わず、医も救うこと能わず。唯だ、疾病に因《より》て死を致すは命に非ざるなり。毒薬の能く治する所のみ。蓋《けだ》し死生は、医の与《あず》からざる所なり。疾病は、医の当《まさ》に治すべき所なり。故に先生〔東洞〕曰く、「人事を尽くして天命を待つ」と。苟《いやしく》も人事をこれ尽くさず、豈《あ》に命に委することを得んや。〔下略〕(吉益 一七五九：一ウ)

のちの論争の展開は措くとして、おそらく東洞にしてみれば、この言明は第一に、人気稼業であった当時の医業を批判する意図で発したものだった。受持ちの患者を死なせると、悪評が立つ。そこで、医者のなかには、毒にも薬にもならぬ処方をつづけ、患者の死期を察すると、家族に「天命」だと告げて早々に療治を切りあげてしまう者がいた。だが、人である医者に「天命」など分かろうはずがない。そこで東洞は、医者の本分はひたすら疾病に向きあうことであり、治療を尽くしてもなお患者が助からなかった場合にはじめて「天命」は知られるのだと、前かたに「天命」を語り「天」の領分を侵す医者の行為を非難したのだった。

東洞の病いに臨む姿勢は、じじつ非情なまでに疾病本位であった。東洞の治療記録をまとめた『建殊録』によると、東洞は自身の四歳になる息子・千之助が疱瘡を患ったときも、疱瘡神や「天命」に言及することなく、ただ臨床所見にしたがって、疱瘡の毒を体外に排出させる劇薬を飲ませつづけた。千之助を失っても、東洞はその姿勢を崩さなかった。数年後に、今度は娘が疱瘡を病んだが、東洞は臆せず、その症状に見合う劇薬を処方しつづけた(娘の方は全快した)。

結果的に、『医断』第二章「死生」における東洞の言明は、意図せぬ方向へと展開し、古方派内での論争につながった。しかし、治療の重点を疾病と病者のいずれに置くにせよ、古方派の医者らの姿勢は、病いをあくまで個々の身体現象の水準で説明しようとした点で共通していた。「死者」はなぜ死ぬのかという説明を、神霊や宿命論や空疎な医学理論から引き剝がし、現に病者の身体に生じていることとして記述しようとしたのである。東洞のくだんの言明も、その意味では、疫病を個々人に発症した疾病に還元し、治療可能な対象へと変換させるという宣言なのだった。

2　伝播する病原体、人体という器

「伝染」概念の登場

さて、近世期に拡大した医薬の領域は、それを消費する市場を拓くとともに、身体の病理現象をよりよく説明する医説の競り合いを促した。前述のとおり、一七世紀半ばには、同時代の大陸の医学を引き写した後世派への反省として、古方派が登場した。さらに一八世紀半ばには、大陸由来の医学とは別の準拠枠を西洋医学にもとめる「蘭方」が生じた(古方派も蘭方も、身体から乖離した大陸の医学への疑義を、人体解剖の実見によって強めた点は興味深い。山脇東洋につづき、杉田玄白・前野良沢らも一七七一(明和八)年に江戸で解剖を見学し、蘭学興隆の方向へとすすんだのだった)。一八世紀後半になると、治療に有益な理論や処方を諸派から取り入れる「折衷派」や、大陸の文献のより厳密な検証を試みる「考証学派」なども興った。かくて疫病を身体の水準で精密に記述しようとする潮流は、いっそう鮮明になっていった。

そのなかで注目すべきは、一九世紀にはいった頃より、疫病の蔓延には何らかの病原物質が介在していると考える医者が現れたことである。ある種の疾病は、病原体(を宿す人体)との近接により「伝染」すると見たのである。その着想は、疾病や病者の治療という疫病への既存の対処法をいちだん前倒しさせ、事前に病毒の伝播を遮る方向へと展開させる可能性を秘めていた。

たとえば、そうした「伝染」説の提唱者の一人に、甲斐の橋本伯寿《はくじゅ》がいた。伯寿は一八一一(文化八)年刊行の『断毒論』で、疱瘡・麻疹・黴瘡《ばいそう》・疥瘡《かいそう》の四病の発症機序を、体内の毒の作用とする従来の医説をしりぞけ、体外に存在する物理的な病原物質(伯寿は「有形の毒気」と表現した)との接触によると説いた。傍証としたのは、日本で疫病がつねに、海外と交渉のある西部に発して東部へと流行している歴史的事実、ならびに孤島や僻地では患者がほとんど発生しないという観察事実であった。疫病が空間的な広がりをもって現れるのは、体内の毒を一斉に発するためでも、疱瘡神が来訪したためでもなく、疾病が病原物質を介して個体間で「伝染」するためだと、伯寿は解した。

そして、この疫病の本質は「伝染」だという見立てにもとづき、病毒の伝播を断つことで疫病を封じ、最終的には日本から駆逐しようとした。『断毒論』を公刊したのも、その障壁となる当時の二つの支配的な態度、すなわち、治療にのみ腐心し正しく病因を見きわめようとしない医者の態度と、疱瘡神を盲信し疱瘡への罹患を回避しようとしない庶民の態度とを打ち破る目的からであった。みなが病毒に当たりさえしなければ疫病は霧消する、だから病人との近接を徹底して避け、疾病の「伝染」を食い止めるのだと、同書で提唱したのだった。

この伯寿の所説は、その後、既存の医説に埋もれ、普及することはなかった。だが、疫病を「伝染」の連鎖現象とみる考え方自体は、一部の蘭方医らに知られるところとなった。彼らは、度重なる疱瘡・麻疹や激烈な嘔吐下痢症の流行をうけ、西洋の治療指南書を翻訳するなかで、それに行き当たったのだった(一九世紀半ばに、牛痘種痘術が日本に導入されたのも、疱瘡に罹る可能性を牛痘種痘術によってあらかじめ一人ひとりから抜き去っておけば流行は起こらず、実際すでに諸外国では国の政策としておこなわれているという情報が、書籍を通じて蘭方医に知られていたことが背景にあった)(2)。

西洋流の疫病対策の伝習――個人を統制し集団を護る

疾病の「伝染」という病因論は、疫病の発生と蔓延の機序を説明し、それに対処する道筋を提示する一方で、個々の身体を病原体の器とみる冷徹さを含んでいた。それを敷衍した先には、病むのも死ぬのも個人単位と、個人を集団から切り捨てかねない世界が見え隠れしていた。「伝染」概念を採用することは、つまりは同時に、そうした世界にいかに向き合い、寸断された集団内の関係性をいかに再編するかを問われることでもあった。

とはいえ、「伝染」という病因論が実際に日本で諸制度のなかに組み込まれてゆくのは、明治維新以降である。では、それ以前に、「伝染」する疾病への対策がすでに制度化されていた西洋の情報は、日本にどのように紹介されていたか、その一端を見ておこう。

取りあげるのは、幕末にオランダ語で刊行されたポンペ著 *Korte Beschouwing der Pokziekte en Hare Wijzigingen, in verband met de Voorbehoedende Koepok Inenting*（以下、先行研究にならい『ポンペ種痘書』）である。これは、長崎の医学伝習所に教師として赴任していたオランダ海軍軍医・ポンペが、牛痘種痘の効果と手法をしるし、一八五八（安政五）年に幕府に献上した小冊子である。いま注目するのは、全八章から成る同書のうち、紙数の半分が割かれた最終章「種痘を世間一般に普及させる手段」である。そこには、牛痘種痘の普及という事業が、医者だけではなく公儀の務めでもあるとして、その具体的な方策が説かれていた。

いわく、種痘をうける／うけないという選択は、個人の問題であると同時に「epidemiën（疫病）[3]」の蔓延という「maatschappij（社会）」の問題でもある。したがって、種痘をうけない者に対して、家長たる公儀は何らかの対応をしなければならない。ただし、公儀はひとびとの身体に直接的かつ強制的に介入することはできないので、間接的に働きかけるのがよい。つまり、「openbaar（公共的）」な関係性だけでなく、ひとびとの「maatschappelijk（社会的）」な関係性をも駆使して、牛痘種痘術を普及させるのだ。具体的には、種痘をうけない者に、公共的ならびに社会的な関係性からの排除を突きつけ、公職に就けないようにしたり、社会的な集まりの場から締め出したりする。子どもの場合だと、種痘済証明書がなければ公共機関への出入りや各種学校への入学を認めないものとし、種痘をうけざるをえないように仕向けるという具合である、と（「」内引用は原典に載るオランダ語、意訳は引用者）。

この『ポンペ種痘書』は、すぐさま蕃書調所《ばんしょしらべしょ》（幕府直轄の洋学研究機関）教授の箕作阮甫《みつくりげんぽ》や坪井信良ら一級の蘭学者によって翻訳された。そして、疫病に立ち向かう以上、政府が音頭をとり集団としての対処法を考案せねばならないことが、原書に忠実に訳出された。ただし、西欧で近代になり涵養された諸概念（「国家」とは別種の、「社会」や「公共」という関係性）は、さすがの彼らも捕捉しきれなかったようである。とりわけ、種痘を拒絶する者に対し、公共的・社会的関係性から排除することでもって制裁に代えるという論理については、断片的にしか訳されていない。『ポンペ種痘書』の数種作成された翻訳のうち、箕作阮甫によるものは、幕府に献上された。だが、それがのちに政策に反映された形跡がないのは、そもそも同書の提言の実施以前に、そこに描かれた世界や関係性を理解する素地が日本になかったことが大きかろう。

幕府は従来、庶民の医療はもとより、疫病の流行にほとんど対策を講じてこなかった（一八五七（安政四）年の蝦夷地における強制的な全種痘は例外的である）。それが、コレラの三度目の全国的流行をみた一八六二（文久二）年に、西欧諸国でおこなわれている疫病の対処法の調査に乗り出す。疫病は「伝染」する、そして近世後期に現れた新手《あらて》の疫病は海外から伝来したものであるということが、国として認識された結果であった。杉田玄端ら洋書調所（蕃書調所の後継機関）の教授陣は、幕命をうけて関連する文献を翻訳・編集し『〔官版〕疫毒預防説』と題して出版した。そして、西洋ではコレラの蔓延をふせぐために、交通の要所に「検疫院」を設置し「キュアランタイネ」（海港における検疫事業）を実施していることなどを報告したのだった（洋書調所編 一八六二）。

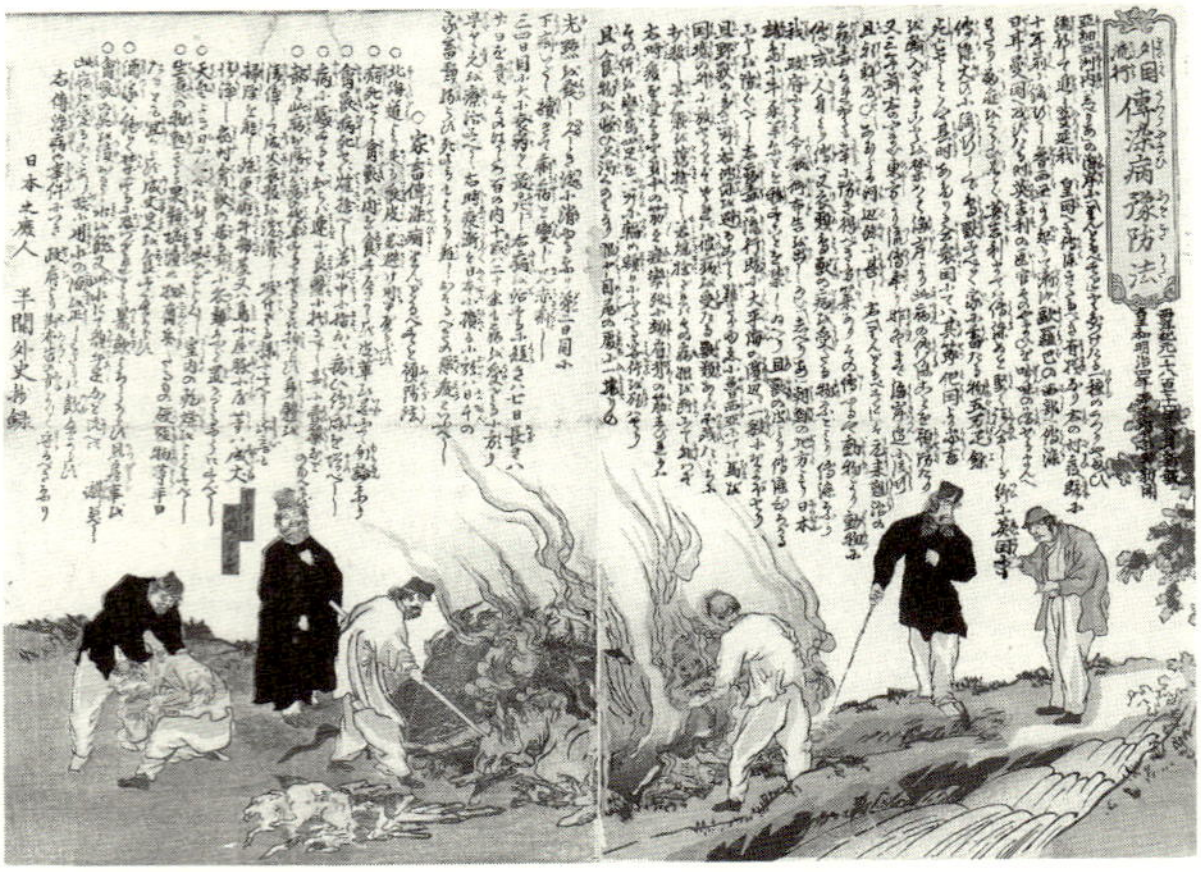

図3　病根を焼き棄て，伝染病(うつりやまひ)を予防する
(出典：制作者未詳 1871 年＝伊藤編著 2001 年，119 頁)

3　「死者」を数える近代

疫病の「予防」という新機軸

さて、明治維新を機にあらたに出来《しゅったい》した現象は多々あったが、医薬が国の政策に組み入れられるという事態も、その一つであった。一八六八(明治元)年、明治新政府の政策立案者らは、西洋医術に対する旧来の実施制限を解き、その有益なものを医療に採り入れることを認めた(太政官 一八六八)。これをうけて、幕末の医者らの垣間見た西洋の疫病対策は、日本でも段階的に実施されるようになる。一九世紀半ば以降一部でおこなわれていた牛痘種痘術は、一八七〇(明治三)年より国民全体に推奨されるようになった。東京の医学教育機関では、専門の種痘医の育成もはじまった。

疫病の蔓延を事前に食い止める方策も、実地におこなわれるようになる。その最初の事例は、一八七一(明治四)年の「リンドルペスト(牛疫《ぎゅうえき》)」(ウシの感染症で、当時はヒトにも「伝染」する可能性が疑われていた)対策だった(外史局編纂 一八七一：一ウ)。この大陸で流行していた「悪性伝染疫」が日本にも飛び火する虞《おそれ》が生じた際、政府は関係各所に通達をだし、伝染源となるウシやその皮革の輸入は禁じるとともに、病死したウシを焼却処分とすることなどを細かに命じた(図3)。

政府はまた、一八七二(明治五)年に新橋・横浜間で鉄道が開業するにあたり、「鉄道略則」を制定して、「疱瘡及諸伝染病を煩ふ者は乗車を禁ず」（第六条）と定めた（太政官　一八七二）。同条項は、万一患者を発見した場合、ただちに降車のうえ駅構外へと退去させるという徹底したものだった。鉄道という近代的な移動手段が、乗客のみならず伝染病までをも遠方に運ぶことのないよう、対策が講じられたのだった。

こうして、明治維新後に西洋に倣《なら》った「予防」的制度が導入されるにつれ、「伝染」という病因論は、疫病の一つの標準的な説明様式となっていった。外的な神霊を語る疫因論や「伝染」説に対立する病因論は、しだいに「妄説」ないしは補完的な医説という立場に追いやられた。と同時に、伝染病を発症した個人は、ただの病める存在（病者）から、伝染病を周囲に広めかねない存在（伝染源）へと変貌した。

そうしてみれば、衛生行政を担う当局（文部省医務課、一八七五（明治八）年七月より新設の内務省衛生局）が、設立された当初から、国内の「患者」や「死者」のデータを収集しようとしたのも得心がゆく。同局は平時より、ひとびとの生死や疾病に関わる統計（以下、「衛生統計」）を独自に編成し、その実態を直接把握するとともに、「治術」と「予防方法」の研究に役立てようとした。つぎに引くのは、その方針を打ち出した、一八七四（明治七）年八月制定の「医制」の該当条項である。

第四五条　施治《せじ》の患者死去する時は医師三日内に其病名経過の日数及び死する所以の原由を記し（虚脱・痙攣・窒息等の類を云ふ）医師の姓名・年月日を附し印を押して医務取締に出すべし

第四六条　医師悪性流行病（第扶私《ちふす》・虎列剌《これら》・天然痘・麻疹の類を謂ふ）あることを察せば急速医務取締及び区戸長に届くべし（流行病予防法別冊あり）

（太政官　一八七四）

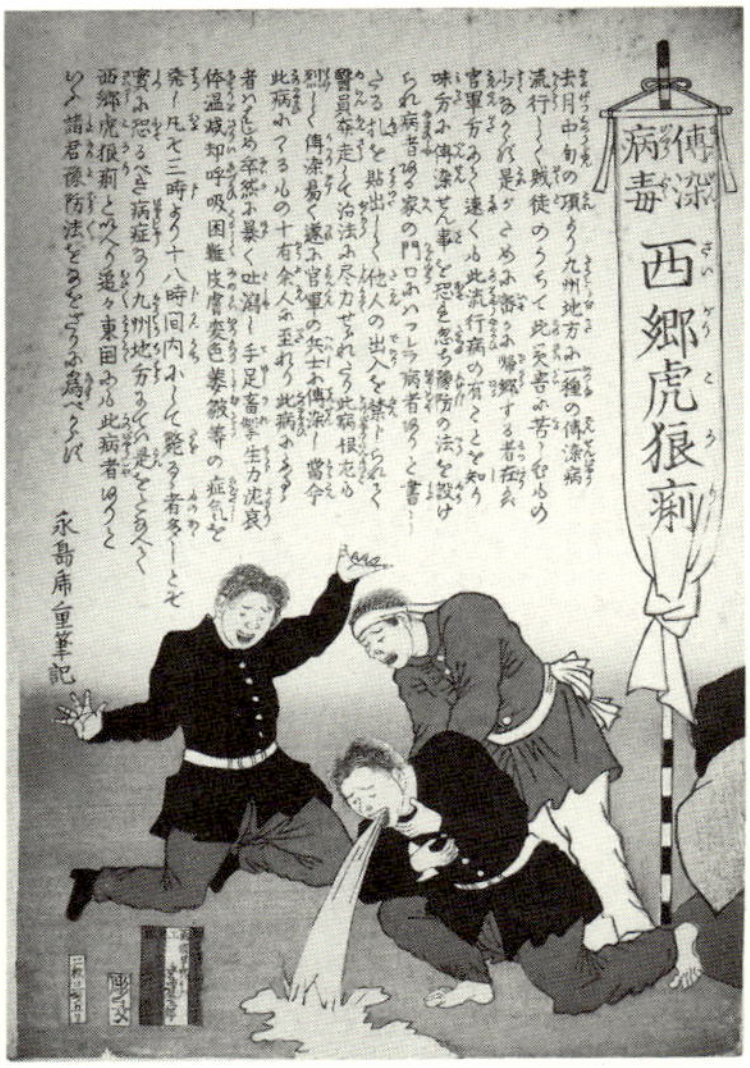

図４　列島を伝染しゆく「西郷虎狼痢」
（出典：永島 1877 年）

衛生当局は、医師が郡町村の医務取締や区戸長に届け出たデータを、府県ごとに取りまとめさせ、年に二度報告させた。そして、上がってきたデータを局内の製表課（「製表」は今日の「統計」を意味する用語の一つ）で整理し、毎年刊行する年報で公開した。たとえば、一八七七（明治一〇）年に発行された最初の年報には、「死者」のデータを府県ごとに性別・年齢別・病名別（熱性病・呼吸器病・血行器病・消化器病・神経系諸病・泌尿及生殖器病・皮膚病・雑病・黴毒《ばいどく》・外科的病、の一〇分類）に整理した「死亡表」が載る（内務省衛生局編　一八七七ｂ）。

「患者」や「死者」の発生は、こうしてつねに当局が注視し記録するところとなった。人口がどのように病み（病因）、死に（死因）、それらがどう推移するかが重要な問題となったのである。とはいえ、初期の頃は制度上の不備も多く、一八七七年に明治期で最初となるコレラの大規模流行が起こった際には、全国から上がる何十万という「患者」・「死者」のデータの処理に翻弄された。同年度の衛生局年報は、そのときの局内の混乱を、「本周年に在りては西南の兵乱に際して虎列拉《これら》の流行に遭遇し全局の力を挙げて其防禦及び撲滅に従事す。亦殆どほかの事業を拡充整備するの暇なし」（内務省衛生局編　一八八一：一頁）と伝えている[4]（図４）。

選択的に導入されていた西洋の疫病対策のレパートリーは、このとき一挙にかつ全面的に実施されることとなった。内務省衛生局は、関係各所に「虎列刺病予防法心得」を布達し、開港場での検疫や「避病院《ひびょういん》」（伝染病患者を救療する施設）への患者の収容、患者を診察した医師の役所への届け出、患者の発生した家との往来の禁止、患者の吐瀉物の消毒、患者や屍体に触れ病毒に汚染された物品の消毒、所定の場所・方法での死体の埋葬などを周知した。同心得で導入された疫病への「予防」的対処法は、その後、法制度が更新されても引き継がれていった。二年後の一八七九(明治一二)年にふたたび大規模なコレラの流行が起こったとき制定された「虎列刺病予防仮規則」・「海港虎列刺病伝染予防規則」・「検疫停船規則」等でも、対処方針は変わらなかった。一八八〇(明治一三)年には、コレラのほか腸チフス・赤痢・ジフテリア・発疹チフス・痘瘡(天然痘の別称)を合わせた、六つの「伝染病」を対象として、包括的な「伝染病予防規則」が制定されたが、同断であった。

一八九七(明治三〇)年制定の「伝染病予防法」は、二〇世紀末の廃止まで約一世紀のあいだ実効性をもったが、そこでもやはり同様であった。「患者」は、移動する伝染源であった。そして、「死者」となっても、なお伝染源とみなされた。通常の埋葬は許されず、消毒処理をほどこされたうえで、すみやかに火葬された。(5) 警察に土葬を許可された場合でも、三年間は改葬を許されなかった。

細大二方向への記述の展開

疫病の説明様式の変容をこのように歴史的に俯瞰すると、その転換点が、幕末から明治初年にあったことに、あらためて気づかされよう。以来、疫病が個々の身体現象の総体であるという理解は、揺らぐことなく今日までつづいている。ただし、この間の出来事として見落としてならないのは、伝染病のより詳細な記述が、身体の水準とは別に、細大二つの方向へも展開されはじめたという点である。

一方の微視的な方向とは、疾病の「伝染」現象を物理的に裏づける、病原体の水準での記述である。一八七六(明治九)年にベルリンのコッホにより、細菌が病原体として観察されて以来、各国で近代的な細菌学が興った。日本でも、病変や疾病を引きおこす細菌が競うように研究され、細菌との対応関係から、一連の症状が疾病へと分節されたり(暴瀉などがコレラ・赤痢・疫痢等へ)、逆に統合されたり(肺労・瘰癧《るいれき》・腎臓結核などが結核へ)した(疾病は細菌に媒介された「伝染」現象だとする見方が高じて、「脚気《かっけ》菌」が発見されたこともあった)。こうした病原体の記述は、既存の清潔法・摂生法・隔離法・消毒法とは別の、体内を舞台とした病原体への対抗手段(ワクチン接種や血清療法、抗生物質など)の開発へとつながっていった。

もう一つの巨視的な方向とは、婚姻・出生・死亡などのデータを処理する衛生統計を洗練させ、疫病がいかなる身体的・社会的属性と連関しているかをあぶりだす、人口の水準での記述である。疫病は、明治期以降に病因論的な説明が支配的になるにつれ、「われわれ」集団を一律に襲う病いとは認識されなくなった。しかし、病む者と病まざる者とが袂《たもと》を連ね、かつそこを病原体が行き交っている以上、疫病はやはり集団で対処すべき問題としてありつづけた。その際、「われわれ」に代わって集合を表す概念として登場したのは「人口」であり、あるいは幕末に予習した「社会」や「公衆」であった。

人口の生活状態を映す鏡として衛生統計は、一八七七(明治一〇)年以来随時改良され、「死者」のデータにも、「死亡」ならびに「悪性流行病」の実態を把握し、疾病の「治法」および「予防方法」を知る以上の意義が見出されるようになった。一八八〇(明治一三)年より内務省衛生局統計課で衛生統計の調製にたずさわった呉文聡《くれあやとし》(日本の統計学の先駆者として杉亭二《こうじ》と並び称される統計家)は、その意義を「衛生上の進歩を図る」と表現した(呉 一八八三:二三一頁)。職業や居住地域、婚姻状態、生前の疾患、死亡時の状況など、「死者」がいかに死んだかを複合的に解析して「死亡」につながった要因を措定し、その回避策を考案する。「死者」をみすみす死なせるのではなく、そのデータから生者の「衛生」に寄与する方策を導き出すというわけである。

かくて「死者」は、衛生統計のなかで、死亡を回避するための対策の不適切さや欠如の結果として扱われるようになった。「死者」のデータにはより高い精度がもとめられ、「死因」の分類も、一八八三(明治一六)年以降は一二項目、一八九九（明治三二）年以降は四六項目と、細かに立てられるようになる。一九〇九（明治四二）年には、欧米で創案された「万国共通死因類別」（戦後の国際的な統計分類（ＩＣＤ）の原型）が日本でも採用され、「死因」分類は大分類一二項・中分類六一項・小分類二一七項と格段に詳細になった。

データの国際比較が可能になったことにより、日本の「死因」構造の特徴（結核などの慢性伝染病の蔓延や乳幼児死亡率の高さ）があらためて確認され、大正期以降、公衆衛生政策の重点の見直しがはかられた。内務省衛生局内に保健衛生調査会が設立されたのも、この時期である。衛生統計にもとづく調査・分析により、「人口」のなかの疾病に脆弱な部分があぶりだされ、都市の細民居住区域や農村地帯等の衛生状態が、公衆衛生上の課題として浮上していったのだった（図５）。

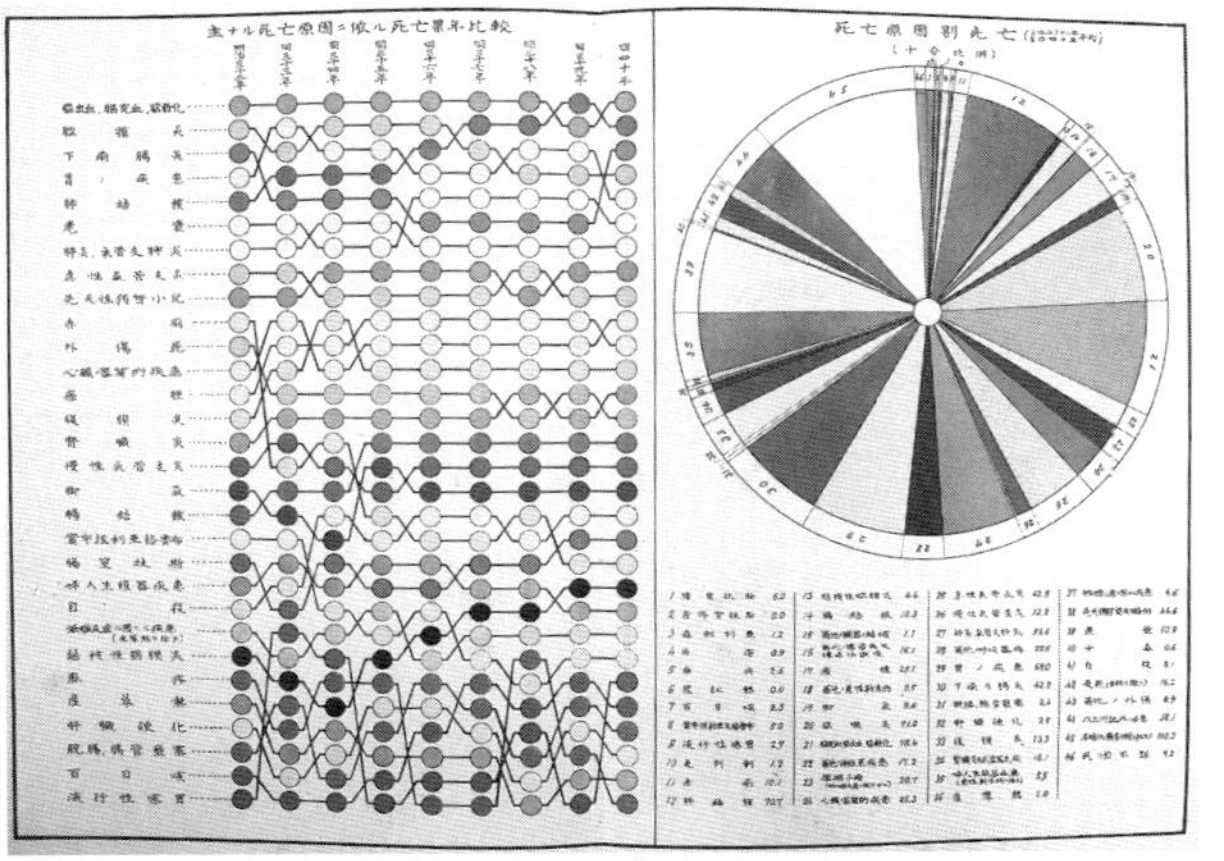

図５　「死者」の分析により可視化される公衆衛生のすがた
（出典：内務省衛生局編 1911 年）

おわりに

以上、本章では、日本の近世から近代にかけて、疫病の説明様式がどのように変容したかを概観した。明治維新前後より支配的となった疫病の「伝染」という病因論は、より洗練された「感染症」というかたちで現代へと続いている。「感染症」に関する記述は、日々詳細になっている。新型コロナウイルス感染症のような突発的な流行であっても、時をおかずに病原体は解析され、変異と伝播が跡づけられ、治療や予防の方策が創案された。「感染症」による「死者」数・「患者」数を抑えるために、「人権」に配慮したあらゆる手段が講じられた(「死者」数・「患者」数が近代以降、流行の規模を表すとともに公衆衛生政策の成否をしめす指標とみなされるようになったのは、本章で確認した通りである。新型コロナウイルス感染症の流行についても、「死者」数が比較的少なかったことをもって、日本の対策は大筋「成功」だったと言われる)。

しかしながら、ではそうした精緻な記述にもとづく説明で、ひとびとが疫病に納得し、諦められていたかといえば、話はまた別である。日本の場合、感染症の流行下では、感染症による直接的な「死者」数を抑制することが至上命題となり、多くの者が理不尽な生活を強要された(なかにはそれにより死ぬにも等しい経験をした者もあったろう)。一部で「非科学的」とされる言葉や悪意の存在を語る「陰謀論」が広がりをみせたのも、そのやるかたなき不満や、どこに導かれているかまるで見えない不安が、宙づりにされたままだったからかもしれない。「なぜ」流行など起こったか、「なぜ」われわれは苦しみ、あるいは死なねばならなかったかという問いは、疫因論の消失した現代において、完全に行き場を失っていた。

残念ながら、人文学も、そうした疫病の「なぜ」に直接答えるものではない。その意味では、非常に無力である。だが少なくとも、これまでに疫病に対して繰りだされてきた問いと答えを知見として収蔵し、適宜参照点として提供し、みずから反芻することはできる。眼前にない事態であっても、「疫病」という枠組みを通して、それらを「われわれ」ごととして思考することができる。

疫病は、今後も繰りかえし起こっては、無数の問いと「死者」を生みつづけるであろう。しかし、おそらく人文学はそのときも、答えの見つからぬ問いと物言わぬ「死者」の収蔵先でありつづけている。

注

（1）　以下、近世期の疫病に関する記述は、特記なき場合、すべて（香西　二〇一九）による。

（2）　一九世紀のヨーロッパには、疫病の発生機序を説明する二大学説があった。ミアズマ説（瘴気説）とコンタギオン説（接触説）である。前者は、古代から存在した考え方で、条件の悪い土地で発生した汚れた気体が一帯を覆うことで人は病むというものであった。後者は後代に登場した考え方で、病いは病人や獣に触れることにより移るというものであった。幕末の医者が、対立する両者の議論をどこまで把握していたかは未詳ながら、疫病の蔓延には、気体であれ病人であれ、何らかの病原性のある物体の関与が疑われるというところまでは理解されていたようである。

（3）　ヨーロッパの諸言語では、当初、流行病名（「plague」や「pest」）で疾病の蔓延現象全般を指していたが、一七世紀頃より、ギリシャ語由来の「epidemic」（英）・「Epidemie」（独）・「épidémie」（仏）などが「疫病」という上位概念として用いられるようになったようである。『オックスフォード英語辞典』（ＯＥＤ）によれば、英語では、ひとびと（dēmos）の上から（epi-）覆いかぶさるような広がりをもつ病いとして、まず「epidemic」が単語として成立し、おくれて「endemic（風土病）」（中の en-）や「pandemic（パンデミック）」（すべての pan-）が成ったという。

（4）　当局のみるに、このときの流行に追い討ちをかけたのは、西南戦争への従軍者らであった。後年編集された記録では、彼らが九州から郷里に帰還するにあたり、コレラを各地に持ちかえったとの見解が示されている（内務省衛生局編　一八七七ａ）。

（5）　一八八四（明治一七）年制定の「墓地及埋葬取締規則」第三条では「死体は死後二十四時間を経過するに非されは埋葬又は火葬をなすことを得ず」と規定されていたが、「伝染病予防法」では、「伝染病」患者の死体を例外とし、医師の検案後、吏員に認可されれば、二四時間以内に埋葬することができることを定めた（同第一一条）。

参考文献

歌川国芳「鎮西八郎為朝　疱瘡神」万屋吉兵衛、成立年未詳、東京都立図書館蔵（東京誌料：4300605177）。

大塚敬節「吉益東洞の天命説をめぐって」『日本医史学雑誌』第一六巻第三号、一九七〇年。

外史局編纂『明治辛未　布告全書』第六巻、北畠茂兵衛ほか、一八七一年。

呉文聰「衛生統計論（三）」『統計集誌』第二三号、一八八三年。

黒板勝美・国史大系編修会編輯『（新訂増補国史大系）日本書紀　前篇』吉川弘文館、一九八九年。

黒板勝美・国史大系編修会編輯『（新訂増補国史大系）日本書紀　後篇』吉川弘文館、一九九〇年。

香西豊子『種痘という〈衛生〉——近世日本における予防接種の歴史』東京大学出版会、二〇一九年。

香西豊子「近代日本における衛生統計の射程——東亜研究所『東亜諸民族の死亡に関する衛生統計的調査』(一九四三年)の成立背景」松田利彦編『植民地帝国日本とグローバルな知の連環』二〇二五年刊行予定。

太政官「西洋医術採用」『太政類典』第一編第八一巻、一八六八年。

太政官「鉄道略則」『太政類典』第二編第一八一巻、一八七二年。

太政官「(文部省達)医制ヲ定メ先ツ三府ニ於テ徐々着手セシム」『太政類典』第二編第一三四巻、一八七四年。

内務省衛生局編『明治十年　虎列剌病流行紀事』内務省衛生局、一八七七年 a。

内務省衛生局編『衛生局第一第二報告(自明治八年七月至明治十年六月)』内務省衛生局、一八七七年 b(内務省衛生局編『〈明治期〉衛生局年報』第一巻、東洋書林、一九九二年所収)。

内務省衛生局編『衛生局第三次年報』内務省衛生局、一八八一年(内務省衛生局編『〈明治期〉衛生局年報』第一巻、東洋書林、一九九二年所収)。

内務省衛生局編「第十一図版　死亡原因別死亡」『衛生統計ニ関スル描画図並統計表』東京統計協会、一九一一年。

永島芾重「(一枚刷)伝染病毒　西郷虎狼痢」武井佐吉、一八七七年、架蔵。

諸橋轍次『大漢和辞典』第七巻、大修館書店、一九五八年。

洋書調所編『(官版)疫毒預防説』萬屋平四郎、一八六二年。

吉益東洞(鶴田元逸編)『医断』菱谷孫兵衛、一七五九年、架蔵。

制作者未詳「(外国《ぐわいこく》流行《りうかう》)伝染病《うつりやまひ》予防法《ふせぎかた》」、一八七一年、内藤記念くすり博物館蔵(資料番号：E02687)(伊藤恭子編著『はやり病の錦絵』内藤記念くすり博物館、二〇〇一年所収)。

あとがき

この本は、京都大学の人文科学研究所にて、二〇二〇年の秋より月に一度、通算三年半にわたって開かれてきた研究会の成果の一部である。

本来なら簡易製本の報告書として関係者に配布され終わるところを、幸いにも、立派に装丁のうえ刊行していただけることとなった。この果報に深く感謝し、「あとがき」第一声で、編集をご担当くださった二人のワタナベさん（渡部朝香《ともか》さんと渡邉京一郎さん）に、お礼を申し上げたい。

お二人との編集打合せは、いつも創意にあふれ、終わってしまった研究会の名残のようであった。この本の、新井卓さん撮影の写真が載る現代的なデザインのカバーをめくると、大正時代の衛生掛軸の図柄が出てくるという装丁アイデアが生まれたのも、打合せの席だった（読者のみなさまには、この二重写しが読後の余韻となることを、一同願っております）。近年の「コロナ禍」は、人文学にとっても、なかなかに厳しい時期だったが、最後にこのような巡りあわせが待っていたことは、研究会にとって何よりの幸運だった。

さて、研究会自体について振り返ると、発起人は編者のひとり、藤原辰史である。藤原は、新型コロナウイルス感染症の流行にともなう混乱のなか、危機にさらされているのが、じつは私たちの生命や健康ばかりでないことをいち早く察知し世に問う活動を展開していた。二〇二〇年夏には研究代表として、参画メンバー一一名を募り、日本学術振興会「課題設定による先導的人文学・社会科学研究推進事業（領域開拓プログラム）」に、「パンデミックの歴史研究に基づいたポストパンデミックの社会・環境理論の構築」という課題で応募した。その課題が採択された同年九月、

「ポストパンデミック」の世界を模索すべく疫病の歴史を検証する研究会がスタートした。

翌二〇二一年四月からは、人文科学研究所内で立ち上がった共同研究「ポスト・パンデミック世界の新しい社会・環境理論に向けて」(もうひとりの編者・香西豊子が班長)との共催となり、研究会は、多くの新しいメンバーを迎えた。歴史からの検討という当初の枠組みを超え、疫病と私たちとの関係を縦横に——芸術や技術、国際情勢、宗教学、文化人類学等の視点も織り交ぜながら——議論できる場へと、すこしずつ変容していった。メンバーは、研究者として/生活者として、みずからも呑み込まれた「パンデミック」に向きあい、観取した事柄をそれぞれに持ち寄って言葉にしあった。諸事情により、研究会で報告された話題のすべてを収録することは叶わなかったが、この本はすくなくとも、「コロナ禍」と呼ばれた混乱の最中《さなか》に人文学系の研究会で何が問題とされ議論されていたか、その一端を記録し紹介するものとはなっているだろう。

それにしても、研究会はオープンでフラットな集まりだった。メンバーの顔ぶれは、たがいに所属学会もほとんど重ならないほど多様だったにもかかわらず、終盤にはいつも、みなで話し切ったという不思議な爽快感があった。その運営と進行の仕方は、ひょっとすると京都大学人文科学研究所の流儀だったのかもしれない。だが、ここからは香西(以下、編者B)の個人的な見解となるが、そこに研究会を組織した藤原の、人柄と手腕が大きく関係していたことは間違いない。メンバーのあいだに漂っていた緩やかな連帯感——自身の研究活動を「不要不急」とみなされ大小さまざまな制約をうけた不遇感や、ほぼ全員が土曜の夜にザ・ドリフターズを観て育った年齢の近さからくる同世代感——も、うまく作用していたように思われる。

ともかく、月曜日の朝一という、研究者が予定を入れたがらないからこそ逆に多くの参加者の見込める時間帯を狙って開催されたこの研究会は、じっさい毎月、盛況だった。お開きののち近所の定食屋に流れ、つかのまの親睦を楽しむこともしばしばだった。いい意味で、大学院のゼミのような研究会だった。

疫病という「うづしほ」の只中《ただなか》で

そうした雰囲気もあってか、編者Bは三年半の研究会のあいだに、大学院のゼミにでた話題を何度も思い出した。

一つは、エドガー・アラン・ポーの短編小説 *A Descent into the Maelström*（邦題は、森鷗外訳「うづしほ」のほか、新潮文庫版「大渦巻への落下」など種々）である。編者Bの指導教官があるとき、現代社会を書きとめる人文社会系の研究者の仕事を、巨大渦巻に船ごと呑み込まれながらも状況の観察をつづけ、最終的に窮地を脱した語り手の漁師の態度にたとえた。その頃は未熟で、人文社会学の対象のイメージが、漏斗《じょうご》のごとくに切りたち高速で旋回する大渦巻とは重ならず、違和感だけをのこして忘れてしまっていた。だが、研究会のなかでメンバーが、変幻自在にすがた（言葉？ウイルス？　社会関係？…）を変え物量的にこちらを呑みにかかってくる疫病を前に、交代で果敢に研究報告をするのを聞くうちに、かつてうけた教えが蘇ったのである。

小説のあらすじは、こうである。

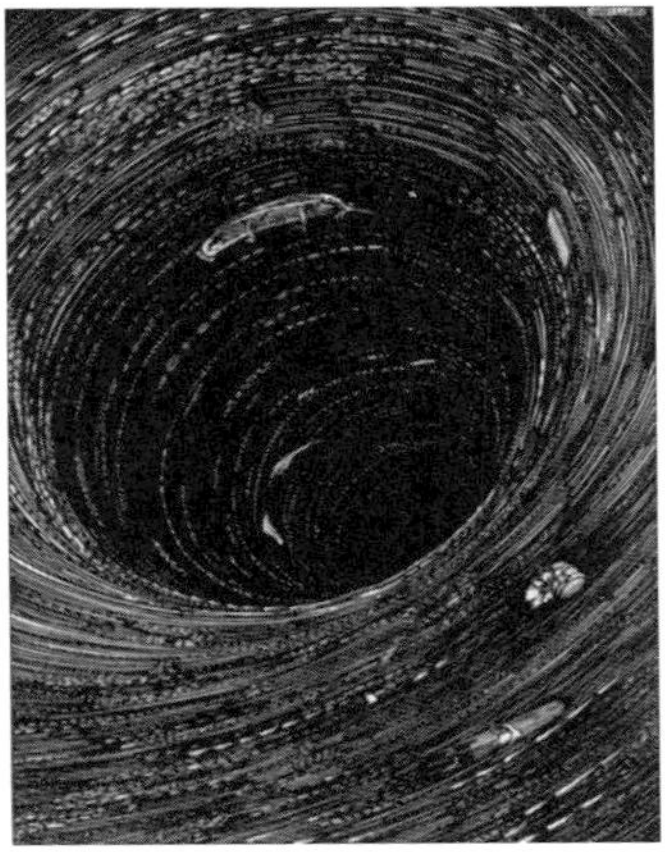

ポーの短編集 *Tales of Mystery & Imagination*（George G. Harrap and Co., 1919）所収の「うづしほ」に載る，大渦巻の挿絵（ハリー・クラーク画，パブリックドメイン）

話の舞台となるノルウェーのとある群島の海域は、山をも底から震わすほどの大渦巻が発生することで知られていた。漁民らは呑まれることを恐れ、わざわざ遠くの漁場へとむかった。手つかずの漁場を絶好の生業の場としたのは、話の語り手である漁師ら三兄弟ばかりであった。そうしたある日、定刻どおりに漁を終えて戻ろうかという頃になって、急に暴風が吹きあれはじめ、帆柱をとられた兄弟らの船は、問題の海域にとり残されてしまう。手元の時計は、それでもまだ大渦巻の発生までには猶予があることを告げていた。だが、じっさいにはそのとき、時計は水をかぶって止まっており、気づけばすでに船はゆっくりと旋回をはじめていたのだった。弟は暴風にあおられ吹きとんだ。兄は正気をうしない、船もろとも大渦巻の底へと消えた。ただ語り手の漁師のみが、数時間のうちに髪がすべて白くなる思いをしたものの、生還した。それは、漁師が好奇心から大渦巻の中の浮遊物を観察し、円筒形の物体が沈まずに渦の縁を回りつづけることを看破した結果だった。勝算をみてとった漁師は、それまでしがみついていた水樽の縄を解いて船から放し、自分の体を縄でそれに縛りつけて大渦巻の中へと飛び込んだのだった——。

　思い返せば、人類がこれまで何度も疫病に苦しんできた歴史を、私たちは「コロナ禍」以前にも知らないわけではなかった。また、疫病のもたらす苦しみが、完全に過去のものとなったと思っていたわけでもなかった。構えも備えもあるつもりだった。しかし、どこかに過信もあった。漁師らが時計という利器に頼り、まさにその弱点によって足元をすくわれたように、私たちも近現代の公衆衛生制度に包《くる》まり長年の安寧を享受してきたところに、制度の虚をつかれてしまった。

「不測」の事態に、できることは何か。研究会のメンバーがとったのは、生還した漁師とおなじく、まずは対象を観るという行動だった。観るとは、対象から全力で距離をとり、呑み込みにくる力にあらがうことである。ひとり親として、越境者として、専門の研究フィールドをもつ者として、それぞれが新型コロナウイルス感染症の流行に巻き込まれながらも、いま眼前に起こっていることの状況を観さだめようとした。

　そして、つぎには言葉にしていった。研究会での報告は、メンバーによっては二巡、三巡したが、その度にあたらしい言葉がつむがれた。ひょっとすると私たちは、観察した事態を言語化し更新しつづけることで、学問の足場を再構築する以前の、もっと根源的な生存確認をしていたのかもしれない。いま生きて経験し考えていることを、自己の言葉によって確かめる。それは、大渦巻から生還した漁師が、稀有な経験をおのが胸中にのみ収めるのではなく、よみがえる恐怖をおして語ったのにも通じる。研究会終了時、メンバーの誰も総白髪にはなっていなかったが、おのおの書きとめるべき対象はつかんでいた。

「歴史の天使」は後ろ向きに飛ぶ

もう一つ、編者Bが研究会に重ねて思い出したのは、ドイツの思想家・ベンヤミンが一九四〇年に書いた「歴史の概念について」という文章である。ゼミでは、とくに第九テーゼの解釈が、教官や先輩方のあいだでやりとりされていた。岩波新書の『ヴァルター・ベンヤミン――闇を歩く批評』（柿木伸之著・二〇一九年）でも巻頭に引かれている、有名な一節である（以下、同書より口絵とともに引用）。

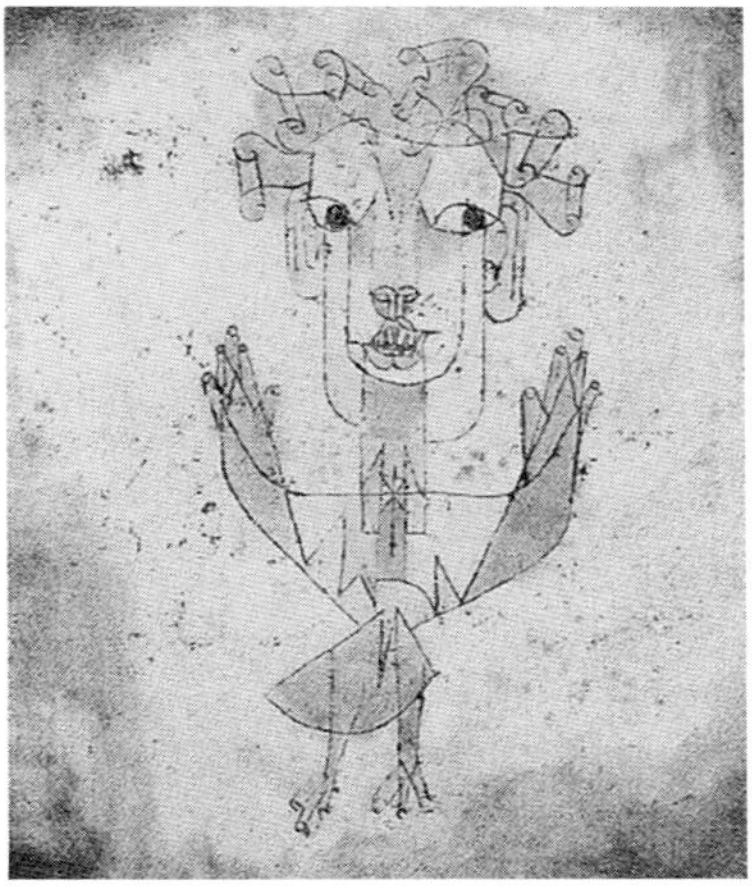

ベンヤミンの愛蔵した，スイスの画家パウル・クレーの「新しい天使」（1920年，イスラエル博物館蔵）

「新しい天使」と題されたクレーの絵がある。そこには一人の天使が描かれていて、その姿は、じっと見つめている何かから今にも遠ざかろうとしているかのようだ。その眼はかっと開き、口は開いていて、翼は広げられている。歴史の天使は、このような姿をしているにちがいない。彼は顔を過去へ向けている。私たちには出来事の連鎖が見えるところに、彼はひたすら破局だけを見るのだ。その破局は、瓦礫の上に瓦礫をひっきりなしに積み重ね、それを彼の足元に投げつけている。彼はきっと、なろうことならそこに留まり、死者たちを目覚めさせ、破壊されたものを寄せ集めて繋ぎ合わせたいのだろう。だが、楽園からは嵐が吹きつけていて、その風が彼の翼に孕まれている。しかも、嵐のあまりの激しさに、天使はもう翼を閉じることができない。この嵐が彼を、彼が背を向けている未来へと抗いがたく追い立てていき、そのあいだにも彼の眼の前では、瓦礫が積み上がって天にも届かんばかりだ。私たちが進歩と呼んでいるのは、この嵐である。

ゼミでは、この断章執筆時のベンヤミン個人の境遇と思想という点から議論がなされていたように思う。だが、研究会の開催期間中、編者Bが「歴史の天使」を想起したのは、より卑近な理由からだった。たしかに私たちは研究会につどい、大渦巻に翻弄されながら、あるいは吹きつける嵐に翼をとられながら、事態を観さだめようと格闘していた。しかし、その観るという行為が、はたしてどのような水準で、どれほどの射程をもってなされているのか、自省する思いがあったのだ。

そこにはもちろん、「歴史」という言葉づかいについての反省も含まれていた。世間では「コロナ禍」を機に、パンデミックに関連する書籍の市場が急に活況を帯びた。「歴史」についても例外ではなく、「答えは歴史のなかにある」「今こそ歴史の知恵を」といったフレーズの躍る帯の巻かれた新刊書が続々と刊行されていた。だが、未来を背に後ろ向きにすすむ現実の「歴史」は、そうした歴史本の説くように易々と、「答え」となるべき現在の姿や未来の像を示してはくれない。私たちは、粘らねばならなかった。

まずは「出来事」ないし「出来事の連鎖」を構造的に整理しよう。その過程で何が「歴史」として見えるのか。「歴史の天使」は戦禍のなか、ひたすら「破局」と瓦礫の積み上がる光景を見たが、「コロナ禍」のなか私たちの開かれた眼には、何が映るのか、未来への道筋はどのように語りうるか。こうした問いが、研究会の開催中、いくども脳裡に浮かんだ。この本に収まる論考から、答えのない「歴史」や不確実な事象をそれでも記述しようとする意志が感じられるならば、それは研究会メンバーひとりひとりの格闘の痕跡である。

メメント・モリ——反転する、ケンちゃんと私たち

それにつけても、「コロナ禍」は、ひとりの人間が生きる時間という尺度からすれば、「大変」な時期であった。ウイルスへの感染により大勢のひとびとが直接苦しんだにとどまらず、ウイルスへの感染対策の影響により、かつての日常はみごとに破壊された。江戸時代に天草地方のひとびとが、疫病を「崩」と表現した含意を、実感をもって理解した。

当初は衝撃への反動で、かつての日常をそのまま取り戻すことが、多くのひとびとにより望まれた。おそらく「歴史の天使」もそうだったように、その場で悲嘆にくれ、「死者たちを目覚めさせ、破壊されたものを寄せ集めて繋ぎ合わせたい」と願ったのだ。二〇二〇年の初夏には、日常を回復できるのならばと、ワクチン待望論も高まった。破壊され崩れ落ちていったものに、はじめはみな関心を奪われた。

しかし、時のうつろいとともに、ウイルスは変容し、社会も変容し、かつてとは違う日常がつぎつぎと現われた。「最適」が更新されていくなか、変容することのほうが日常となった。研究会でも、大渦巻とも嵐とも見まがう変転に身をゆだねながら、ひたすらに観察が続けられた。

編者Bも、早い段階で、あるべき日常を想うのをやめた。本来であれば、二〇二〇年度は、何年も順番を待ち前年度秋にようやく取得がきまった、一年間の教職員研修を満喫できるはずだった。しかし、四月からの研修期間は、「ステイ・ホーム」のスローガンのなかで始まり、研究資料の新規調査・収集は「不要不急」の活動として大幅に制限された。とはいえ、時の経つなか、落胆してばかりはいられない。

現実を受け容れてみると、「コロナ禍」で見聞きし経験したことは、みな研究への示唆に富んでいた。資料に関しても、見渡せば、研究室には老後にじっくり読もうと収集していた褐色の資料の山があった。江戸時代の医者の診療記録や、疫病を題材とする絵本・滑稽本、明治時代の避病院の医局日誌、各地にのこっていた種痘済み証明書や死亡届の原本、大正時代に当局が作成した伝染病予防を呼びかける小冊子類、啓蒙的なポスター・書籍・紙芝居、衛生統計の集計冊子など、すべて過去の疫病が産出し現代では見向きもされなくなった「瓦礫」の山だった。きっといまこそ、これら書きとめられてきたものを読み解く時なのだと、少しずつその山に分け入った。

大正初期に作成された伝染病別の死亡統計シリーズを開くと、そこには伝染病で死亡した者のデータが、疾病別・道府県別・年別・月別・性別・年齢別・職業別に分類されたうえ整然とクロス集計されていた。「一」例たりとも疎かにせず伝染病の蔓延実態を拾い上げ解析しようとする、衛生当局ないしは技官の執念にちかいまなざしを感じた。と同時に、この膨大な数字は、ひとりひとりの「死」の集積なのだという当然すぎる事実が胸に迫った。そこは、伝染病に斃《たお》れた「死者」の居場所でもあった。そして、二〇二〇年三月末にお亡くなりになったコメディアンの志村けんさんも、現代の統計のどこかで「一」として集計されているのだろうかと考えた。

幼少期、アイドルには興味が無かったが、ケンちゃん(志村けんさんの愛称)の出るドリフターズの番組は大好きだった。父の撮影した初めての八ミリ動画にも、きょうだい三人でヒゲダンスを踊り興じるさまが遺っている。いまだに風呂場の天井の水滴を受けると、ラジカセの再生ボタンを押されたように鼻歌が出る。

そんな番組の中でも、特に好きだったのは定番のコントだった。毎度ケンちゃんが、怪物やら幽霊やらにからかわれて翻弄される。上から水やタライが落ちてきたり、後ろの障子から手が出たりするが、ケンちゃんが怪しんで振り向くと何事も起こらないのだ。これが繰りかえされるうちに、また来るぞ来るぞと観ている子どもらの笑いと興奮は最高潮へと達していった。ケンちゃんに危機を知らせようと「後ろ、後ろーっ」と叫ぶ会場に合わせ、画面のこちら側でもきょうだいで大爆笑だった。

伝染病の死亡統計にならぶ膨大な数字を見ながら、ケンちゃんの思い出に浸るなかで、「メメント・モリ(memento mori)」というラテン語の警句が頭に浮かんだ。生と死は隣り合わせであり、とりわけ疫病は両者をあっけなく繋いでしまうことを啓発する言葉である。古代よりあった成句が、中世の黒死病(ペスト)の大流行を機に、ヨーロッパ全域に広まったものという。日本語では、通例、「死を想え」や「死を忘るるなかれ」と訳される。

この警句には、「後ろ、後ろーっ」という新訳もあるなと、ふと妙な考えがよぎった。ひょっとすると、観る・観られるの関係の反転した場所から、ケンちゃんは私たちに、「後ろ、後ろーっ」と叫んでくれているかもしれないという感慨からである。

疫病はいつも、ケンちゃんを襲った化け物らのように、死角から不意に現れる。そして、ひととおり人間を翻弄すると、ふたたび影を潜めてしまう。いまやその出没の周期はますます長くなり、「メメント・モリ」と、大きな「死」を語る警句を忘れさせるほどになった。ならば、疫病との今後の向き合い方を考えるにあたっては、過去の小さな「瓦礫」を手放さないことや、より身近に想起される「死者」の言葉に耳を傾けつづけることが、重要となってくるのではなかろうか。

この本の諸論考が、読者のみなさまにとって、二一世紀の「コロナ禍」を振りかえり疫病とは何かを考える一助となることを願っている。

編者しるす

小堀 聡（こぼり さとる）

京都大学人文科学研究所准教授．専門は日本経済史，環境史．主な著書として『京急沿線の近現代史』（クロスカルチャー出版，2018年），『日本のエネルギー革命――資源小国の近現代』（名古屋大学出版会，2010年）など．

酒井朋子（さかい ともこ）

京都大学人文科学研究所准教授．専門は文化人類学．主な著書として『汚穢のリズム――きたなさ・おぞましさの生活考』（共編著，左右社，2024年），『紛争という日常――北アイルランドにおける記憶と語りの民族誌』（人文書院，2015年）など．

瀬戸口明久（せとぐち あきひさ）

京都大学人文科学研究所准教授．専門は科学史．主な著書として『害虫の誕生――虫からみた日本史』（ちくま新書，2009年），『災害の環境史――科学技術社会とコロナ禍』（ナカニシヤ出版，2024年）など．

直野章子（なおの あきこ）

京都大学人文科学研究所教授．専門は社会学，記憶研究．主な著書として『原爆体験と戦後日本――記憶の形成と継承』（岩波書店，2015年），『被ばくと補償――広島，長崎，そして福島』（平凡社新書，2011年）など．

東　昇（ひがし のぼる）

京都府立大学文学部歴史学科教授．専門は文化情報学，日本近世史．主な著書として『京都の産物　献上・名物・土産』（臨川書店，2023年），『近世の村と地域情報』（吉川弘文館，2016年）など．

藤本大士（ふじもと ひろし）

ハイデルベルク大学トランスカルチュラル・スタディーズ・センター助教．専門は医学史．主な業績として『医学とキリスト教――日本におけるアメリカ・プロテスタントの医療宣教』（法政大学出版局，2021年），"Circulation of Medical Knowledge and Techniques through Film in Japan, 1929-1941"（*East Asian Science, Technology and Society: An International Journal* 14, no. 3, 2020）など．

リュウシュ マルクス（Rüsch, Markus）

ミュンスター大学プロテスタント神学部宗教学文化間神学研究所准教授．専門は宗教学，哲学．主な業績として *Argumente des Heiligen: Rhetorische Mittel und narrative Strukturen in Hagiographien am Beispiel des japanischen Mönchs Shinran*（Iudicium, 2019），"Secret Spaces for Amida: The Function of Hidden Space in Rituals and their Doctrinal Background"（*Cahiers d'Extreme-Asie* 32, 2024）など．

執筆者紹介

【編者】

藤原辰史（ふじはら たつし）

京都大学人文科学研究所准教授．専門は農業思想史，環境史．主な著書として『分解の哲学——腐敗と発酵をめぐる思考』（青土社，2019 年），『決定版 ナチスのキッチン——「食べること」の環境史』（共和国，2016 年）など．

香西豊子（こうざい とよこ）

佛教大学社会学部現代社会学科教授．専門は医学史，医療社会学．主な著書として『種痘という〈衛生〉——近世日本における予防接種の歴史』（東京大学出版会，2019 年），『流通する「人体」——献体・献血・臓器提供の歴史』（勁草書房，2007 年）など．

【執筆者】（五十音順）

新井 卓（あらい たかし）

アーティスト．核被害や戦争，災害にまつわるトラウマ，歴史と個々人の記憶の関わりを主題に，黎明期写真術・ダゲレオタイプ，映像，インスタレーションを制作する．主な著書として『百の太陽／百の鏡——写真と記憶の汀』（岩波書店，2023 年），『MONUMENTS』（PGI, 2015 年）など．

石井美保（いしい みほ）

京都大学人文科学研究所教授．専門は文化人類学．主な著書として『裏庭のまぼろし——家族と戦争をめぐる旅』（亜紀書房，2024 年），『遠い声をさがして——学校事故をめぐる〈同行者〉たちの記録』（岩波書店，2022 年）など．

岩島 史（いわしま ふみ）

京都大学大学院経済学研究科講師．専門はジェンダー史，農村社会学．主な業績として『つくられる〈農村女性〉——戦後日本の農村女性政策とエンパワーメントの物語』（有志舎，2020 年），「農村における生活の改善と家電の導入——女性らしさの変容に着目して」（足立芳宏編『農業開発の現代史 冷戦下のテクノロジー・辺境地・ジェンダー』京都大学学術出版会，2022 年）など．

粂田昌宏（くめた まさひろ）

京都大学大学院生命科学研究科助教．専門はライフサイエンス，細胞生物学．主な研究分野は細胞骨格，細胞膜，細胞内分子輸送のほか，近年は音波に対する細胞応答の研究に従事．

疫病と人文学
あらがい，書きとめ，待ちうける

2025 年 2 月 27 日　第 1 刷発行

編　者　藤原《ふじはら》辰史《たつし》　香西《こうざい》豊子《とよこ》

発行者　坂本政謙

発行所　株式会社 岩波書店
〒101-8002 東京都千代田区一ツ橋 2-5-5
電話案内 03-5210-4000
https://www.iwanami.co.jp/

印刷・三陽社　カバー・半七印刷　製本・牧製本

ISBN 978-4-00-022318-8　Printed in Japan